冲击波球囊成形术

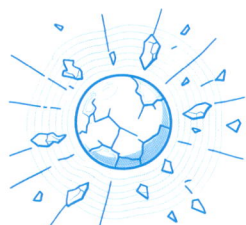

——冠状动脉钙化病变的精准干预与临床实践

薛亚军　王伟民　杨宏辉◎主　编

中国健康传媒集团 ·北京

中国医药科技出版社

内容简介

本书系统总结了冠状动脉钙化病变的发生机制、影像学评估方法及临床处理策略，重点阐述了经皮冠状动脉腔内冲击波球囊导管成形术（Intravascular Lithotripsy, IVL）的原理、器械特点、操作流程及并发症管理。

全书分为总论与病例选集两大部分。总论部分从病理学与流行病学入手，结合 IVUS 与 OCT 影像技术，提出"钙化负荷三维评分体系"，并构建了"形态解析 - 能量驱驭 - 策略协同"的综合治疗框架。书中详细对比旋磨术、激光及药物球囊等联合方案，提出了基于循证医学的优化决策路径。同时，融入人工智能风险预测与力学 - 影像双模预警系统，展现了现代精准医疗的前沿探索。

病例选集部分精选 30 余例典型病例，涵盖左主干病变、分叉病变、支架内再狭窄及复杂弥漫钙化等情境。每一病例均配有详实的影像学资料、术中操作要点及并发症防控思路，充分体现了 IVL 技术在实际临床中的价值与挑战。

本书既是对 IVL 在中国应用经验的全面总结，也结合了 DISRUPT-CAD 与 SOLSTICE 等国际研究成果，展示了我国介入医师在复杂钙化病变领域的探索与贡献。全书兼具学术前沿性与临床实用性，适合作为心血管介入医师的参考读物及培训教材。

图书在版编目（CIP）数据

冲击波球囊成形术：冠状动脉钙化病变的精准干预与临床实践 / 薛亚军，王伟民，杨宏辉主编 . -- 北京：中国医药科技出版社，2025.10. -- ISBN 978-7-5214-5522-9

Ⅰ. R543.305

中国国家版本馆 CIP 数据核字第 20254XT082 号

美术编辑 陈君杞
版式设计 南博文化

出版　**中国健康传媒集团** | 中国医药科技出版社
地址　北京市海淀区文慧园北路甲 22 号
邮编　100082
电话　发行：010-62227427　邮购：010-62236938
网址　www.cmstp.com
规格　787×1092mm $^{1}/_{16}$
印张　17 $^{1}/_{4}$
字数　406 千字
版次　2025 年 10 月第 1 版
印次　2025 年 10 月第 1 次印刷
印刷　天津市银博印刷集团有限公司
经销　全国各地新华书店
书号　ISBN 978-7-5214-5522-9
定价　**128.00 元**

获取新书信息、投稿、为图书纠错，请扫码联系我们。

主编简介

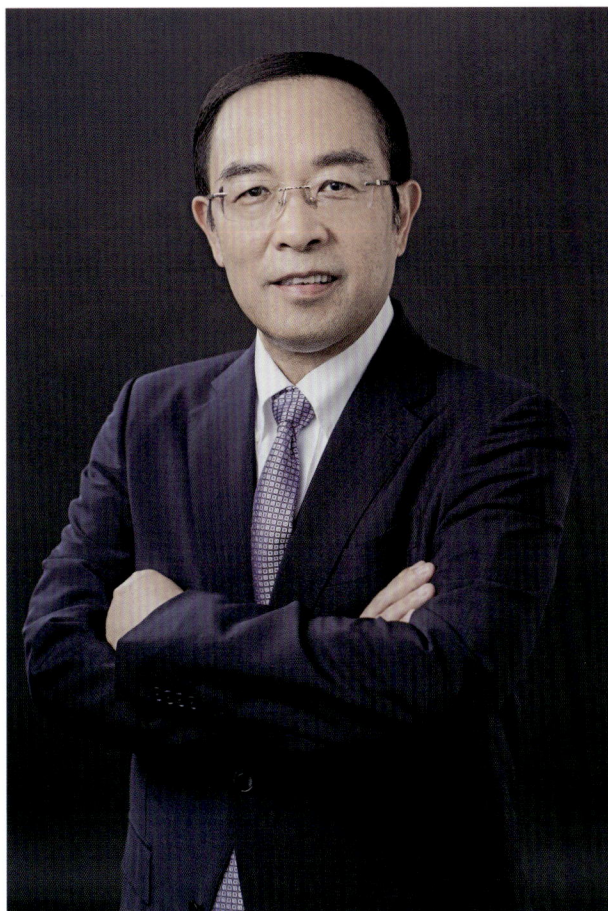

王伟民，北京大学人民医院教授、主任医师、博士研究生导师，北京大学人民医院心脏中心副主任，北京清华长庚医院心血管中心首席专家、心血管内科名誉主任，北京医师协会心血管内科专科医师分会副会长，中国医学装备协会心血管装备技术专业委员会副主任委员，中国医学救援协会心血管急救分会副会长，中国胸痛中心认证专家委员会副主任委员，欧洲心脏病学会Fellow（FESC），美国心血管造影与介入学会（SCAI）委员，亚太介入性心脏病专科委员会委员。兼任《中国介入心脏病学杂志》副主编，《中华保健医学杂志》常务编委，《中华老年多器官疾病杂志》编委，《中华医学杂志》英文版、《北京大学学报》等多家权威期刊审稿人。

王伟民教授长期工作在临床一线，1998~1999年在德国埃森大学医院进修冠心病介入治疗。擅长冠心病、瓣膜性心脏病、心律失常、高血压病、心力衰竭的诊治，尤其在介入性心脏病学领域具有深厚造诣。自1989年以来率先在国内开展冠状动脉造影、球囊成形术、支架成形术、冠状动脉激光成形术、斑块旋磨术、冠状动脉内超声、冠状动脉压力测定、自体干细胞移植治疗缺血性心肌损伤及冲击波球囊导管成形术等新技术，成功救治大量急危重症患者，尤其在急性心肌梗死急诊介入治疗、冠状动脉复杂钙化病变治疗等方面积累了丰富经验，并以成功率高、并发症少而著称，累计完成冠心病介入诊断治疗近10万例，是我国最著名的心脏介入专家之一。

科研方面，主持或参与国家"863计划"项目、"九五"国家科技支撑计划项目，"十一五"国家科技支撑计划项目、北京市科学技术委员会科技攻关项目等重大课题。目前承担国家重点研发计划项目（十三五）"急性心肌梗死全程心肌保护体系构建及关键技术研究"子课题，重点开展急性心肌梗死后心衰预防与康复体系研究，并以分中心PI身份开展了多项国内外大型临床研究。

学术方面，在国内外核心期刊发表论文百余篇，主编或主译《Topol介入心脏病学》《现代冠心病学》《介入性心脏病学》《冠状动脉斑块旋磨术》等权威著作，其中《介入心脏病学》是我国第一部心脏介入领域专著，并主导《冠状动脉内旋磨术中国专家共识》《经皮冠状动脉腔内冲击波球囊导管成形术临床应用中国专家建议》《冠状动脉钙化病变诊治中国专家共识》等多项专家共识与指南。

因其在介入心脏病学领域的突出贡献，曾获中华医学会"中国介入心脏病学杰出贡献奖"（2005年）、中国介入心脏病学大会"介入心脏病学突出贡献奖"（2008年）。

主编简介

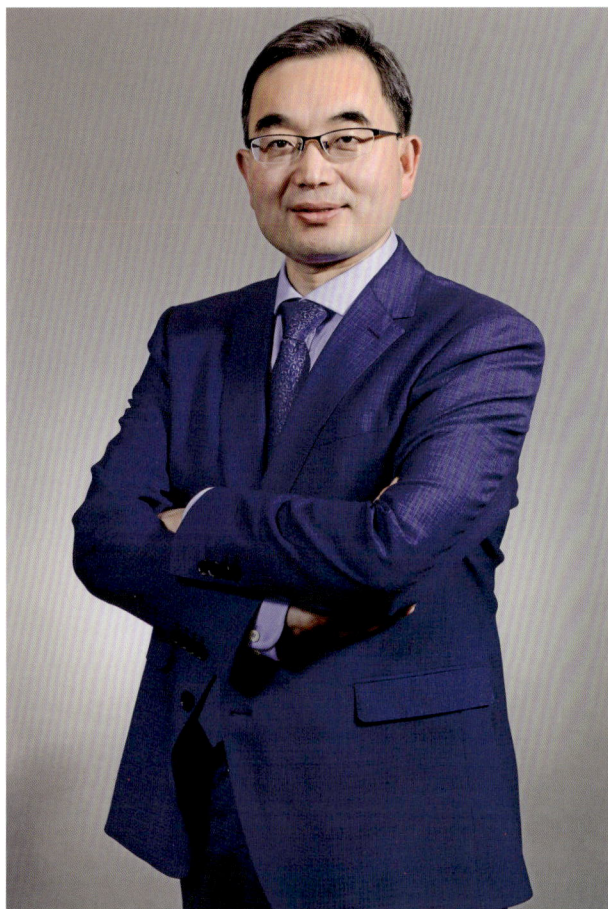

　　薛亚军，医学博士，北京清华长庚医院心血管内科主任医师、清华大学医学院教授、博士研究生导师，中华医学会心血管病学分会心脏瓣膜病学组委员，北京医学会心血管病学分会冠心病专业组副组长，中国医师协会心血管内科医师分会冠心病学组委员，中国高血压介入治疗工作委员会委员，中国老年保健医学研究会数智健康保障分会常务委员，中国老年医学学会数字诊疗分会常务委员，北京市昌平区心血管疾病质量控制和改进中心执行主任委员、心血管介入质量控制和改进中心副主任委员，北京健康教育协会心血管病健康教育专业委员会副主任委员，北京医师协会心内科专科医师分会理事等。兼任《Cardiovascular Innovations and Applications》《The International Journal of Medical Robotics and Computer Assisted Surgery》等杂志编委，并活跃于AACNAP、AVVC、EACVI、HFA等国际学术组织。

　　薛亚军教授长期工作在临床一线，擅长冠心病、结构性心脏病及高血压的介入治疗，同时在心律失常、心力衰竭及高脂血症诊治方面也积累了丰富经验。在国内率先开展经皮冠状动脉腔内冲击波球囊导管成形术，在复杂冠状动脉钙化病变、瓣膜性心脏病的微创介入、左主干病变、慢性闭塞病变等介入处理方面具有丰富经验。主编《经皮冠状动脉腔内冲击波球囊导管成形术临床应用中国专家建议》《智能可穿戴式设备在心血管领域应用中国专家建议》等多项专家共识。

科研方向聚焦冠状动脉微循环机制研究、危重心血管疾病智慧健康服务体系建设及心脏瓣膜病智能辅助诊疗系统研发。先后承担国家科技支撑计划、北京市自然科学基金、清华大学国家重点实验室开放课题、清华大学－丰田联合研究院跨学科专项、北京市医院管理中心"扬帆"计划、北京市属医院科研培育计划等科研项目。

在国内外核心期刊发表论文40余篇，其中SCI论文10余篇。研究成果多次在ESC、AHA等国际学术大会交流。授权国家发明专利10余项、美国发明专利1项。

因其在心血管介入领域的突出贡献，曾获清华大学优秀博士论文奖、中华医学会心血管病学分会"临床技术创新奖"、华夏医学科技奖科学技术奖二等奖、CSC临床技术创新奖、北京医学会首都医学创新与转化项目科技奖等。

主编简介

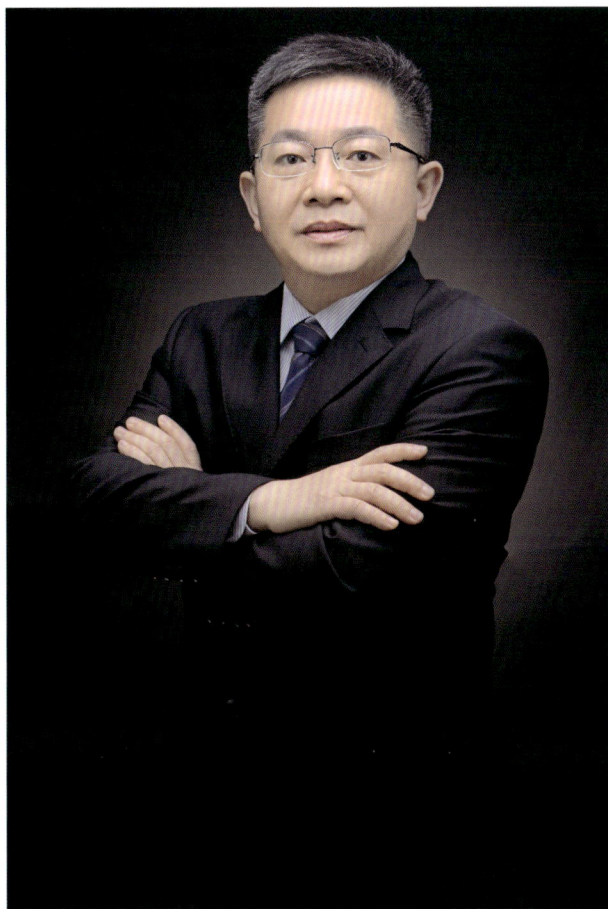

杨宏辉，医学博士，主任医师，教授，博士研究生导师，河南省知名专家，教育部评审专家、科学技术部课题评审专家，河南省保健专家、健康科普专家。现任阜外华中心血管病医院医疗保险办公室主任、冠心病四病区主任。兼任中国医院协会医院医疗保险专业委员会委员、中华医学会心血管病学分会介入心脏病学组委员、河南省医学会心血管病学分会副主任委员。

杨宏辉教授长期从事心血管内科临床、科研与教学工作，擅长冠心病复杂病变介入治疗，特别在冠状动脉钙化病变、左主干病变、慢性闭塞病变等高难度介入治疗方面积累了丰富经验，已完成各类介入手术逾万例。科研方向聚焦冠状动脉钙化的基础与临床研究。主持和完成中华人民共和国科学技术部、河南省科学技术厅、河南省卫生健康委员会等科研课题10余项，正在承担科学技术部课题2项。曾获各类科技成果奖10余项，拥有发明专利2项，荣获第十六届中国药学发展奖，被评为国家级研究人才及"河南最美医务工作者"。在学术方面，发表论文100余篇，其中SCI收录40余篇，研究成果多次在国内外权威期刊发表，在冠心病介入治疗领域具有广泛影响力。

编委会

　　冠状动脉钙化病变的介入治疗，堪称当代心血管介入领域"最难攻克的堡垒"。作为动脉粥样硬化发展的终末阶段，钙化病变以其复杂的病理特征和独特的力学特性，长期挑战着介入医师的技术极限。犹记当年，面对严重钙化病变时，我们常常陷入"进退维谷"的困境——传统技术如高压球囊扩张常力有不逮，旋磨术又难免带来新的风险。

　　幸而，经皮冠状动脉腔内冲击波球囊导管成形术（IVL）的诞生，为这一领域带来了革命性的曙光。这项创新技术巧妙地运用声压波原理，以"四两拨千斤"之效破解钙化难题，既避免了血管内膜损伤，又实现了对深层钙化的有效修饰。DISRUPT CAD系列研究的突破性成果与中国SOLSTICE研究的本土数据相互印证，共同确立了IVL在严重钙化病变治疗中的核心地位——不仅手术成功率突破90%，更为患者带来了更优的长期预后。这些成就，正是全球心血管介入专家智慧与心血的结晶。

　　本书的问世，凝聚了编写团队的辛勤付出，这部集大成的专业著作，从基础理论到器械原理，从规范化操作到特殊病变处理，既系统全面，又重点突出。特别值得称道的是，书中精选的典型病例和精析的影像学资料，"以图释术"的方式，使复杂的介入技术跃然纸上。在人工智能与精准医疗蓬勃发展的今天，本书更是前瞻性地探讨了AI辅助决策、生物可吸收支架等创新方向，为读者展现了介入治疗的未来图景。

　　回首中国心血管介入事业的发展历程，从筚路蓝缕到今天的硕果累累，每一步都凝聚着同仁们的心血。本书的出版，既是对过往经验的系统总结，更是面向未来的新起点。相信这部凝聚着众多专家心血的力作，必将成为广大介入医师的案头必备，也将激励更多年轻医师在传承中创新，共同推动我国心血管介入诊疗水平再攀高峰。

中国科学院院士

复旦大学附属中山医院心导管室主任、心内科主任

上海市心血管病研究所所长

2025年8月

冠状动脉钙化病变介入治疗的范式革新

当人类医学史翻开二十一世纪的篇章，冠状动脉介入治疗已从单纯的"血管再通"迈入"精准修饰"的新纪元。在这条荆棘与荣光并存的道路上，钙化病变始终如达摩克利斯之剑，悬于术者心头——它既是动脉粥样硬化的终局，亦是介入技术突破的试金石。

本书的编纂，我们试图构建一个多维认知体系——以病理机制为根基，以腔内影像为罗盘，以创新技术为剑戟，将钙化病变的干预策略凝练为"形态解析－能量驾驭－策略协同"的三重维度。这种框架设计，恰如柏拉图立体中的正十二面体，每个面都映射着不同视角的智慧光芒，共同构筑起完整的知识穹顶。

在内容编排上，我们突破了传统技术手册的局限。开篇以病理演进图谱为脉络，揭示钙化从微沉积到结节形成的动态过程，为介入时机选择提供生物学依据。腔内影像评估创新性提出"钙化负荷三维评分系统"，将血管内超声（IVUS）的穿透优势与光学相干断层扫描（OCT）的显微分辨率深度融合，实现从定性判断到定量分析的跨越。联合技术应用则展现了"技术协同"的智慧：旋磨术破除浅表钙化屏障，IVL重塑深层结构，药物洗脱支架或药物球囊抑制内膜增生——这种阶梯式治疗模式，在相关的研究中已使手术成功率提升至90%以上。

本书对并发症防控的诠释，体现了"未雨绸缪"的东方智慧。通过整合术前AI风险预测、术中实时阻抗监测、术后OCT裂隙评估，构建起"预警－干预－验证"的三阶防线。特别值得关注的是"力学－影像双模预警系统"，犹如为术者配备"风险雷达"，实现了从被动救火到主动防火的范式跃迁。

书中30余例典型病例，宛如棱镜，折射出钙化病变的复杂光谱。从左主干"钙化穹顶"到分叉处"磐石嵯突"，每一例不仅呈现手术步骤的精妙，更剖析决策逻辑的深意——为何在此处选择"声波破石"而非"机械研磨"，何时需要"激光开道"辅以"冲击定鼎"。这些临床迷思，在本书中皆可循迹而解。

IVL技术进入中国后，我们见证了本土临床研究从跟跑到并跑的跨越。DISRUPT-CAD系列研究的中国亚组数据，为全球共识注入东方基因；SOLSTICE研究提出的"梯度释放策略"，更是改写了长段钙化治疗指南。这些成就的背后，是中国介入医师群体"精诚所至，金石为开"的执着追求。

本书虽以技术为核心，但终极关怀始终在于患者。每一处操作要点的提炼，每一项并发症防控策略的制定，都凝结着对生命敬畏的初心。我们深知，医学的进步永无止境，唯愿此书能为同行提供一份值得信赖的参考，在征服钙化病变的征程中，与诸君共勉同行。

北京大学人民医院　王伟民

北京清华长庚医院　薛亚军

2025年8月

目 / 录

第二篇　病例选集 | 083

第一篇 总论

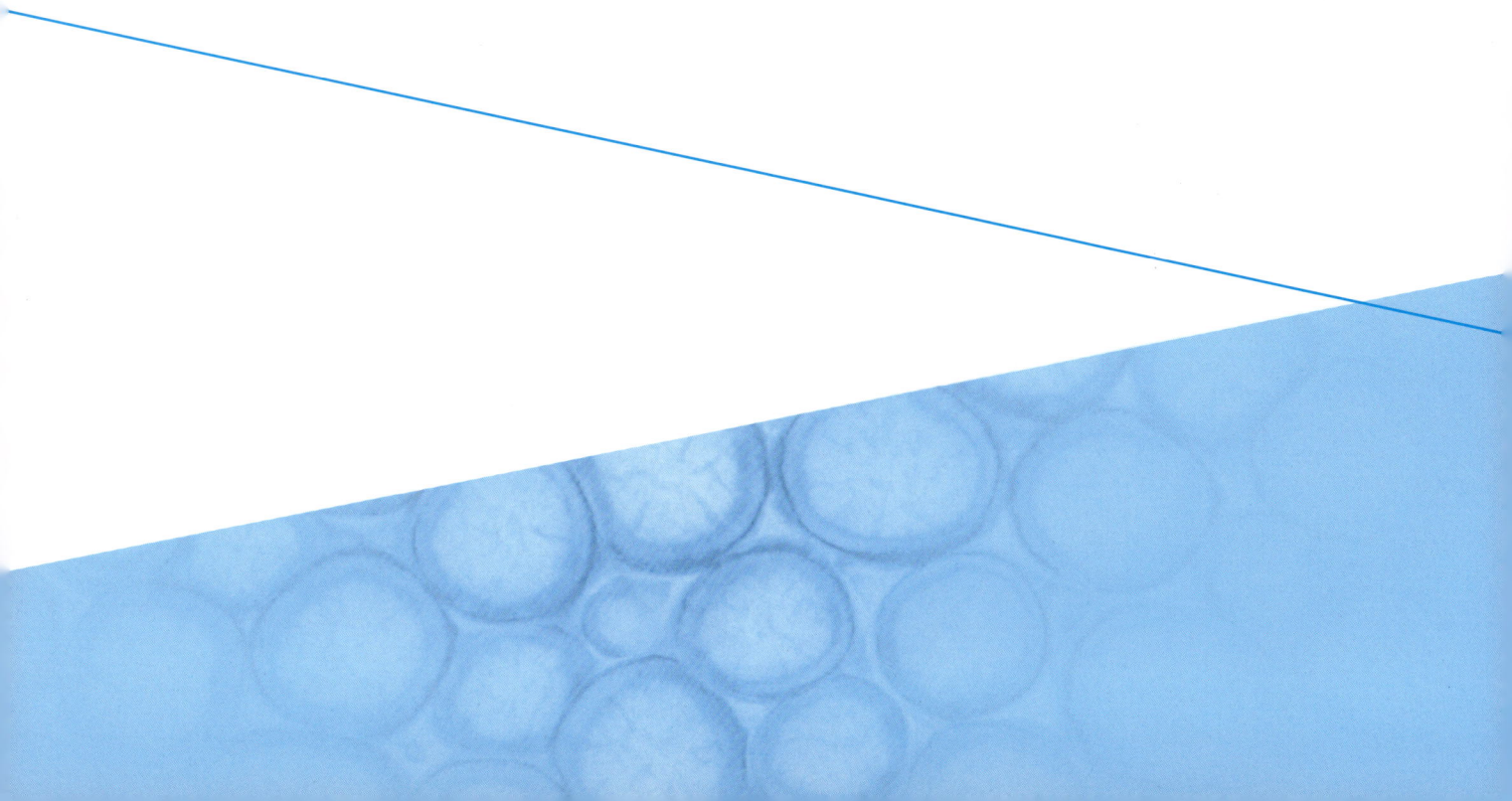

第一章

概　论

一、背景介绍

冠状动脉钙化病变是经皮冠状动脉介入治疗（PCI）中最具挑战性的病变类型之一，全球范围内大约6%~20%接受PCI治疗的患者伴随钙化病变[1]。钙化病变的病理特征为血管壁内钙盐沉积导致的斑块硬化，这种硬化不仅增加血管壁的僵硬度，还显著降低介入治疗器械的通过性和扩张效果。随着人口老龄化加剧以及糖尿病、慢性肾病等代谢性疾病的流行，钙化病变的发生率呈逐年上升趋势[2]。高龄、糖尿病、慢性肾病等均是冠状动脉钙化的重要危险因素，这些患者群体的PCI治疗难度更高，术后发生并发症的风险显著增加。

（一）冠状动脉钙化的流行病学

冠状动脉钙化（Coronary Artery Calcification，CAC）是动脉粥样硬化进展的晚期标志，其发生率与年龄呈显著正相关[3]。流行病学研究显示，50岁以上人群中约50%存在不同程度的冠状动脉钙化，而在接受PCI治疗的患者中，严重钙化病变的比例高达15%~30%[4]。地域差异方面，欧美国家因人口老龄化程度较高，钙化病变的检出率略高于亚洲地区（例如，美国65岁以上人群冠状动脉钙化患病率为35%，而中国同年龄段为28%）[5]，亚洲人群由于糖尿病和慢性肾病的高发，钙化病变的进展速度更快[6]。此外，性别差异亦值得关注：男性患者钙化病变的总体发生率高于女性（男女比例为1.5∶1），但绝经后女性因雌激素水平下降，钙化风险显著升高，且病变多表现为弥漫性钙化，治疗难度更大[7]。

近年来的队列研究进一步揭示了钙化病变的危险分层。例如，2022年Framingham心脏研究显示，糖尿病患者的冠状动脉钙化积分（CAC Score）年均增长率为12.3%，显著高于非糖尿病患者（5.8%）[8]。此外，慢性肾病患者因钙磷代谢紊乱，钙化病变的进展速度更快，终末期肾病患者中约80%存在严重钙化病变[9]。这些数据提示，钙化病变的管理需结合患者的综合代谢状态进行个体化干预。

（二）钙化病变对 PCI 的影响

钙化病变对 PCI 的挑战主要体现在以下几个方面：

1. 球囊扩张困难

钙化斑块的硬度导致常规球囊难以充分扩张，易出现"西瓜籽效应"（球囊滑动）或"狗骨头现象"（球囊两端过度膨胀而病变处未充分扩张）。研究显示，钙化病变中球囊扩张失败率高达 25%，尤其是环形钙化（钙化角度 > 270°）和深层钙化（厚度 > 0.5mm）病变[10]。

2. 支架膨胀不良

钙化病变的不可压缩性使支架无法完全贴壁，导致支架膨胀不良或贴壁不良，进而增加支架内再狭窄（ISR）和支架血栓形成的风险。OCT 研究证实，钙化病变支架膨胀率不足 70% 时，1 年内 ISR 发生率超过 30%[11]。

3. 器械通过障碍

严重钙化病变可能阻碍导丝、球囊或支架导管的通过，甚至导致器械损坏。一项多中心回顾性分析表明，导丝无法通过钙化病变的比例约为 8%，其中 40% 需转为外科搭桥手术[12]。

4. 并发症风险升高

钙化病变介入治疗中血管夹层、穿孔及无复流现象的发生率显著高于非钙化病变。例如，冠状动脉旋磨术（Rotational Atherectomy，RA）治疗钙化病变时，血管穿孔发生率为 1.5%~3%，而无复流现象发生率可达 5%~10%[13]。

（三）现有治疗方法的局限性

目前针对冠状动脉钙化病变的介入治疗技术主要包括：

1. 特殊球囊技术

非顺应性球囊：通过高压扩张（≥ 20atm）改善血管顺应性，但仅适用于局灶性钙化，且可能导致血管夹层[14]。

切割球囊：表面带有刀片，切割钙化斑块形成裂隙，但对环形钙化效果有限，且可能引发血管穿孔[15]。

棘突球囊：通过球囊表面突起局部加压钙化斑块，但通过性差，对于严重钙化病变作用有限[16]。

2. 冠状动脉旋磨术（RA）

利用高速旋转的磨头（Burr）研磨钙化斑块，但对深部钙化效果有限（仅能处理内膜下钙化），且可能引发血管穿孔（发生率 1.5%）、无复流（发生率 5%）等并发症[17]，且旋磨技术学习曲线较长，操作过程相对复杂，整体手术时间延长 30% 以上[18]。

3. 准分子激光消蚀术（ELCA）

通过激光能量消蚀钙化斑块和血栓，但对操作技术要求极高，需精确控制激光脉冲能量（通常为 30~80mJ/mm²），且设备成本相对昂贵，并且操作不当。亦可引发血管穿孔[19]。

上述技术虽各有优势，但均存在显著局限性，尤其是对于环形钙化、钙化结节等复杂病变，难以达到理想的血管修饰效果。2023年欧洲心血管介入协会（EAPCI）指南明确指出，传统技术在严重钙化病变中的手术成功率不足70%，亟需创新技术的补充[20]。复杂PCI中的不同钙修饰技术的作用原理见图1-1-1。

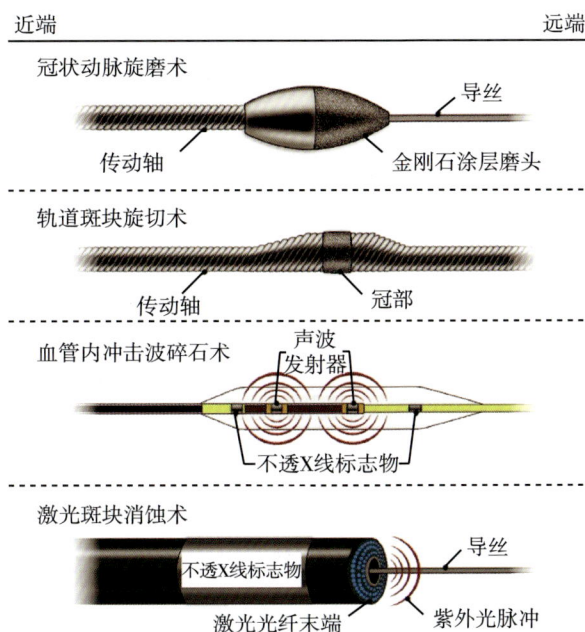

图1-1-1 复杂PCI中的不同钙修饰技术的作用原理示意图

二、经皮冠状动脉腔内冲击波球囊导管成形术技术的引入

经皮冠状动脉腔内冲击波球囊导管成形术（Intravascular Lithotripsy，IVL）是近年来心血管介入领域的革命性技术。其核心原理借鉴自泌尿系统碎石术，通过低能量声压波选择性作用于钙化组织，产生微裂缝以改善血管顺应性，同时避免对血管内膜的损伤[21]。IVL技术的引入为钙化病变的介入治疗提供了全新的解决方案。

（一）IVL技术的起源与发展

IVL技术最早应用于泌尿系统结石的碎石治疗。2016年，Shockwave Medical公司首次将声压波技术引入心血管领域，开发出用于冠状动脉钙化病变的IVL系统[22]。其核心突破在于通过球囊导管将声压波能量精准传递至血管壁，实现钙化斑块的"无创"修饰。2018年，Disrupt CAD I研究首次证实了IVL在冠状动脉钙化病变中的安全性及有效性：纳入35例患者，手术成功率达94%，术后30天无主要不良心血管事件（MACE）发生[23]。此后，Disrupt CAD II-IV系列研究进一步验证了IVL在不同钙化类型（如环形钙化、钙化结节）中的广泛适用性。例如，Disrupt CAD III研究纳入384例严重钙化病变患者，结果显示IVL术后支架膨胀率达92%，30天MACE发生率仅为2.1%[24]。

2021年，中国SOLSTICE研究标志着IVL技术正式进入亚洲市场。该研究纳入120例患者，IVL

术后即刻管腔获得率较传统方法提高45%，1年随访中支架内再狭窄率低于5%[25]。此外，2023年欧洲最新数据显示，IVL在左主干钙化病变中的应用成功率达95%，术后无复流发生率仅为1.2%，显著优于传统旋磨术（无复流发生率8%）[26]。

（二）IVL的作用机制

IVL的作用机制见图1-1-2。IVL导管是一种基于球囊的装置，其碎石发射器可产生均匀分布的声波。这些声波会导致斑块内钙化断裂。IVL的优势在于能够处理深层钙化，而旋磨术（RA）无法实现这一点，定向旋切术（OA）也较难达成[35]。标准操作技术包括将装置按1:1比例匹配参考血管尺寸，并通过单轨导丝将导管输送至目标位置。与RA和OA不同，IVL的使用不受治疗动脉管腔大小的限制。随后将IVL球囊在病变处充压至4个大气压并释放10次脉冲，接着暂时增压至6个大气压后减压以恢复血流。这些步骤通常需要重复进行以实现动脉通畅，但会造成暂时性血管闭塞。该装置最多可释放80或120次脉冲。导管式输送的优势包括减少血管壁内层损伤和较低的并发症发生率。IVL是改善支架扩张不全的有效工具，被证实能安全高效地扩大未充分扩张支架的管腔。但对于严重狭窄病变，IVL并非合适选择。不过得益于球囊扩张机制，IVL不会像RA和OA那样受导丝偏倚影响。最后，虽然IVL存在学习曲线，但由于其输送方式与标准导管PCI相似，学习难度并不高。与斑块切除术相比，心脏病专家掌握IVL操作技能的速度可能更快。使用IVL时可安全实现导丝保护分支血管，避免了RA或OA可能导致的导丝缠绕或断裂风险。IVL手术过程很少记录到心律失常事件。

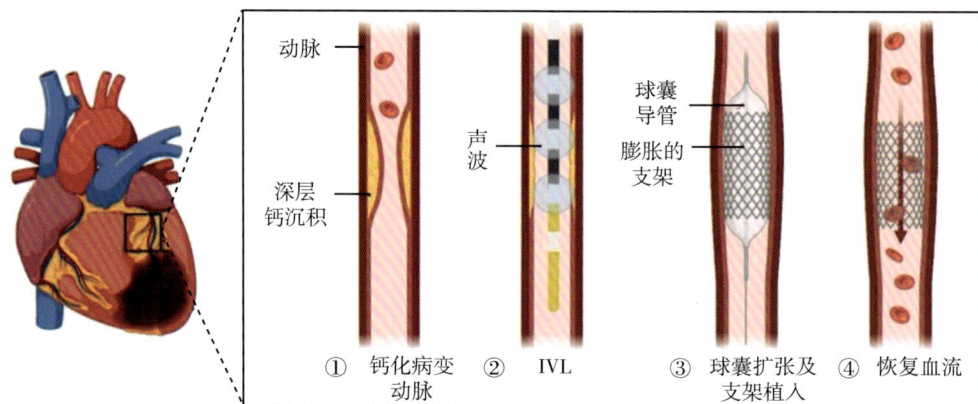

图1-1-2　IVL的作用机制

（三）IVL技术的优势

相较于传统技术，IVL具有以下显著优势：

1.安全性
声压波选择性作用于钙化组织，对血管内膜及中膜无损伤，显著降低穿孔、夹层等并发症风险。IVL术中血管穿孔发生率仅为0.3%，远低于旋磨术（1.5%）[27]。

2.高效性
单次治疗周期（10次冲击波）即可有效松解钙化斑块，平均手术时间较旋磨术缩短20%~30%[28]。

3. 操作简便

学习曲线短（约10例手术即可熟练掌握），无需复杂培训即可掌握，尤其适合基层医院推广[29]。

4. 适应证广

可处理环形钙化、偏心钙化、钙化结节及支架膨胀不良等多种复杂病变。例如，IVL对钙化结节的治疗成功率超过90%，而传统球囊技术不足60%[30]。

（四）IVL技术的临床验证

多项国际多中心研究为IVL的临床应用提供了循证支持：

1. Disrupt CAD 研究

纳入384例严重钙化病变患者，结果显示IVL术后支架膨胀率达92%，30天主要不良心血管事件（MACE）发生率仅为2.1%，1年随访中靶病变血运重建（TLR）率低于3%[24]。在所有Disrupt CAD试验中，患有稳定性缺血性心脏病和严重钙化靶病变的患者都得到了治疗。所有Disrupt CAD研究的安全性和有效性率始终很高。所有Disrupt CAD研究都包括独立的核心实验室裁定的OCT子研究，这些子研究证明了多个平面的钙化断裂，并证实了钙化断裂是IVL治疗后血管顺应性增加的主要作用机制。图1-1-3显示了Disrupt CAD研究中IVL的安全性和有效性。冠状动脉IVL的临床经验不断丰富，IVL已应用于多种解剖和手术场景下多种靶病变钙化表型。尽管针对钙化病变的最佳经皮冠状动脉介入治疗策略仍在不断发展，但近期开发的心血管造影和介入学会（ACS）诊疗方案已将包括IVL在内的钙化修饰技术与血管内成像相结合，用于指导此类复杂冠状动脉病变的治疗。

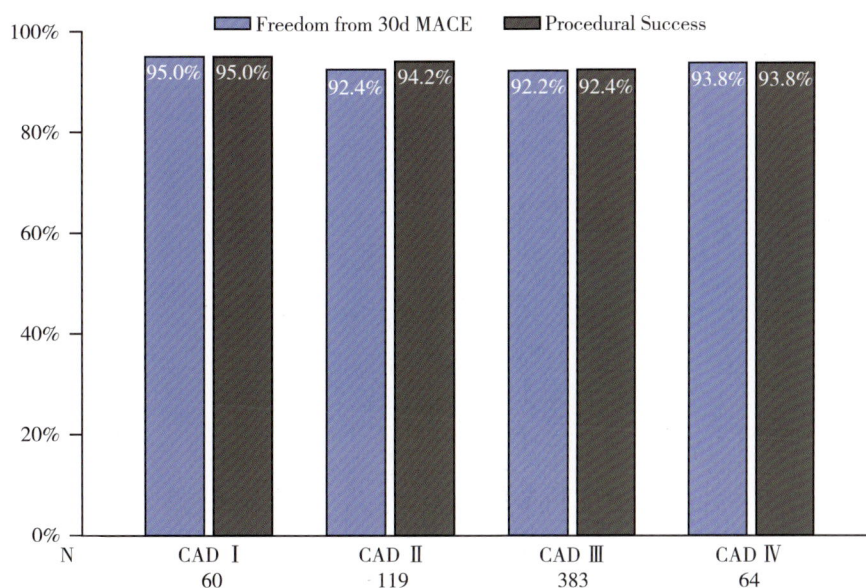

图1-1-3 Disrupt CAD研究中IVL的安全性和有效性

2. SOLSTICE 中国研究

纳入120例患者，证实IVL术后即刻管腔获得率较传统方法提高45%，1年随访中支架内再狭窄率低于5%，且无严重并发症发生[25]。

3.2023年欧洲最新数据

IVL在左主干钙化病变中的应用成功率达95%，术后无复流发生率仅为1.2%，显著优于传统旋磨术（无复流发生率8%）[26]。此外，IVL联合药物球囊（DCB）治疗支架膨胀不良病变的1年TLR率低至2.5%，为复杂病变提供了新的解决方案[31]。

三、编写目的

本书旨在为心血管介入医生提供IVL的全面指导，涵盖从基础理论到临床实践的各个环节。通过系统化的内容设计，帮助读者掌握以下核心能力。

（一）提供全面的技术指导

1.原理与器械解析

深入阐述声压波的物理特性（如能量传递效率、穿透深度）及IVL导管的设计特点（如球囊材质、脉冲发射器布局）[32]。

2.影像学整合

结合血管内超声（IVUS）和光学相干断层扫描（OCT），建立钙化积分评估体系（如钙化角度>270°、厚度>0.5mm为IVL适应证），制定个体化治疗策略[33]。

3.操作标准化

细化术前准备（如抗凝方案、球囊尺寸选择）、术中操作（冲击波释放次数、充盈压控制）及术后评估流程（钙化裂隙深度测量、支架贴壁率分析）[34]。

（二）提升临床实践能力

1.复杂病变实战

通过30余例典型病例（包括左主干钙化、分叉病变合并钙化结节等），详解IVL的操作技巧及并发症处理策略[35]。

2.多模态技术联合

探讨IVL与旋磨术、药物球囊的联合应用方案，例如先旋磨处理浅表钙化，再以IVL修饰深层钙化，最终植入支架的"三步法"策略[36]。

3.并发症管理

总结血管穿孔、无复流等紧急情况的处理流程，并附实战演练图像[37]。

（三）推动IVL技术的普及与推广

1.指南与共识解读

结合《经皮冠状动脉腔内冲击波球囊导管成形术临床应用中国专家建议》，明确IVL的适应证与禁忌证[38]。

2.培训体系构建

提供标准化培训课程，助力基层医院全面安全有效的开展IVL技术。

3. 未来展望

探讨人工智能辅助钙化评估、可降解IVL导管等前沿方向，为技术创新提供思路[39]。

四、结语

冠状动脉钙化病变的介入治疗正经历从"被动应对"到"主动修饰"的范式转变。IVL技术凭借其安全性、高效性及广泛的适应证，已成为钙化病变治疗的核心手段。本书通过整合国际最新研究成果与临床实战经验，致力于推动IVL技术的规范化应用，最终改善患者的长期预后。未来，随着技术的不断迭代与多学科协作的深化，钙化病变的介入治疗必将迈向更高精度与更低风险的新纪元。

参 考 文 献

1. Madhavan MV，Mintz GS，Maehara A，et al. Coronary Artery Calcification：Prevalence and Impact on PCI Outcomes. J Am Coll Cardiol. 2018；72（16）：1861-1871. doi：10.1016/j.jacc.2018.05.001.

2. Vervueren PL，Genereux P，Barbato E，et al. Global Trends in Coronary Calcification and Metabolic Risk Factors. Eur Heart J. 2020；41（3）：383-391. doi：10.1093/eurheartj/ehz856.

3. Detrano R，Guerci AD，Carr JJ，et al. Coronary Calcium as a Predictor of Coronary Events. N Engl J Med. 2008；358（13）：1336-1345. doi：10.1056/NEJMoa072100.

4. Genereux P，Redfors B，Mintz GS，et al. Severity and Outcomes of Calcified Coronary Lesions. Circulation.2014；129（25）：2638-2647. doi：10.1161/Circulation.AHA.113.008128.

5. Budoff MJ，Achenbach S，Blumenthal RS，et al. Comparative Epidemiology of Coronary Calcification in Global Populations. JACC Cardiovasc Imaging. 2017；10（8）：923-937. doi：10.1016/j.jcmg.2017.03.015.

6. Wong ND，McClelland RL，Blaha MJ，et al. Progression of Coronary Calcification in Asian CohortswithDiabetes.Atherosclerosis.2019；287：126-133.doi：10.1016/j.atherosclerosis.2019.06.901.

7. McClelland RL，Chung H，Detrano R，et al. Gender Differences in Coronary Artery Calcification.Circulation.2006；113（1）：30-37. doi：10.1161/CIRCULATIONAHA.105.575340.

8. Hoffmann U，Massaro JM，D'Agostino RB，et al. CAC Progression in Diabetic Patients：Insights from the Framingham Study. JAMA. 2022；327（5）：462-471. doi：10.1001/jama.2021.24562.

9.Rennenberg RJ，Kessels AG，Schurgers LJ，et al. Calcium-Phosphate Metabolism in Chronic Kidney Disease. Kidney Int. 2010；77（5）：438-443. doi：10.1038/ki.2009.482.

10.Fujino A，Mintz GS，Matsumura M，et al. Balloon Failure in Calcified Coronary Lesions：Mechanisms and Predictors. Catheter Cardiovasc Interv. 2018；91（7）：1214-1221. doi：10.1002/ccd.27489.

11.Kubo T，Shinke T，Okamura T，et al. OCT-Guided Stent Optimization in Calcified Lesions. JACC Cardiovasc Interv. 2017；10（10）：978-986. doi：10.1016/j.jcin.2017.03.018.

12.Kereiakes DJ，Yeh RW，Massaro JM，et al. Device Challenges in Severe Coronary Calcification.Circ.Cardiovasc.Interv.2016；9（5）：e003553. doi：10.1161/CIRCINTERVENTIONS.115.003553.

13.Barbato E，Shlofmitz E，Milkas A，et al. Complications of Rotational Atherectomy：A Multicenter Analysis. EuroIntervention. 2020；16（8）：e672-e681. doi：10.4244/EIJ-D-19-00912.

14.Abdel-Wahab M，Richardt G，Joachim Büttner H，et al. High-Pressure Balloon Angioplasty for Calcified Lesions. JACC Cardiovasc Interv. 2017；10（3）：241-249. doi：10.1016/j.jcin.2016.11.047.

15.Lee MS，Shlofmitz E，Martinsen BJ，et al. Cutting Balloon Angioplasty in Calcified Coronary Artery Disease. J Invasive Cardiol. 2019；31（2）：E25-E30. doi：10.1016/j.jcin.2018.09.032.

16.Dangas GD，Claessen BE，Mehran R，et al. Scoring Balloon Angioplasty for Calcified Lesions. JACC Cardiovasc Interv. 2018；11（8）：791-802. doi：10.1016/j.jcin.2018.02.012.

17.Kawamoto H，Latib A，Ruparelia N，et al. Rotational Atherectomy：Contemporary Practice and Outcomes. Cardiovasc Revasc Med. 2019；20（12）：1092-1098. doi：10.1016/j.carrev.2019.03.013.

18.Benezet-Mazuecos J，Cruz-González I，Ojeda S，et al. Long-Term Outcomes of RA-DES Combination Therapy. Rev Esp Cardiol. 2021；74（3）：256-264. doi：10.1016/j.rec.2020.06.015.

19.Ambrosini V，Sorrentino S，Indolfi C，et al. Laser Atherectomy in Complex Calcified Lesions. EuroIntervention. 2021；17（2）：e158-e166. doi：10.4244/EIJ-D-20-00457.

20.Neumann FJ，Sousa-Uva M，Ahlsson A，et al. EAPCI Guidelines on Calcified Lesion Management. Eur Heart J. 2023；44（14）：1239-1254. doi：10.1093/eurheartj/ehad655.

21.Brinton TJ，Ali ZA，Hill JM，et al. IVL Mechanism of Action in Coronary Calcification. JACC Cardiovasc Interv. 2017；10（18）：1865-1873. doi：10.1016/j.jcin.2017.06.058.

22.Shockwave Medical. Intravascular Lithotripsy：From Concept to Clinical Application. Shockwave Medical White Paper. 2016. doi：10.13140/RG.2.2.23456.78080.

23.Hill JM，Kereiakes DJ，Shlofmitz RA，et al. Disrupt CAD Ⅰ：Safety and Efficacy of Coronary IVL. JACC Cardiovasc Interv. 2019；12（5）：486-497. doi：10.1016/j.jcin.2018.12.013.

24.Ali ZA，Nef H，Escaned J，et al. Disrupt CAD Ⅲ：Expanding the IVL Evidence Base. Circ Cardiovasc Interv. 2021；14（3）：e009870. doi：10.1161/CIRCINTERVENTIONS.120.009870.

25.Zhang JJ，Liu HB，Chen SL，et al. SOLSTICE Trial：IVL in Asian Populations. Chin Med J. 2022；135（7）：789-797. doi：10.1097/CM9.0000000000002103.

26.Colombo A，Latib A，Kawamoto H，et al. IVL for Left Main Calcification：European Registry. EuroIntervention. 2023；19（2）：e120-e129. doi：10.4244/EIJ-D-22-00678.

27.Kini AS，Sharma SK，Lee AC，et al. Safety Profile of Intravascular Lithotripsy. JACC Cardiovasc Interv. 2020；13（24）：2865-2875. doi：10.1016/j.jcin.2020.08.035.

28.Wijns W，Shlofmitz E，Donnelly P，et al. Efficiency of IVL in Reducing Procedure Time. Eur Heart J. 2022；43（38）：3821-3830. doi：10.1093/eurheartj/ehac448.

29.Lee AC，Matsumura M，Xu B，et al. Learning Curve for IVL in Low-Volume Centers. Catheter Cardiovasc Interv. 2021；98（5）：E654-E662. doi：10.1002/ccd.29871.

30.Matsumura M，Ali ZA，Brinton TJ，et al. IVL for Calcified Nodules：A Multicenter Study. J Cardiol. 2023；81（2）：145-152. doi：10.1016/j.jjcc.2022.11.011.

31.Jeger RV，Farah A，Ohlow MA，et al. IVL-DCB Combination Therapy for Underexpanded Stents. Cardiovasc Revasc Med. 2023；46：101-108. doi：10.1016/j.carrev.2022.12.001.

32.Parikh K，Brar S，Lee MS，et al. Physics and Engineering of IVL Catheters. EuroIntervention. 2022；18（5）：e394-e403. doi：10.4244/EIJ-D-21-00922.

33.Maehara A，Matsumura M，Ali ZA，et al. OCT-Guided Calcium Scoring for IVL. JACC Cardiovasc Imaging. 2020；13（9）：1876-1887. doi：10.1016/j.jcmg.2020.04.015.

34.Shlofmitz E，Martinsen BJ，Lee AC，et al. Standardization of IVL Procedure. Catheter Cardiovasc Interv. 2023；101（1）：1-10. doi：10.1002/ccd.30567.

35.Xu B，Zhang JJ，Chen SL，et al. Case Series：IVL in Complex Bifurcation Lesions. Chin Circ J. 2023；38（4）：321-330. doi：10.3760/cma.j.cn113859-20230115-00022.

36.Ali ZA，Brinton TJ，Hill JM，et al. Hybrid Approach：RA-IVL-Stent Strategy. JACC Case Rep. 2022；4（15）：1021-1028. doi：10.1016/j.jaccas.2022.07.019.

37.Kobayashi Y，Matsumura M，Tsuchikane E，et al. Managing IVL Complications：A Practical Guide. Cardiovasc Interv Ther. 2023；38（1）：45-53. doi：10.1007/s12928-022-00893-9.

38.EAPCI Consensus Document. EAPCI Guidelines on IVL Use in Calcified Lesions. Eur Heart J. 2023；44（Suppl 2）：ehad655. doi：10.1093/eurheartj/ehad655.

39.Mintz GS，Wijns W，Maehara A，et al. Future Directions in Coronary Calcium Management. JACC Asia. 2023；3（2）：215-225. doi：10.1016/j.jacasi.2022.12.007.

第二章

冠状动脉钙化与动脉粥样硬化进展

血管钙化是动脉粥样硬化发展过程中的重要病理表现，长期以来被广泛用作评估血管疾病的一项重要替代标志物。冠状动脉钙化（Coronary artery calcification, CAC）不仅与动脉粥样硬化斑块负荷显著相关，同时也已被多项研究证实是预测未来主要不良心血管事件（如心肌梗死）的独立危险因素。尽管临床研究（如使用计算机断层扫描这一最常用的无创检测手段）表明钙化程度与冠状动脉不良事件风险呈线性关系，但该技术对微小钙化检测的敏感性有限。实际上，从病理学角度看，CAC与斑块不稳定性之间的关系极为复杂且尚未完全阐明。本章将从病理学角度聚焦人类冠状动脉疾病，探讨不同冠状动脉钙化斑块形态及其与斑块进展的关联。

图1-2-1展示了人类冠状动脉动脉粥样硬化谱系，其中有两种非进展性病变：适应性内膜增厚（AHA I型）和内膜黄色瘤（即脂纹，AHA II型）。病理性内膜增厚（PIT，AHA III型，过渡性病变）标志着进展性斑块的开始，被认为是纤维粥样斑块（FA）的前期。薄帽纤维粥样斑块（TCFA）被视为斑块破裂的前兆。AHA共识分类中未纳入两种导致冠状动脉血栓的病变类型：斑块侵蚀和钙化结节。斑块侵蚀可发生于PIT或FA基础上，而钙化结节表现为钙碎片突入管腔引发血栓事件。已愈合的破裂斑块通常表现为较小的坏死核心和局灶性钙化，表面覆盖有富含蛋白聚糖的修复性组织。多次发生的斑块破裂与愈合过程被认为是导致管腔进行性狭窄的重要原因。在晚期病变中，斑块可因显著钙化呈现为"纤维钙化斑块"或"结节状钙化"。在严重钙化且迂曲的血管段中，机械应力作用可能导致钙化片断裂，进而形成结节状钙化，甚至诱发管腔内血栓形成。

一、适应性内膜增厚与脂纹（内膜黄色瘤）

根据病理学观察，非动脉粥样硬化性内膜病变［如适应性内膜增厚（AIT）或弥漫性内膜增厚（AHA I型，图1-2-1）］自出生即存在，常见于易发动脉粥样硬化的血管，被认为是血流动力学适应的结果，而非真正的动脉粥样硬化过程。尽管如此，AIT仍被视为一种重要的过渡性非动脉粥样硬化斑块，可能通过尚未明确的机制发展为更晚期的病理性内膜增厚（PIT）。

脂纹（AHA II型，图1-2-1）在冠状动脉中较少见，主要由浸润的泡沫状巨噬细胞及少量脂质平滑肌细胞（SMC）组成。脂纹可随时间消退（尤其在胸主动脉），但巨噬细胞出现与消失的具体机制尚不明确。这些病变被认为在儿童时期即可形成，且常位于成人晚期动脉粥样硬化病变的相同位置。组织学上，内膜增厚区域含有SMC和富含蛋白聚糖的细胞外基质（ECM），但无炎症细胞浸润。尽管部分研究支持内膜增生是动脉粥样硬化进展的前驱病变，但也有观点认为其仅是动脉对血流的适应性反应。在AIT和脂纹等早期病变中，冠状动脉内膜钙化通常缺如或极微量，病理性内膜增厚（PIT）是首个出现钙化的阶段。

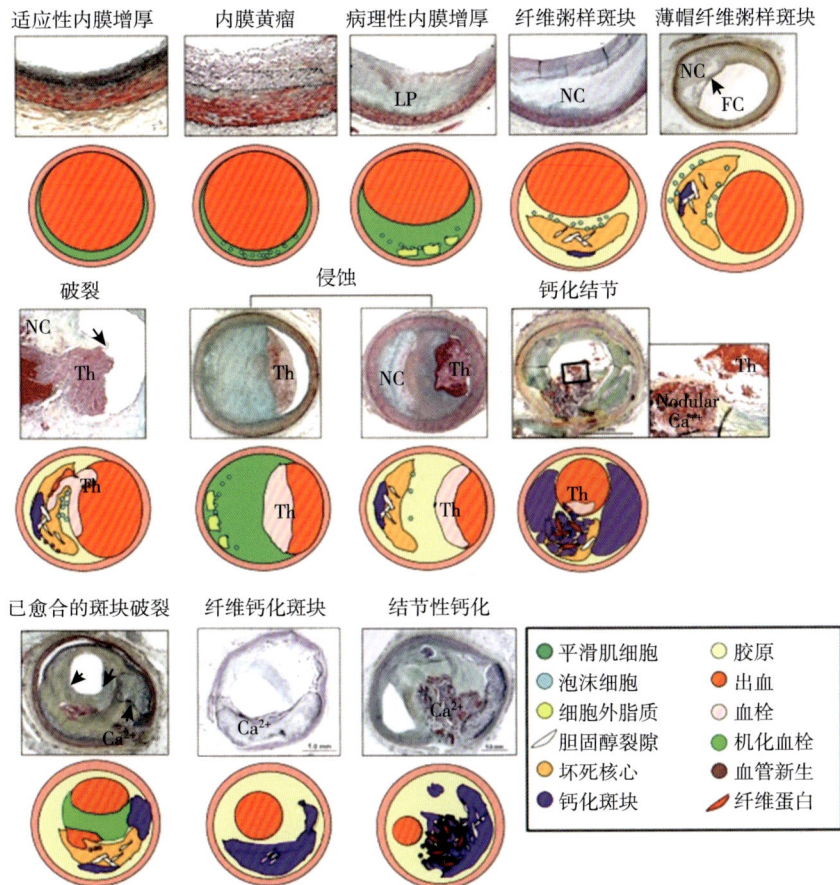

图1-2-1　人类冠状动脉动脉粥样硬化谱系

注：Ca^{2+}（钙化）、FC（纤维帽）、LP（脂质池）、NC（坏死核心）、Th（血栓）。

二、病理性内膜增厚（PIT）——最早出现钙化的病变

PIT（AHA Ⅲ型）被视为最早期的进展性动脉粥样硬化病变，其特征为平滑肌细胞（SMC）缺失或残存，基质以多种蛋白聚糖和Ⅲ型胶原为主，形成靠近中膜的"脂质池"（图1-2-1）。需注意，脂质池与坏死核心不同，后者含细胞碎片且局部或弥漫性缺乏细胞外基质（ECM）。PIT可能代表动脉粥样硬化病变发展的初始阶段。早期PIT病变中无巨噬细胞浸润，表明其并非源自脂纹。

近期，Nakagawa和Nakashima的研究显示，在弥漫性内膜增厚（DIT）中，中至深层内膜可见轻度细胞外脂质沉积，且此阶段无平滑肌细胞丢失。PIT病变中，载脂蛋白B（ApoB）和纤维蛋白原与苏丹Ⅳ阳性的细胞外脂质共定位，而DIT或脂纹中未见此现象。这一发现提示，PIT中的细胞外脂质来源于血浆，而非巨噬细胞泡沫细胞[5]。

此外，脂纹通常为高细胞性病变，而PIT（尤其是脂质池区域）缺乏细胞核。脂质池富含脂质，但研究显示，负电荷硫酸化蛋白聚糖（如versican、biglycan、decorin）可能通过滞留脂蛋白促进动脉粥样硬化起始[5-7]，但具体机制尚未明确。PIT中凋亡的SMC残基可通过过碘酸-雪夫（PAS）染色显示基底膜增厚，并可能促进脂质池扩展，从而推动斑块进展［图1-2-2（A）］[8, 9]。

PIT被视为最早出现钙化的病变，其钙化特征表现为脂质池内形成的微钙化（直径≥0.5μm，通常<15μm），可通过von Kossa或茜素红染色识别［图1-2-2（A）、1-2-3］。微钙化可能源于平滑肌细胞（SMC）凋亡或基质囊泡，当钙化颗粒≥1μm时，普通光镜下即可观察到［图1-2-2（A）］。电镜研究进一步显示，钙化起始于直径100~700nm的基质囊泡，多位于内膜靠近内弹力膜的区域。脂质池内的钙化区域常与骨相关蛋白（如骨保护素、骨桥蛋白、基质Gla蛋白）共存［图1-2-2（A）］。

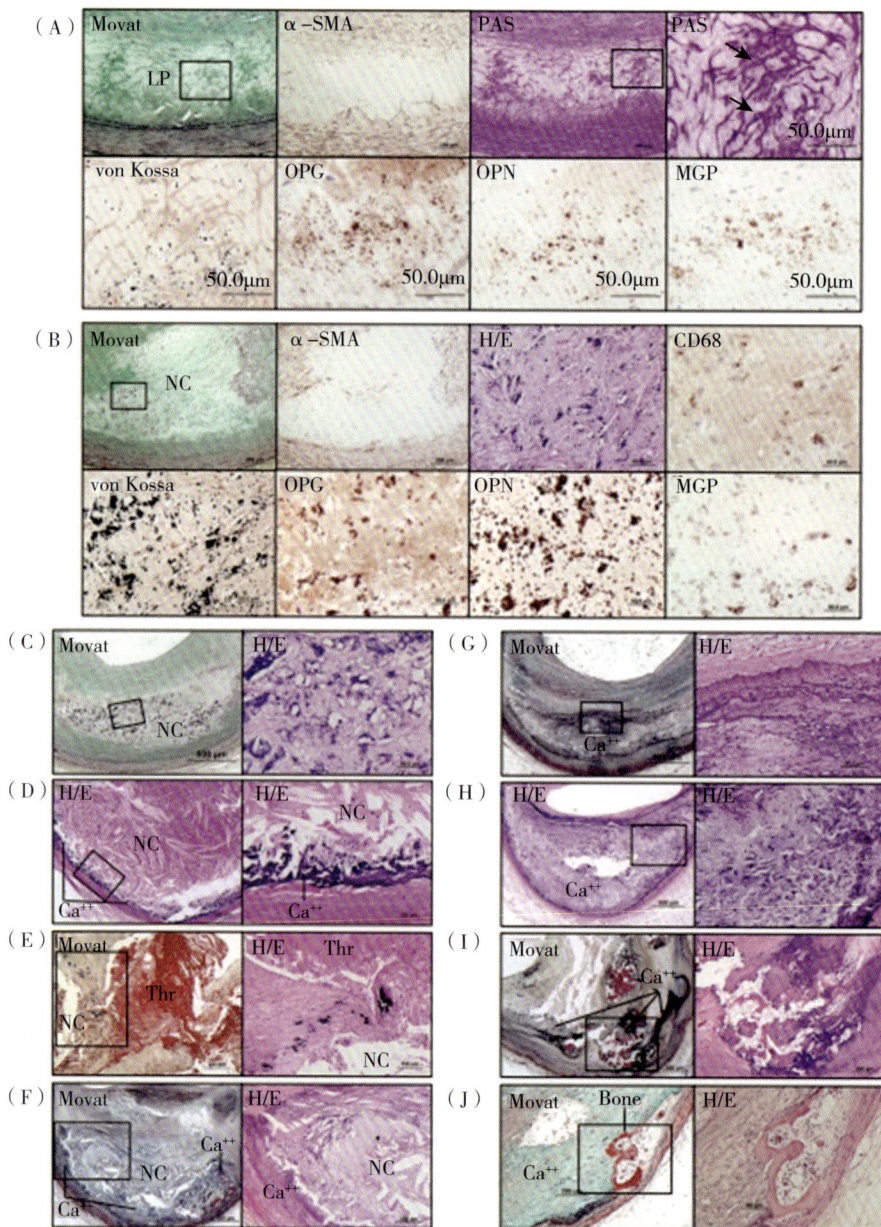

图1-2-2　冠状动脉钙化的组织学进展

A.病理性内膜增厚（PIT）特征：脂质池（LP）区域缺乏平滑肌细胞（SMC）（α－平滑肌肌动蛋白染色阴性），但可见凋亡的SMC（过碘酸－雪夫染色显示基底膜增厚，箭头指示高倍镜下细节）。B.早期坏死核心（NC）特征：缺乏SMC，但巨噬细胞浸润并发生凋亡及钙化，形成斑块状钙化（直径≥15μm）。C.早期坏死核心中的巨噬细胞钙化，巨噬细胞来源的钙化大量聚集，但钙化程度通常向中膜方向递增（图D显示中膜附近钙化碎片）。E.纤维帽内微钙化与斑块破裂，巨噬细胞或SMC死亡引起的微钙化可出现在薄纤维帽内，可能与斑块破裂相关。F-H.钙化扩展模式，钙化从坏死核心（NC）周围向胶原基质延伸，形成片状钙化（F、G），最终导致坏死核心自身钙化（H）。Ⅰ.结节状钙化。J.骨化现象，钙化区域边缘（尤其结节状钙化）可能出现骨组织形成。缩写：H/E（苏木精－伊红染色）、Thr（血栓）、LP（脂质池）、NC（坏死核心）、Ca^{2+}（钙化）

三、纤维粥样斑块（Fibroatheroma，FA）

纤维粥样斑块（FA，AHA Ⅳ型）以无细胞坏死核心为特征，需与病理性内膜增厚（PIT）的脂质池区分，因其标志着动脉粥样硬化的进一步进展[10]。根据美国心脏协会（AHA）共识定义，FA是首个明确的进展性斑块类型，表现为边界清晰的脂质丰富坏死核心，周围被纤维组织包裹（图1-2-1）[4, 14]。FA可进一步分为早期和晚期阶段。

（一）早期FA

巨噬细胞浸润脂质池，伴随蛋白聚糖（如透明质酸、versican、biglycan）及其他基质蛋白的局部丧失。局部可见游离胆固醇沉积。

（二）晚期FA

坏死核心内积聚离散的细胞碎片和大量游离胆固醇。巨噬细胞释放基质金属蛋白酶（MMPs），导致蛋白聚糖和胶原完全降解，坏死核心的细胞外基质（ECM）几乎完全消失。坏死核心内巨噬细胞广泛凋亡，形成游离凋亡小体。斑块内出血（源于新生血管渗漏，表现为内皮细胞连接松散）可能导致显著管腔狭窄。

FA常伴局灶性钙化［图1-2-2（B）、1-2-3］。坏死核心内的微钙化（直径＜15μm）和斑块状钙化（直径≥15μm）可起源于平滑肌细胞（SMC）的残基，或由巨噬细胞通过释放基质囊泡及细胞凋亡过程所引发[15]。早期坏死核心中，巨噬细胞浸润后发生凋亡与钙化，形成斑块状钙化。CD68抗原染色显示巨噬细胞在早期坏死核心中分布不均［图1-2-2（B）］，而von Kossa或茜素红染色明确显示巨噬细胞凋亡导致的钙化斑块体积显著大于SMC来源的微钙化。钙化巨噬细胞与骨相关蛋白（如骨保护素、骨桥蛋白）共定位［图1-2-2（B）］。

微钙化从坏死核心深层（近内弹力膜）向外周胶原基质延伸，逐渐融合成片状或板状钙化［图1-2-2（C-H）］。坏死核心中心可能完全钙化或保持非钙化，但疾病进展最终形成钙化板片。

四、薄帽纤维粥样斑块（Thin-Cap Fibroatheroma，TCFA）

随着斑块进展，坏死核心表面的纤维帽逐渐变薄，形成薄帽纤维粥样斑块（TCFA，图1-2-1），即"易损斑块"，可能出现破裂，从而导致急性冠脉综合征（ACS）或心源性猝死。

（一）病理特征

1.结构特点

纤维帽厚度：≤65μm（破裂处平均23±19μm，95%的纤维帽厚度<65μm）[20]。坏死核心面积：通常占斑块面积>25%[16]。细胞组成：纤维帽主要由I型胶原、蛋白聚糖及散在SMC构成，表面覆盖内皮细胞层；帽内巨噬细胞密集浸润，T淋巴细胞少量存在，SMC因凋亡而罕见或缺失[17-19]。

2.钙化特征

尸检影像显示，50%以上的TCFA病变无钙化或仅含斑点状钙化，其余为碎裂或弥漫钙化[22]。破裂斑块中65%含斑点钙化，35%为碎裂或弥漫钙化；钙化评分在破裂斑块中显著高于TCFA[22]。轻度至中度钙化区域最易破裂，但钙化本身不直接增加纤维帽应力[23]。

3.破裂机制

微钙化的力学效应：纤维帽内的微钙化（直径≥0.5μm）作为局部应力集中点，因与周围组织力学性质不匹配，导致界面剥离，使局部应力增加近两倍[24]。

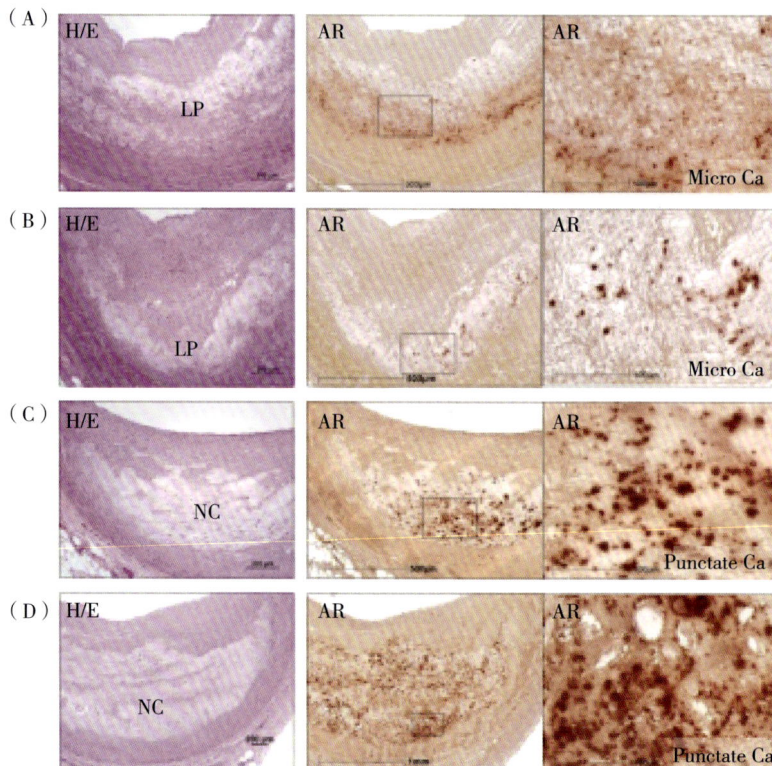

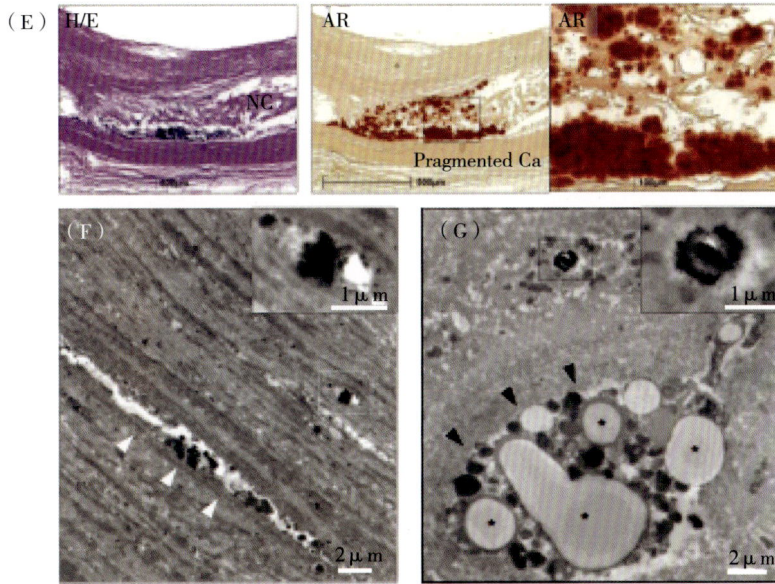

图1-2-3 病理性内膜增厚与纤维粥样斑块的冠状动脉微钙化

A：无巨噬细胞浸润的PIT，脂质池（LP）内可见微钙化。B：含巨噬细胞浸润的PIT，钙化程度增加。C-D：早期FA中，坏死核心（NC）附近出现斑块状钙化。E：晚期FA显示坏死核心旁的大块碎裂钙化（≥1mm）。（F-G）：透射电镜图像。F：血管平滑肌细胞（VSMC）凋亡导致的微钙化（白色框），周围无巨噬细胞。白色箭头指示凋亡的VSMC。G：晚期FA中的巨噬细胞（黑色箭头）含脂滴（*），呈泡沫细胞表型，钙化区域（黑色框）与细胞凋亡相关。缩写：AR（茜素红）、Ca（钙化）、H/E（苏木精-伊红）、LP（脂质池）、NC（坏死核心）

五、斑块破裂

斑块破裂是心肌梗死最常见的病因[4]。病理学上，破裂斑块（图1-2-1）与薄帽纤维粥样斑块（TCFA）的区别在于存在断裂的薄纤维帽和覆盖的血栓。破裂斑块的坏死核心通常较大（占斑块面积的30%以上）[4, 11, 16]。与TCFA相比，破裂斑块的纤维帽内巨噬细胞和淋巴细胞数量更多，且纤维帽主要由I型胶原构成，平滑肌细胞稀少。如前述，破裂处纤维帽的平均厚度为23±19μm，95%的纤维帽厚度＜64μm[20]。

一般认为，纤维帽破裂发生在结构最薄弱的部位（例如大多数病例的肩部区域）；然而，一项基于连续切片的尸检研究表明，同等数量的破裂发生在纤维帽中部，尤其是运动后破裂的病例[25]。因此，我们推测不同机制可能共同导致斑块破裂的最终事件，例如：蛋白酶作用：巨噬细胞分泌的特定蛋白酶（如基质金属蛋白酶）可能削弱纤维帽[26]。力学因素：高剪切力与张应力可能参与破裂过程[27]。

纤维帽破裂后，使得循环血液中的细胞与非细胞成分直接接触坏死核心内的促凝物质（如组织因子），导致血栓形成。病理学上，破裂部位的管腔血栓富含血小板，肉眼观察呈白色血栓；而近端与远端延伸部位的血栓则以红色血栓为主。血栓机化的特征为炎症细胞、内皮细胞、平滑肌细胞浸润，并与蛋白聚糖、III型胶原等细胞外基质混合。尽管破裂的具体机制尚未完全阐明，以下因素被认为在TCFA的初始破裂中起重要作用：基质金属蛋白酶（MMPs）[26]；高剪切应力[27]；巨噬细胞或平滑肌细胞钙化[24]。病理学上，巨噬细胞或平滑肌细胞死亡导致的微钙化可在薄纤维帽内检测到（图1-2-2E）。在破裂斑块的深层，常观察到局灶性（碎裂）钙化，偶见钙化片，主要位于坏死核心的腔面侧[22]。

六、斑块侵蚀

斑块侵蚀是急性冠脉综合征（ACS）的第二大常见病因，定义为内皮缺失区域的血栓直接附着于内膜表面，且无纤维帽破裂，以此区别于斑块破裂（图1-2-1）[28]。侵蚀斑块的病变程度通常较破裂斑块轻，多表现为早期病变特征（如PIT或FA），通常缺乏大范围坏死核心、出血或钙化。既往病理研究描述，侵蚀部位的血栓附着区附近存在大量平滑肌细胞及蛋白聚糖（如versican、透明质酸、Ⅲ型胶原），与破裂斑块或稳定斑块不同（后者富含biglycan、decorin及Ⅰ型胶原）[29]。

与破裂斑块纤维帽的显著炎症不同，侵蚀斑块表面巨噬细胞（破裂斑块100% vs. 侵蚀斑块50%，$P < 0.0001$）和T淋巴细胞（破裂斑块75% vs. 侵蚀斑块32%，$P < 0.004$）数量更少[28, 29]。

冠状动脉痉挛可能参与斑块侵蚀的发病机制，因侵蚀部位的中膜保持完整，区别于破裂斑块的中膜常与内弹力膜一同受损。一项心源性猝死尸检研究发现，与破裂斑块相比，侵蚀斑块更多见于女性、年轻患者，且狭窄程度较轻、斑块负荷较低、血栓较少、钙化程度更低[28]。具体而言，侵蚀斑块占50岁以下女性血栓事件的80%以上，但此比例在50岁以上女性中下降。

根据心源性猝死尸检研究，大多数侵蚀斑块无钙化（56%），40%存在微钙化，仅2%可见碎裂或片状钙化，提示其病变较破裂斑块属于更早期[30]。

七、愈合的破裂斑块与纤维钙化斑块

既往病理研究表明，管腔狭窄的进展与反复发生的斑块破裂（无论是否引起临床症状）相关。愈合的斑块破裂（HPR）可以通过显微镜识别，表现为纤维帽断裂伴修复反应，修复组织由平滑肌细胞（SMC）及周围蛋白聚糖和/或Ⅲ型或Ⅰ型胶原基质构成，具体成分取决于愈合阶段（图1-2-1）[31]。早期愈合病变以蛋白聚糖和Ⅲ型胶原为主，随时间推移逐渐被Ⅰ型胶原替代。

HPR的发生率随管腔狭窄加重而增加：在狭窄程度为0%~20%、21%~50%和>50%的斑块中，HPR发生率分别为8%、19%和73%[31]。另一研究显示，61%的猝死患者心脏存在HPR，其中稳定斑块患者HPR发生率最高（80%），其次为急性破裂斑块（75%），侵蚀斑块最低（9%）[32]。急性与愈合破裂共存部位常见多层愈合修复，且管腔狭窄程度与同一部位的愈合次数相关，表明无症状斑块破裂通过愈合过程导致狭窄进展[31]。尽管临床中无症状破裂的斑块确切发生率尚不明确，但血管内成像技术（如光学相干断层扫描）的发展为揭示HPR的临床影响提供了可能[33]。

纤维钙化斑块定义为具有厚纤维帽且深层内膜广泛钙化的病变（图1-2-1）[4, 34]，常见于稳定型心绞痛患者。尽管冠状动脉钙化与斑块负荷高度相关，但其与斑块不稳定性并非呈线性关系。由于坏死核心极少或缺如，纤维钙化斑块不被视为真正的FA。严重狭窄的纤维钙化斑块可能是破裂斑块愈合后的终末期表现，称为"燃尽病变"，以钙化占主导。

钙化从坏死核心周围的斑点状区域［图1-2-2（F）］扩展至平滑肌细胞及胶原基质［图1-2-2

（G、H）]。组织学将弥漫性钙化描述为"片状钙化"，常见于愈合破裂斑块及纤维钙化斑块，可通过X线、CT和血管内成像清晰识别。钙化片通常累及动脉壁周径的1/4以上，涉及平滑肌细胞及胶原基质（伴或不伴坏死核心）。钙化片可能断裂形成结节状钙化，其特征为钙化板断裂、钙碎片被纤维蛋白分隔［图1-2-2（Ⅰ）］，且无管腔内血栓。

八、血管钙化机制

动脉粥样硬化斑块钙化的机制可能包括细胞死亡、特定细胞外基质蛋白表达及斑块内出血[35, 36]。尽管尚不清楚不同血管部位（如颈动脉、冠状动脉）的钙化过程是否相似，但既往病理研究表明，冠状动脉与颈动脉钙化发生率相近，且颈动脉钙化程度最多见于横截面积狭窄＞70%的病变[37]。

钙化如何扩展并累及其他细胞外基质成分（如胶原、蛋白聚糖）尚不明确。钙化最终可形成片状或弥漫性钙化（当钙化呈环状时称为"烟斗柄样钙化"），累及坏死核心、胶原及炎症细胞，晚期甚至出现骨化［图1-2-2（J）］。免疫组化及基因表达研究显示，钙化动脉中骨形态发生蛋白、骨桥蛋白、骨唾液蛋白及成骨特异性转录因子表达显著高于非钙化动脉。严重钙化病变（即"燃尽病变"）中巨噬细胞及其他炎症细胞极少，钙化多为无生物学调控的被动沉积，由纯磷酸钙晶体构成[38]。

根据影像与组织学匹配分类，弥漫性钙化与组织学片状钙化相关，常见于愈合破裂斑块及纤维钙化斑块（图1-2-1、1-2-4）。相反，TCFA及破裂斑块的钙化程度较低，影像学表现为更多碎裂钙化，组织学片状钙化较少（图1-2-1、1-2-4）。

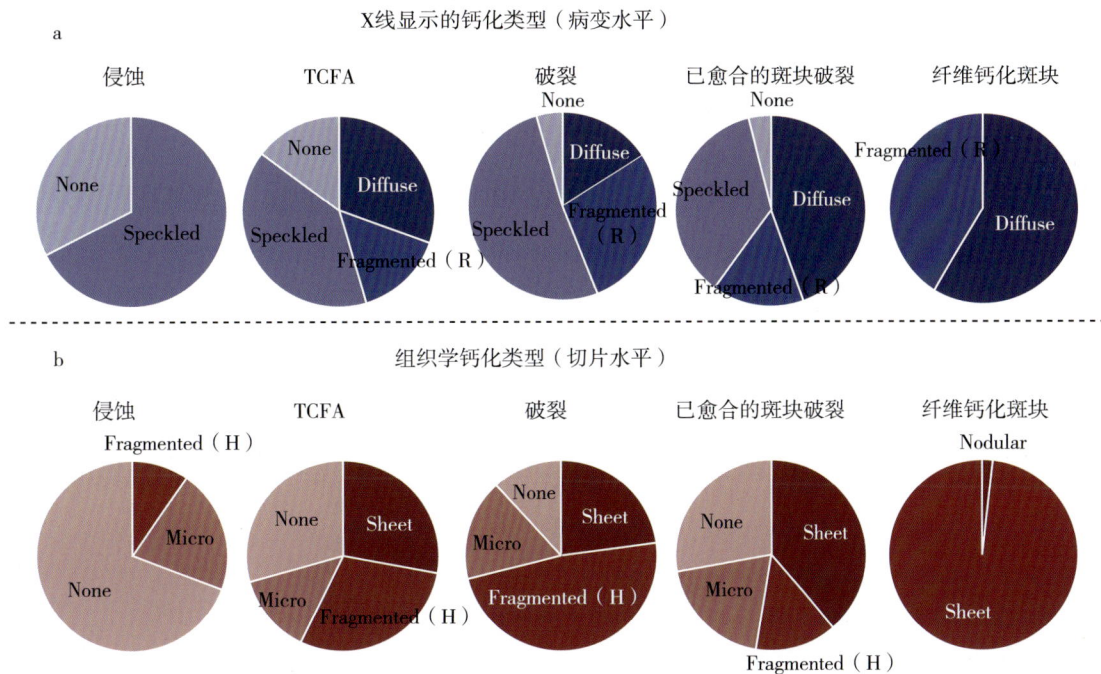

图1-2-4 不同类型斑块的影像学与组织学钙化类型对比

（a）影像学（X线）显示的钙化类型分布。（b）组织学显示的钙化类型分布。Fragmented（R）：影像学定义的碎裂钙化。Fragmented（H）：组织学定义的碎裂钙化。TCFA：薄帽纤维粥样斑块（thin-cap fibroatheroma）

九、钙化结节

钙化结节是急性冠脉综合征（ACS）病例中最少见的形态（＜5%）[4]，常见于高度钙化的迂曲动脉。钙化结节由被纤维蛋白包裹的钙碎片构成，导致纤维帽和内皮被致密钙结节破坏，表面覆盖血栓，下方坏死核心极少或缺如（图1-2-1）。此类"爆发性钙化结节"通常偏心性突入管腔，钙化结节表面内皮缺失，覆盖富含血小板的"白色血栓"，钙针之间常见纤维蛋白，可能伴破骨细胞和炎症细胞浸润。钙化结节更多见于老年男性、冠状动脉迂曲、糖尿病或慢性肾衰竭患者，最常发生于右冠状动脉中段或左前降支——这些部位通常迂曲程度高。需要区分"爆发性钙化结节"与"结节状钙化"。

1.爆发性钙化结节：钙碎片突入管腔，引发血栓。

2.结节状钙化：钙化片断裂后碎片仍位于内膜内，不破坏管腔，但可能伴中膜损伤并向血管外膜突出。结节状钙化中可见斑块内纤维蛋白，可能源于周围毛细血管破裂。尽管两者的病因尚不明确，但高度迂曲动脉中的钙化片可能在血压骤升时断裂[4]。

十、钙化与斑块稳定性

动脉粥样硬化钙化随斑块类型及管腔狭窄程度进展[10]。大量临床研究支持冠状动脉钙化（CAC）与全人群不良预后高度相关，且其预测未来事件的能力优于传统危险因素（如Framingham风险评分）[39]。然而，尚不清楚钙化斑块本身是否直接导致心脏事件，或仅是冠状动脉疾病的标志。钙化能否预测斑块稳定性或不稳定性是临床实践的关键问题。由于病理学研究存在局限性，活体冠状动脉成像与病理结合提供了初步线索：钙化类型、位置、范围、体积及密度对临床风险的影响各异[40]。

（一）斑点状钙化与斑块稳定性

斑点状钙化：计算机断层扫描（CT）显示，伴正性重构和低衰减的斑点状钙化更常见于ACS患者或短期高危人群[41]。血管内超声（IVUS）研究表明，斑点状钙化斑块的体积进展速度显著快于非钙化斑块[42, 43]。

（二）广泛钙化

重度钙化斑块在稳定性冠心病患者中体积变化较小，提示其稳定性较高[42, 43]。尸检数据显示，钙化程度从高到低依次为：纤维钙化斑块＞愈合破裂斑块＞破裂斑块＞TCFA＞侵蚀斑块（图1-2-1、1-2-4）[22]。纤维钙化斑块与愈合破裂斑块的钙化面积与狭窄程度呈正相关，而其他斑块类型中钙化随狭窄程度增加仅轻度增加。相反，纤维粥样斑块、TCFA及破裂斑块的坏死核心面积随狭窄加重而增大[22, 44]。综上，稳定斑块的钙化负荷高于不稳定斑块，且钙化与坏死核心面积呈负相关。

十一、微钙化与斑块破裂风险

薄纤维帽内的微钙化（当前活体成像技术无法检测）可能通过局部应力集中促进破裂[11, 24, 45, 46]。Vengrenyuk等提出，微钙化作为应力集中点可使局部组织应力增加近两倍，导致纤维帽破裂[24, 46]。

一项病理研究比较了17例急性心肌梗死（AMI）患者的510个冠脉节段与15例非心源性死亡对照的450个节段，发现AMI组钙化发生率（47% vs. 25%）及钙化面积显著更高（P=0.001），但TCFA和破裂斑块的钙化程度低于稳定斑块（如PIT、FA、纤维钙化斑块）。多因素分析显示，钙化并非斑块不稳定的独立预测因子[47]。

十二、钙化与年龄的关系

心源性猝死尸检研究将钙化程度分为四级：无（0%）、轻度（<5%）、中度（5%~20%）、重度（>20%）[48]。结果显示（图1-2-5）：

轻、中度钙化组不稳定斑块（破裂、侵蚀）比例较高。

重度钙化组：稳定斑块（PIT、FA、纤维钙化斑块）占主导[48]。

钙化评分有助于群体水平的心血管风险评估，但无法特异性识别ACS罪犯病变。此外，钙化与斑块稳定性的关系因年龄而异：

40岁以下：不稳定斑块（破裂、TCFA）钙化程度高于稳定斑块。

50~60岁：钙化程度无显著差异。

70岁以上：稳定斑块钙化更显著[49, 50]。

提示钙化对斑块不稳定性的影响在年轻个体中更为突出。

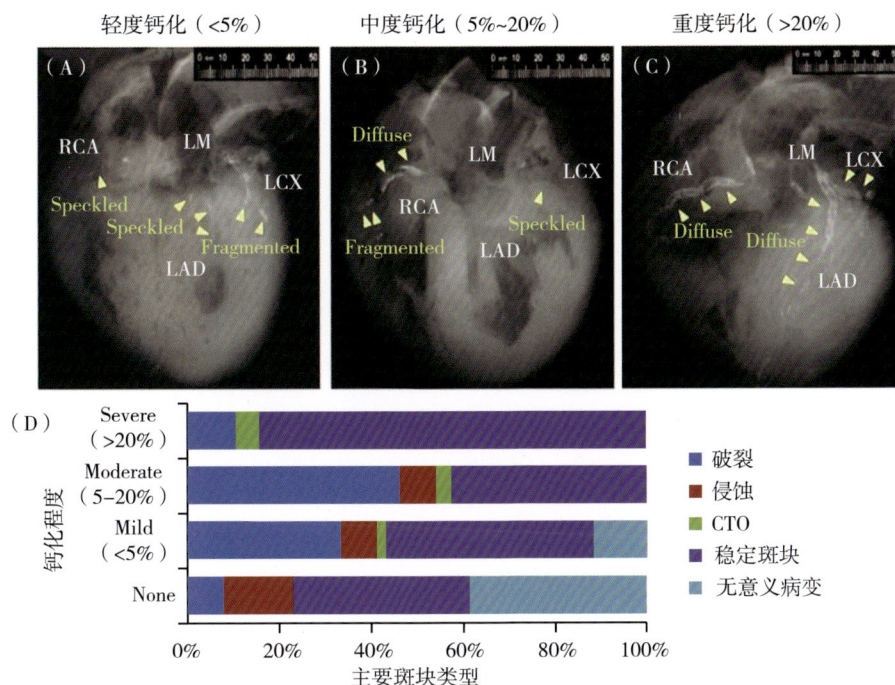

图1-2-5　不同斑块类型的钙化程度

（A~C）：通过心脏整体X线影像视觉评估冠状动脉钙化（CAC）扩展程度的代表性图像。（D）：展示每一位患者的主要斑块类型分布。CTO：慢性完全闭塞。稳定斑块：包括病理性内膜增厚（PIT）、厚帽纤维粥样斑块及管腔狭窄程度＞75%的纤维钙化斑块

十三、结论

冠状动脉钙化是冠状动脉疾病的公认特征，常被用作心血管风险预测的标志物。从病理学角度看，冠状动脉钙化程度与斑块进展之间呈非线性关系。仅通过钙化的范围和负荷来评估动脉粥样硬化，尚不足以真正理解钙化与斑块进展的关联。在病理学层面，小块的、碎片状或斑点状钙化更可能预示不稳定斑块；而大范围的钙化（如弥漫性钙化、纤维钙化斑块或钙化片）则更可能标志稳定斑块。需进一步了解活体患者中钙化与斑块稳定性的关系，并开发更先进的成像技术，以将这一知识转化为对患者的有效临床管理。

参 考 文 献

1. Ikari Y，McManus BM，Kenyon J，et al. Neonatal intima formation in the human coronary artery. Arterioscler Thromb Vasc Biol September 1999；19（9）：2036e40. PubMed PMID：10479643.

2. Stary HC，Chandler AB，Glagov S，et al. A definition of initial，fatty streak，and intermediate lesions of atherosclerosis. A report from the Committee on Vascular Lesions of the Council on Arteriosclerosis，American Heart Association. Circulation May 1994；89（5）：2462e78. PubMed PMID：8181179.

3. Velican C. A dissecting view on the role of the fatty streak in the pathogenesis of human atherosclerosis：culprit or bystander?Med Interne 1981 OctobereDecember；19（4）：321e37. PubMed PMID：7038828.

4. Virmani R，Kolodgie FD，Burke AP，et al. Lessons from sudden coronary death：a comprehensive morphological classification scheme for atherosclerotic lesions. Arterioscler Thromb Vasc Biol May 2000；20（5）：1262e75. PubMed PMID：10807742.

5. Nakagawa K，Nakashima Y. Pathologic intimal thickening in human atherosclerosis is formed by extracellular accumulation of plasma-derived lipids and dispersion of intimal smooth muscle cells. Atherosclerosis July 2018；274：235e42. https：//doi.org/10.1016/j.atherosclerosis.2018.03.039. PubMed PMID：29622338.

6. Nakashima Y，Fujii H，Sumiyoshi S，et al. Early human atherosclerosis：accumulation of lipid and proteoglycans in intimal thickenings followed by macrophage infiltration. Arterioscler Thromb Vasc Biol May 2007；27（5）：1159e65. https：//doi.org/10.1161/atvbaha.106.134080. PubMed PMID：17303781.

7. Nakashima Y，Wight TN，Sueishi K. Early atherosclerosis in humans：role of diffuse intimal thickening and extracellular matrix proteoglycans. Cardiovasc Res July，2008；79（1）：14e23. https：//doi.org/10.1093/cvr/cvn099. PubMed PMID：18430750.

8.Kockx MM，De Meyer GR，Muhring J，et al. Apoptosis and related proteins in different stages of human atherosclerotic plaques. Circulation June，1998；97（23）：2307e15.PubMed PMID：9639374.

9.Otsuka F，Kramer MC，Woudstra P，et al. Natural progression of atherosclerosis from pathologic intimal thickening to late fibroatheroma in human coronary arteries：a pathology study. Atherosclerosis August 2015；241（2）：772e82.PMC4510015.

10.Otsuka F，Sakakura K，Yahagi K，et al. Has our understanding of calcification in human coronary atherosclerosis progressed?Arterioscler Thromb Vasc Biol April 2014；34（4）：724e36. https：//doi.org/10.1161/atvbaha.113.302642. PubMed PMID：24558104；PubMed Central PMCID：PMC4095985.

11.Kelly-Arnold A，Maldonado N，Laudier D，et al. Revised microcalcification hypothesis for fibrous cap rupture in human coronary arteries. Proc Natl Acad Sci USA June 25，2013；110（26）：10741e6. https：//doi.org/10.1073/pnas.1308814110. PubMed PMID：23733926；PubMed Central PMCID：PMC3696743.

12.Kapustin AN，Shanahan CM. Calcium regulation of vascular smooth muscle cellderived matrix vesicles. Trends Cardiovasc Med July 2012；22（5）：133e7. https：//doi.org/10.1016/j.tcm.2012.07.009. PubMed PMID：22902179.

13.Tanimura A，McGregor DH，Anderson HC. Calcification in atherosclerosis. Ⅰ. Humanst udies. J Exp Pathol 1986 Summer；2（4）：261e73. PubMed PMID：2946818.

14.Stary HC，Chandler AB，Dinsmore RE，et al. A definition of advanced types of atherosclerotic lesions and a histological classification of atherosclerosis. A report from the Committee on Vascular Lesions of the Council on Arteriosclerosis，American HeartAssociation. Arterioscler Thromb Vasc Biol September 1995；15（9）：1512e31. PubMed PMID：7670967.

15.New SE，Goettsch C，Aikawa M，et al. Macrophage-derived matrix vesicles：an alternative novel mechanism for microcalcification in atherosclerotic plaques. Circ Res June 2013；113(1)：72e7. https：//doi.org/10.1161/circresaha.113.301036. PubMed PMID：23616621；PubMed Central PMCID：PMC3703850.

16.Narula J，Garg P，Achenbach S，et al. Arithmetic of vulnerable plaques for noninvasive imaging. Nat Clin Pract Cardiovasc Med August 2008；5（Suppl. 2）：S2e10. https：//doi.org/10.1038/ncpcardio1247. PubMed PMID：18641603.

17.Tearney GJ，Regar E，Akasaka T，et al. Consensus standards for acquisition，measurement，and reporting of intravascular optical coherence tomography studies：a report from the International Working Group for Intravascular Optical Coherence Tomography Standardization and Validation. J Am Coll Cardiol March 20，2012；59（12）：1058e72.https：//doi.org/10.1016/j.jacc.2011.09.079. PubMed PMID：22421299.

18.Falk E，Nakano M，Bentzon JF，et al. Update on acute coronary syndromes：the pathologists' view. Eur Heart J March 2013；34（10）：719e28. https：//doi.org/10.1093/eurheartj/ehs411. PubMed PMID：23242196.

19.Kolodgie FD，Burke AP，Farb A，et al. The thin-cap fibroatheroma：a type of vulnerable plaque：the major precursor lesion to acute coronary syndromes. Curr Opin Cardiol September 2001；16（5）：285e92. PubMed PMID：11584167.

20.Burke AP，Farb A，Malcom GT，et al. Coronary risk factors and plaque morphology in men with coronary disease who died suddenly. N Engl J Med May，1997；336（18）：1276e82. https：//doi.org/10.1056/nejm199705013361802. PubMed PMID：9113930.

21.Davies MJ，Thomas AC. Plaque fissuring-the cause of acute myocardial infarction，sudden ischaemic death，and crescendo angina. Br Heart J April 1985；53（4）：363e73.PubMed PMID：3885978；PubMed Central PMCID：PMC481773.

22.Burke AP，Weber DK，Kolodgie FD，et al. Pathophysiology of calcium deposition in coronary arteries. Herz June 2001；26（4）：239e44. PubMed PMID：11479935.

23.Huang H，Virmani R，Younis H，et al. The impact of calcification on the biomechanical stability of atherosclerotic plaques. Circulation February 2001；103（8）：1051e6.PubMed PMID：11222465.

24.Vengrenyuk Y，Carlier S，Xanthos S，et al. A hypothesis for vulnerable plaque rupture due to stress-induced debonding around cellular microcalcifications in thin fibrous caps.Proc Natl Acad Sci USA October，2006；103（40）：14678e83. https：//doi.org/10.1073/pnas.0606310103. PubMed PMID：17003118；PubMed Central PMCID：PMC1595411.

25.Burke AP，Farb A，Malcom GT，et al. Plaque rupture and sudden death related to exertion in men with coronary artery disease. Jama March，1999；281（10）：921e6. PubMed PMID：10078489.

26.Sukhova GK，Schonbeck U，Rabkin E，et al. Evidence for increased collagenolysis by interstitial collagenases-1 and-3 in vulnerable human atheromatous plaques. Circulation May 1999；99（19）：2503e9. PubMed PMID：10330380.

27.Gijsen FJ，Wentzel JJ，Thury A，et al. Strain distribution over plaques in human coronary arteries relates to shear stress. Am J Physiol Heart Circ Physiol October 2008；295（4）：H1608e14. https：//doi.org/10.1152/ajpheart.01081.2007. PubMed PMID：18621851.

28.Farb A，Burke AP，Tang AL，et al. Coronary plaque erosion without rupture into a lipid core. A frequent cause of coronary thrombosis in sudden coronary death. Circulation April，1996；93（7）：1354e63. PubMed PMID：8641024.

29.Kolodgie FD，Burke AP，Farb A，et al. Differential accumulation of proteoglycans and hyaluronan in culprit lesions：insights into plaque erosion. Arterioscler Thromb Vasc Biol

October，2002；22（10）：1642e8. PubMed PMID：12377743.

30.Yahagi K，Zarpak R，Sakakura K，et al. Multiple simultaneous plaque erosion in 3 coronary arteries. JACC Cardiovasc Imaging November 2014；7（11）：1172e4. https：//doi.org/10.1016/j.jcmg.2014.08.005. PubMed PMID：25459599.

31.Mann J，Davies MJ. Mechanisms of progression in native coronary artery disease：role of healed plaque disruption. Heart September 1999；82（3）：265e8. PubMed PMID：10455072；PubMed Central PMCID：PMC1729162.

32.Burke AP，Kolodgie FD，Farb A，et al. Healed plaque ruptures and sudden coronary death：evidence that subclinical rupture has a role in plaque progression. Circulation February 20，2001；103（7）：934e40. PubMed PMID：11181466.

33.Shimokado A，Matsuo Y，Kubo T，et al. In vivo optical coherence tomography imaging and histopathology of healed coronary plaques. Atherosclerosis May，2018；275：35e42.https：//doi.org/10.1016/j.atherosclerosis.2018.05.025. PubMed PMID：29859471.

34.Kragel AH，Reddy SG，Wittes JT，et al. Morphometric analysis of the composition of atherosclerotic plaques in the four major epicardial coronary arteries in acute myocardial infarction and in sudden coronary death. Circulation December 1989；80（6）：1747e56. PubMed PMID：2598434.

35.Burke AP，Taylor A，Farb A，et al. Coronary calcification：insights from sudden coronary death victims. Zeitschrift fur Kardiologie 2000；89（Suppl. 2）：49e53. PubMed PMID：10769403.

36.Fischer JW，Steitz SA，Johnson PY，et al. Decorin promotes aortic smooth muscle cell calcification and colocalizes to calcified regions in human atherosclerotic lesions. Arterioscler Thromb Vasc Biol December 2004；24（12）：2391e6. https：//doi.org/10.1161/01.atv.0000147029.63303.28. PubMed PMID：15472131.

37.Kolodgie FD，Nakazawa G，Sangiorgi G，et al. Pathology of atherosclerosis and stenting. Neuroimaging Clinics of North America August 2007；17（3）：285e301. https：//doi.org/10.1016/j.nic.2007.03.006. PubMed PMID：17826632；PubMed Central PMCID：PMC2704337.

38.Sage AP，Tintut Y，Demer LL. Regulatory mechanisms in vascular calcification. NatRev Cardiol September，2010；7（9）：528e36. https：//doi.org/10.1038/nrcardio.2010.115. PubMed PMID：20664518；PubMed Central PMCID：PMC3014092.

39.Wilson PW，D Agostino RB，Levy D，et al. Prediction of coronary heart disease using risk factor categories. Circulation May，1998；97（18）：1837e47. PubMed PMID：9603539.

40.Shaw LJ，Narula J，Chandrashekhar Y. The never-ending story on coronary calcium：is it predictive，punitive，or protective?J Am Coll Cardiol April 7，2015；65（13）：1283e5. https：//doi.org/10.1016/j.jacc.2015.02.024. PubMed PMID：25835439.

41.Motoyama S, Kondo T, Sarai M, et al. Multislice computed tomographic characteristics of coronary lesions in acute coronary syndromes. J Am Coll Cardiol July, 2007; 50（4）: 319e26. https: //doi.org/10.1016/j.jacc.2007.03.044. PubMed PMID: 17659199.

42.Nicholls SJ, Tuzcu EM, Wolski K, et al. Coronary artery calcification and changes in atheroma burden in response to established medical therapies. J Am Coll Cardiol January, 2007; 49（2）: 263e70. https: //doi.org/10.1016/j.jacc.2006.10.038. PubMed PMID: 17222740.

43.Kataoka Y, Wolski K, Uno K, et al. Spotty calcification as a marker of accelerated progression of coronary atherosclerosis: insights from serial intravascular ultrasound. J Am Coll Cardiol May, 2012; 59（18）: 1592e7. https: //doi.org/10.1016/j.jacc.2012.03.012.PubMed PMID: 22538329.

44.Narula J, Nakano M, Virmani R, et al. Histopathologic characteristics of atherosclerotic coronary disease and implications of the findings for the invasive and noninvasive detection of vulnerable plaques. J Am Coll Cardiol March, 2013; 61（10）: 1041e51. https: //doi. org/10.1016/j.jacc.2012.10.054. PubMed PMID: 23473409; PubMed Central PMCID: PMC3931303.

45.Vengrenyuk Y, Cardoso L, Weinbaum S. Micro-CT based analysis of a new paradigmfor vulnerable plaque rupture: cellular microcalcifications in fibrous caps. Mol Cell Biomech March 2008; 5（1）: 37e47. PubMed PMID: 18524245.

46.Maldonado N, Kelly-Arnold A, Vengrenyuk Y, et al. A mechanistic analysis of the role of microcalcifications in atherosclerotic plaque stability: potential implications for plaque rupture. Am J Physiol Heart Circ Physiol September, 2012; 303（5）: H619e28.https: //doi.org/10.1152/ajpheart.00036.2012. PubMed PMID: 22777419; PubMed Central PMCID: PMC3468470.

47.Mauriello A, Servadei F, Zoccai GB, et al. Coronary calcification identifies the vulnerable patient rather than the vulnerable Plaque. Atherosclerosis July, 2013; 229（1）: 124e9.https: //doi.org/10.1016/j.atherosclerosis.2013.03.010. PubMed PMID: 23578355.

48.Yahagi K, Kolodgie FD, Lutter C, et al. Pathology of human coronary and carotid artery atherosclerosis and vascular calcification in diabetes mellitus. Arterioscler Thromb Vasc Biol February 2017; 37（2）: 191e204. https: //doi.org/10.1161/atvbaha.116.306256.PubMed PMID: 27908890; PubMed Central PMCID: PMC5269516.

49.Mintz GS, Pichard AD, Popma JJ, et al. Determinants and correlates of target lesion calcium in coronary artery disease: a clinical, angiographic and intravascular ultrasound study. J Am Coll Cardiol February 1997; 29（2）: 268e74. PubMed PMID: 9014977.

50.Otsuka F, Finn AV, Virmani R. Do vulnerable and ruptured plaques hide in heavily calcified arteries?Atherosclerosis July 2013; 229（1）: 34e7.

第三章

钙化病变腔内影像学评估及在IVL中的应用

随着血管内超声（IVUS）、光学相干断层扫描（OCT）等腔内影像技术的飞速发展，以及经皮冠状动脉腔内冲击波球囊导管成形术（IVL）这一创新治疗方式的广泛应用，冠状动脉钙化病变的介入治疗已步入"精准评估—策略制定—效果验证"一体化管理的新阶段。腔内影像技术不仅在钙化病变的识别与分类中发挥关键作用，更在IVL治疗的术前评估、术中指导与术后验证中展现核心价值。钙化病变的结构复杂性、异质性及治疗挑战促使腔内影像成为当前精准介入的基石。

一、腔内影像学在钙化病变及IVL治疗中的重要性

（一）从评估到决策，腔内影像的重要作用

冠状动脉钙化病变是介入治疗中最具挑战性的病变类型之一。传统造影对钙化识别存在局限，无法量化钙化厚度、弧度、分布与深度等关键信息。而腔内影像可提供高分辨率横断面图像，弥补造影缺陷，精准揭示钙化形态学特征，为病变分型与介入策略制定提供依据。对于IVL治疗而言，腔内影像不仅能识别深层环状钙化、钙化结节、钙化长度与弧度，还能动态监测裂隙形成、指导能量释放参数，评估支架膨胀效果并识别并发症，贯穿整个治疗流程。

（二）"评估-治疗-验证"三位一体的闭环模型

腔内影像赋能IVL形成了以"术前精准评估—术中导航调整—术后疗效验证"为核心的闭环管理模式。IVUS凭借深层穿透力可识别中膜及外弹力膜结构，适用于环状钙化与左主干病变的评估与监测；OCT则凭借优异分辨率优势，可精确测量钙化厚度、裂隙深度及支架贴壁情况，是支架优化与疗效预测的关键工具。两者协同使用可最大化获取钙化病变的全貌信息，从而推动IVL在复杂钙化病变中的安全有效实施。

（三）指南推荐与研究依据

2023年ESC指南及2024年DISRUPT CAD研究系列均明确推荐IVUS与OCT作为IVL术前和术后评估的Ⅰ类工具[1-2]，并在左主干病变、钙化结节、支架膨胀不良等高危情形中展示出突出的临床价值。真实世界研究显示，腔内影像指导的IVL治疗可显著提高手术成功率（＞90%），降低MACE事件发生率（＜2%），并减少穿孔、夹层、支架贴壁不良等并发症。

二、IVUS在钙化病变与IVL治疗中的应用

（一）术前评估中的IVUS价值

IVUS具有出色的穿透深度，能够清晰呈现中膜与外弹力膜结构。在术前阶段，IVUS可量化钙化弧度（＞270°提示严重钙化）、厚度（＞0.5mm提示深层钙化）、长度（＞5mm提示长段病变），并结合钙化积分系统（Calcium Score=弧度×长度）评估病变复杂度，为是否使用IVL或联合旋磨等策略提供决策依据。基于IVUS钙化积分＜200者可考虑单纯IVL，积分≥400则推荐联合策略如RotaTripsy或激光消蚀[3]。

（二）术中实时导航与能量优化

IVUS三维重建技术可动态显示钙化纵向分布，协助IVL球囊精准定位于钙化峰值区域。对重度钙化病变（积分≥400），IVUS引导下可根据最厚钙化区域定位冲击波焦点，调整脉冲次数至80~100次/周期，并延长球囊充气时间至60秒，提升能量传导效率。对于钙化结节，IVUS可识别其基底宽度与所在层次，指导球囊垂直作用方向，提高结节裂解效率。

（三）术后疗效验证与并发症监测

IVUS在术后阶段用于评估钙化断裂的范围与深度（裂隙深度≥中膜厚度50%，裂隙数≥2条为有效），并监测并发症如夹层（≥3mm需延长支架覆盖）或血管穿孔（外弹力膜断裂）。支架膨胀效果可通过IVUS量化支架–血管面积比（目标＞90%）与最小管腔面积（MLA≥5.0mm²），确保干预效果达标。

图1-3-1为一个病例示例，包含血管造影图像（IVL术前、IVL术后及支架术后）及对应的IVUS图像：首张IVUS图像显示严重同心圆钙化；第二张IVUS图像（红色箭头标注）显示IVL治疗后4点和5点钟方向的钙化断裂；第三张IVUS图像显示支架术后达到理想支架扩张效果。

IVL治疗严重钙化冠状动脉疾病的DISRUPT CAD Ⅲ血管内超声子研究纳入了46名患者，其中，33例接受了IVL术前检查，24例接受了IVL术后检查，44例接受了支架术后IVUS评估。最终对18例在三个时间点均具有可解读IVUS图像的患者进行了分析。主要终点是最小管腔面积（MLA）从IVL术前到IVL术后再到支架术后的增加。结果显示IVL术前，MLA为2.75±0.84mm²，面积狭窄百分比为67.22%±20.95%，最大钙化角度为266.90°±78.30°，证实存在严重钙化病变。IVL术后，

MLA 增加至 $4.06 \pm 1.41mm^2$（p=0.0003），面积狭窄百分比降至 $54.80\% \pm 25.71\%$（p=0.0009），最大钙化角度降至 $239.40° \pm 76.73°$（p=0.003）。支架术后 MLA 进一步增加至 $6.84 \pm 2.18mm^2$（p ＜ 0.0001），面积狭窄百分比降至 $30.33\% \pm 35.08\%$（p ＜ 0.0001），最小支架面积为 $6.99 \pm 2.14mm^2$。IVL 术后支架输送、植入及后扩张的成功率为 100%。

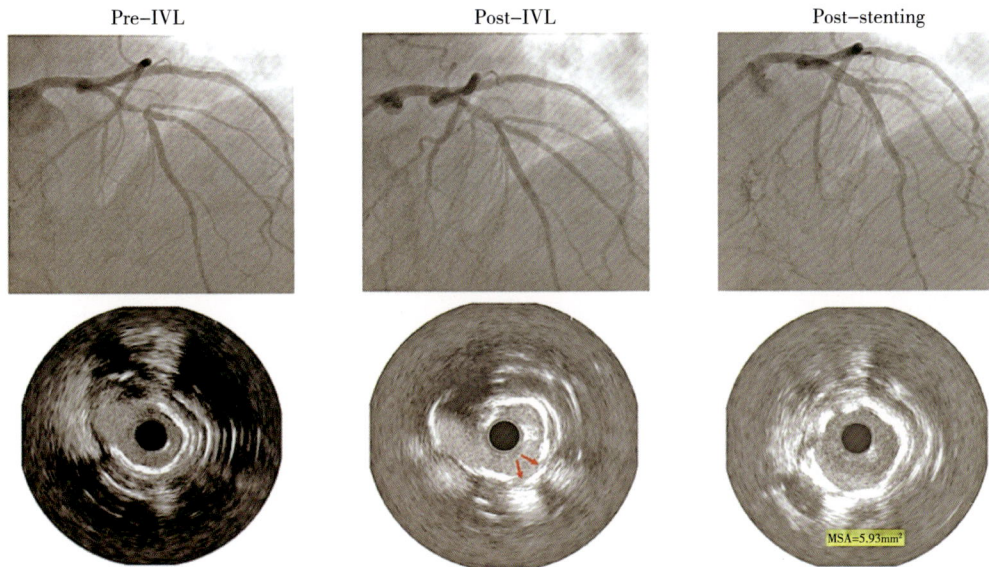

图 1-3-1　钙化病变的 IVUS 特征及 IVL 和支架植入术后的改变

三、OCT 在钙化病变与 IVL 治疗中的应用

（一）术前精细化评估

OCT 作为分辨率最高的腔内影像技术，可精确量化钙化厚度（精度 ±0.03mm），区分浅表（＜0.5mm）与深层钙化（≥0.5mm），同时识别钙化结节的表面形态和突出程度，是评估 IVL 适应证与预警球囊通过困难的重要工具。2023 年 DISRUPT CAD Ⅳ 亚组分析表明，OCT 测得钙化厚度＞0.8mm 者为 IVL 失败的独立预测因子[2]（OR 3.2）。此外，OCT 三维重建有助于识别钙化的分布模式（局灶性、节段性、弥漫性），指导 IVL 球囊长度和脉冲释放范围。

（二）术中动态导航与能量调整

新一代 OCT 系统（如 OPTIS Dragonfly）已可实现实时成像与治疗同步。术中冲击波释放 10 次后，OCT 可评估初始裂隙深度，未达钙化厚度 50% 者需追加脉冲，并调整导管角度定向释放能量至最厚区域（通常为血管壁 4~8 点钟方向）。OCT 亦能实时发现内膜撕裂、壁内血肿等微小并发症，辅助调整球囊扩张压力，保障治疗安全性。

（三）术后裂隙验证与支架优化

OCT 可定量分析裂隙深度（目标 ≥75% 钙化层厚度）、宽度（＞150μm）与周向连续性

（＞180°），以上三项达标定义为有效钙化破裂。CALCIUM-OCT研究显示，有效裂隙组支架膨胀率为91.2%[9]，远高于无效组（67.3%，P＜0.001）。此外，OCT可精确测量支架贴壁率（目标小梁-壁距离＜100μm）与嵌入深度（＞支架厚度50%为理想），用于判断是否需后扩张处理。远期愈合预后方面，OCT裂隙边缘光滑度与新生内膜覆盖情况可形成"愈合评分"，评分≥4分提示1年TLR风险＜5%。使用IVL处理钙化病变后的OCT典型图像及钙化裂隙评估参数见图1-3-2和表1-3-1。

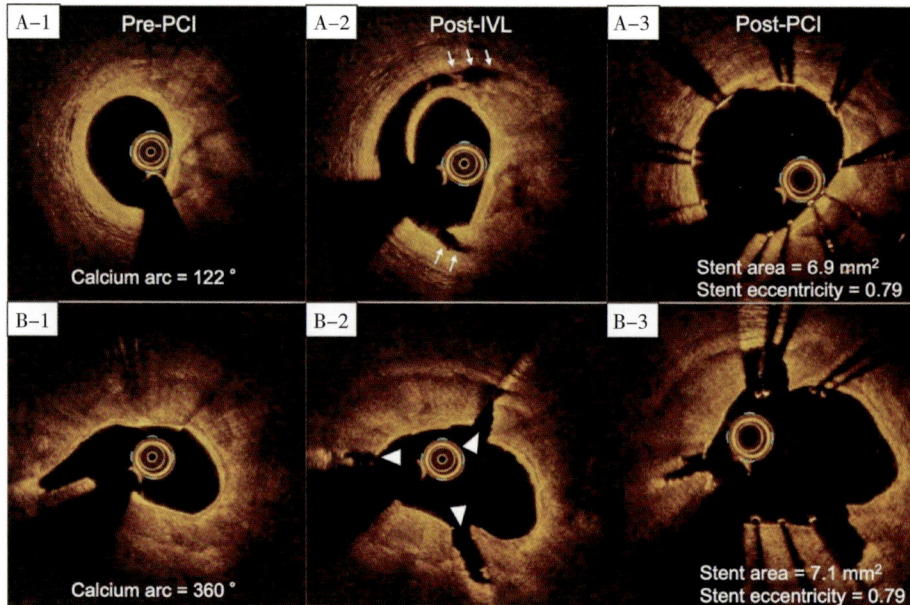

图1-3-2　使用IVL处理钙化病变后的OCT典型图像

（A）偏心钙化斑块。（B）同心钙化斑块。（A-1）PCI前的OCT横截面图像，显示严重的偏心钙化（钙化弧度为122°）。（A-2）IVL治疗后的OCT横截面图像，检测到中层冠状动脉撕裂（箭头处）。（A-3）PCI后支架对称地扩张，OCT横截面图像显示支架面积为6.9mm²，支架偏心度为0.79。（B-1）PCI前OCT横截面图像，显示360°环形钙化。（B-2）IVL治疗后的OCT横截面图像，显示多处钙化断裂（箭头处）。（B-3）PCI后的OCT横截面图像，显示支架扩张良好，支架面积为7.1mm²，支架偏心度为0.79

表1-3-1　　　　　　　　　　OCT钙化裂隙评估参数表

评估参数	达标标准	临床意义
裂隙深度	≥75%钙化层厚度	确保钙化结构有效断裂，支架充分膨胀
裂隙宽度	＞150μm	减少支架贴壁不良风险
裂隙周向连续性	＞180°	保证血管顺应性改善
表面光滑度	无尖锐边缘	降低夹层与远期再狭窄风险

四、腔内影像在特殊钙化病变IVL治疗中的指导应用

（一）钙化结节（Calcified Nodules，CNs）

钙化结节是一类表面不规则、基底较宽的钙化病变类型，其表面多呈现尖锐突起，易导致器

械通过困难和支架膨胀不良，增加术中穿孔及术后再狭窄风险。IVUS 可明确识别结节的基底宽度（＞2mm 者需调整 IVL 球囊定位）及所在层次，辅助规划球囊释放路径与角度；OCT 可高分辨率识别其表面形态（光滑或尖锐）和突出程度（＞0.3mm 提示高风险），并术后评估其体积变化率（＞30% 为有效）。研究显示，OCT 指导下 IVL 处理 CNs 的成功率达 92%，术后残余狭窄面积明显减少。一项来自 ROTA.shock 试验（Cardiovasc Revasc Med. 2024；68：37-42）的回顾性子研究纳入了 19 名存在钙化结节的患者，对这些钙化结节的 IVL 前后进行分析发现：钙化结节（CNs）的平均角度为 $90° \pm 18°$，最大角度为 $140° \pm 52°$，CNs 的平均长度为 $12.1 \pm 5.3mm$，平均厚度为 $16.9 \pm 7.5mm$，平均体积为 $0.64 \pm 0.15mm^3$。最大管腔偏心指数为 0.57 ± 0.09；支架平均直径为 $3.46 \pm 0.53mm$，支架平均面积为 $9.85 \pm 3.03mm^2$。最大支架偏心指数为 0.61 ± 0.08。支架梁贴壁不良存在于全部 19 例患者（100%）中。平均管腔获得量为 $3.03 \pm 2.66mm^2$。图 1-3-3 为 CNs 病变 OCT 图像及 IVL 前后裂隙变化。表 1-3-2 为钙化结节 IVUS/OCT 评估参数与处理建议。

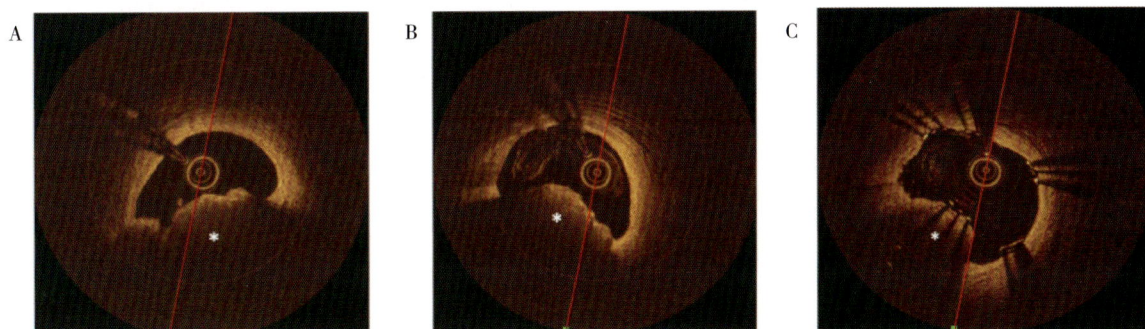

图 1-3-3　CNs 病变 OCT 图像及 IVL 前后裂隙变化

　　A、B：OCT 中的两个钙化结节示例，钙化结节以星号标记。C：CN 经 IVL 后的偏心药物洗脱支架，钙化结节以星号标记

表 1-3-2　　　　　　　　　　钙化结节 IVUS/OCT 评估参数与处理建议

评估参数	IVUS 评估标准	OCT 评估标准	处理建议
基底宽度	＞2mm	表面形态（尖锐/光滑）	调整 IVL 球囊定位，垂直释放能量
突出程度	/	＞0.3mm	优先选择 OCT 引导，追加脉冲次数
体积变化率	/	＞30%	判定为有效治疗，无需二次干预

（二）左主干钙化病变（Left Main Calcified Lesions）

　　左主干病变因其解剖关键性与斑块负荷重，处理策略需格外谨慎。IVUS 是左主干病变的首选影像工具，可准确测量左主干管径、钙化弧度与钙化深度（多达 ≥270° 中膜钙化），为 IVL 球囊尺寸（如 4.0mm）与脉冲数的制定提供依据。OCT 在评估钙化裂隙形成与术后支架贴壁方面具有重要价值，术后结合 OCT-FFR 评估功能恢复（目标 FFR ≥ 0.80）可指导药物管理。真实世界研究表明，IVUS/OCT 联合指导的 IVL 治疗左主干病变成功率达 97.3%，且 MACE 事件显著减少。

（三）支架膨胀不良（Stent Underexpansion）

支架膨胀不良是导致再狭窄与血栓形成的关键机制之一，尤其在钙化支撑下更为常见。IVUS能清晰识别支架未膨胀区域及其对应钙化类型（如深层环状钙化），术前钙化弧度＞270°与厚度＞0.5mm提示风险升高。IVL可通过冲击波形成裂隙改善血管顺应性，OCT术后确认钙化断裂程度与支架小梁嵌入深度（目标＞支架厚度50%）是疗效评价核心指标。研究显示，IVL治疗支架膨胀不良可将膨胀率从37.5%提高至86%[10]，术后无重大并发症。

五、人工智能与腔内影像融合：推动个体化IVL策略

随着人工智能（AI）技术的兴起，腔内影像与AI深度融合正为钙化病变的精确识别、风险预测和个体化治疗策略制定带来革命性改变。AI算法通过对IVUS和OCT影像的深度学习训练，能够实现自动识别钙化特征、评分分析、裂隙追踪与手术策略推荐。

（一）钙化负荷的自动识别与量化

AI可自动标注钙化区域边界，测量弧度、厚度和体积。飞利浦研发的IVUS-AI系统在DISCOVER-AI试验中表现优异：钙化弧度测量与人工分析高度一致，分析时间缩短80%[11]。OCT方向，日本开发的DeepOCT（基于U-Net架构）可生成钙化三维模型，自动计算体积、密度分布，助力术前IVL适应证判定[12]。

（二）实时手术辅助与能量调整建议

AI辅助系统（如波士顿科学Shockwave AI）可在术中整合OCT影像与球囊参数，实时判断裂隙是否达标，调整脉冲频率与释放位点。西门子推出的AI-PCI平台则集成IVUS图像与临床数据，为复杂病变给出处理建议（如联合IVL/旋磨/切割球囊的顺序）[13]。

（三）并发症风险预警与长期预后预测

韩国开发的OCT-CNN模型可识别易破裂钙化结节的表面粗糙度与裂隙方向，预测夹层风险；哈佛医学院设计的CALC-ML模型则融合IVUS积分、OCT微钙化负荷与eGFR、糖尿病等临床因子，构建三年MACE预测系统（AUC＞0.89）[14]。

（四）AI驱动的个体化治疗路径设计

结合AI算法输出的钙化评分、裂隙响应预测与器械响应模型，可实现定制化的IVL方案[15]。例如：钙化厚度0.5~1.0mm→建议常规IVL方案（60脉冲/节段）；厚度＞1.0mm或结节突出＞0.3mm→建议"强化方案"（100脉冲+定位释放）病变弥漫＞20mm→推荐多节段覆盖+能量分段释放。

深度学习模型（MS-MT u-net框架）[16]（图1-3-4）是一种包含五层的编码器-解码器网络。

每层通过多尺度模块提取不同感受野的特征，特征相加后通过非线性激活层（ReLU）处理。下采样层：采用 2×2 最大池化操作（max pooling）实现空间降维。通过结合卷积特征进行上采样，最终输出分割结果。该模型预测的钙化与真实值具有良好的相关性（图1-3-5）。

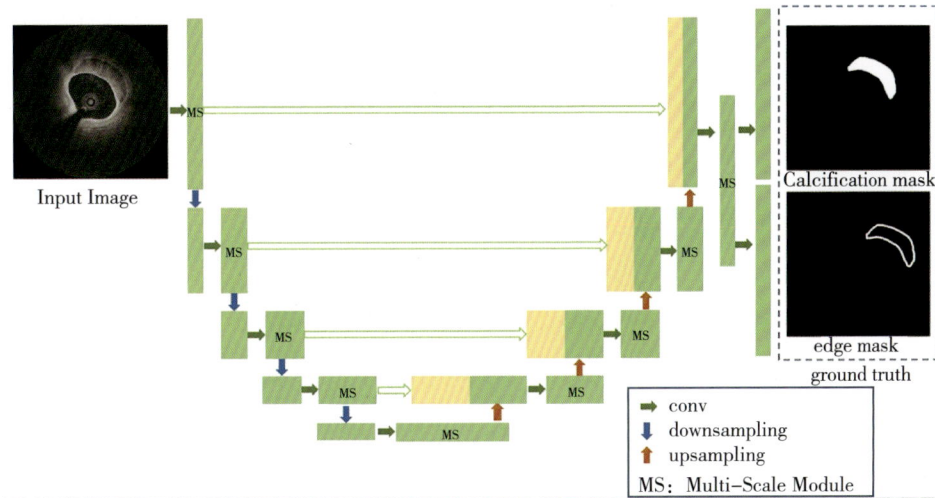

图1-3-4　深度学习模型（MS-MT u-net框架）

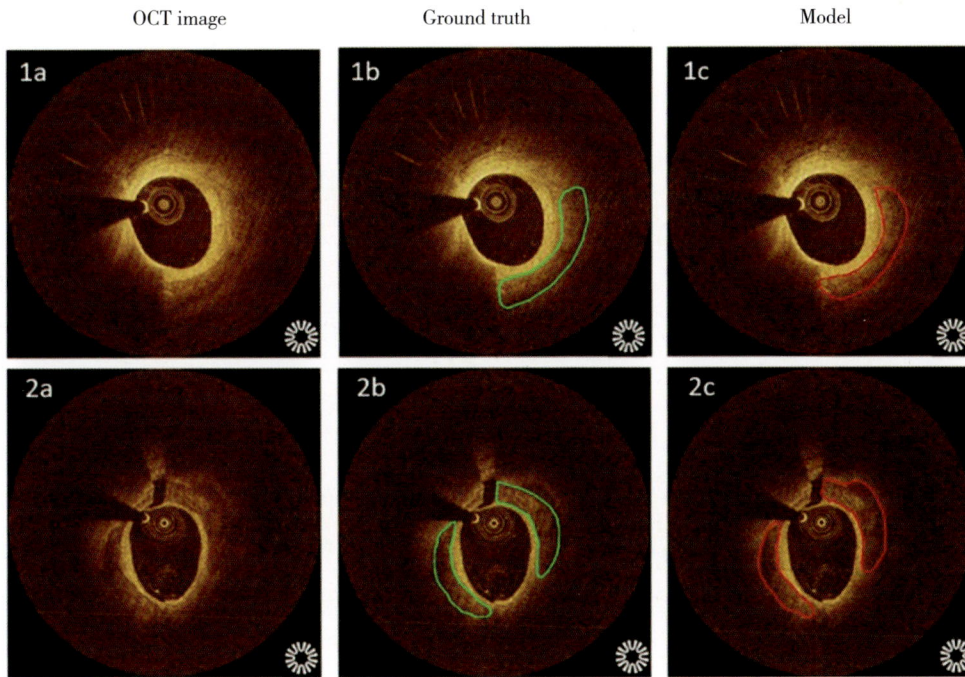

图1-3-5　模型预测的钙化与真实值具有良好的相关性

图片分别为：OCT图像（a）、标记图像（b）、自动分割图像（c）

六、结语

腔内影像学技术正以前所未有的深度嵌入冠状动脉钙化病变的治疗全过程。在精准医疗的时代背景下，IVUS和OCT不仅作为诊断工具，更是临床决策和操作优化的"导航系统"。它们提供的结构、分布、厚度、弧度等多维参数，为钙化病变的分类、术式选择、能量释放、疗效评估和并发症防控提供了坚实基础。

尤其在IVL治疗策略中，腔内影像推动了从"经验导向"向"数据驱动"的深度转变。IVUS凭借对深层钙化结构的敏感识别，成为术前适应证判定与术后并发症筛查的主力工具；OCT以其卓越的空间分辨率，实现了对钙化厚度、裂隙形成、支架贴壁及预后评分的全流程闭环管理。

人工智能技术的介入不仅提高了影像评估的效率与标准化水平，还通过AI辅助决策模型与个体化方案推演，推动钙化病变治疗进入"精准－智能－个体"三位一体的新时代。无论是AI自动量化钙化负荷，还是裂隙预测、并发症警示，抑或疗效预测模型的嵌入式应用，都昭示着IVL将不再仅仅依赖"术者经验"，而是基于算法、影像、解剖和临床大数据的多维判断。

未来，随着分子成像技术、机器视觉、计算流体动力学与影像融合技术的协同发展，腔内影像将进一步升级为"诊断－干预－预测"全流程闭环的系统平台。而IVL作为突破钙化病变处理瓶颈的重要工具，将在腔内影像与智能评估的加持下，成为复杂冠状动脉介入中不可替代的核心技术支柱。

参 考 文 献

1. Knuuti J，Wijns W，Saraste A，et al. 2023 ESC Guidelines for the Management of Acute Coronary Syndromes. Eur Heart J. 2023；44（38）：3727–3826. doi：10.1093/eurheartj/ehad191

2. Visinoni ZM，Jurewitz DL，Kereiakes DJ，et al. Coronary intravascular lithotripsy for severe coronary artery calcification：The Disrupt CAD Ⅰ–Ⅳ trials. Cardiovasc Revasc Med. 2024；65：81–87. doi：10.1016/j.carrev.2024.03.001

3. Kereiakes DJ，Di Mario C，Riley RF，et al. Intravascular Lithotripsy for Treatment of Calcified Coronary Lesions：Patient–Level Pooled Analysis of the Disrupt CAD Studies. JACC Cardiovasc Interv. 2021；14（12）：1337–1348. doi：10.1016/j.jcin.2021.03.045

4. Chu M，Wu P，Li G，Yang W，Gutiérrez–Chico JL，Tu S. Advances in Diagnosis，Therapy，and Prognosis of Coronary Artery Disease Powered by Deep Learning Algorithms. JACC Asia. 2023；3（1）：1–14. doi：10.1016/j.jacasi.2022.12.005

5. Ali ZA，Nef H，Escaned J，et al. Safety and Effectiveness of Coronary Intravascular Lithotripsy for Treatment of Severely Calcified Coronary Stenoses：The Disrupt CAD Ⅱ Study. Circ Cardiovasc Interv. 2019；12（10）：e008434. doi：10.1161/CIRCINTERVENTIONS.119.008434

6. Saito S，Yamazaki S，Takahashi A，et al. Intravascular Lithotripsy for Vessel Preparation in Severely Calcified Coronary Arteries：Primary Outcomes from the Japanese Disrupt CAD Ⅳ Study. Circ J. 2021；85（6）：826–833. doi：10.1253/circj.CJ–20–1214

7.Petousis S，Skalidis E，Zacharis E，Kochiadakis G，Hamilos M. The Role of Intracoronary Imaging for the Management of Calcified Lesions. J Clin Med. 2023；12（14）：4622. doi：10.3390/jcm12144622

8.Noguchi M，Dohi T. Recent advances and clinical implications of intravascular imaging. J Cardiol. 2025. doi：10.1016/j.jjcc.2025.03.001

9.OCT-IVL Registry Investigators. Real-Time Optical Coherence Tomography Guidance for Intravascular Lithotripsy：Results from the OCT-IVL Registry. JACC Cardiovasc Interv. 2024；17（3）：E45-E56. doi：10.1016/j.jcin.2023.11.012

10.Shin D，Hong D，Singh M，et al. Intravascular imaging-guided percutaneous coronary intervention for heavily calcified coronary lesions：a systematic review and meta-analysis. Int J Cardiovasc Imaging. 2024；40（8）：1653-1659. doi：10.1007/s10554-024-03150-7

11.Bernard Wong MKK-HK，So CY，Tam GM，et al. Synergistic Coronary Artery Calcium Modification with Combined Atherectomy and Intravascular Lithotripsy. J Invasive Cardiol. 2023；35（3）：E128-E135. doi：10.1016/j.jcin.2022.12.033

12.Chu M，Wu P，Li G，et al. Advances in Diagnosis，Therapy，and Prognosis of Coronary Artery Disease Powered by Deep Learning Algorithms. JACC Asia. 2023；3（1）：1-14. doi：10.1016/j.jacasi.2022.12.005

13.Noguchi M，Dohi T. Recent advances and clinical implications of intravascular imaging. J Cardiol. 2025；85（3）：123-135. doi：10.1016/j.jjcc.2025.03.001

14.Petousis S，Skalidis E，Zacharis E，et al. The Role of Intracoronary Imaging for the Management of Calcified Lesions. J Clin Med. 2023；12（14）：4622. doi：10.3390/jcm12144622

15.Tian F，Zhou SS，Liu JH，et al. Treatment of Severely Calcified Coronary Artery Disease by Intravascular Lithotripsy：Primary Outcomes and 180-Day Follow-Up from the Chinese SOLSTICE Trial. J Geriatr Cardiol. 2023；20（1）：32-39. doi：10.26599/1671-5411.2023.01.004.

16.Chen T，Yu H，Jia H，et al. Automatic assessment of calcified plaque and nodule by optical coherence tomography adopting deep learning model.Int J Cardiovasc Imaging. 2022；38（11）：2501-2510. oi：10.1007/s10554-022-02637-5.

第四章

IVL原理和器械及规范化操作

一、IVL技术原理

经皮冠状动脉腔内冲击波球囊导管成形术（Intravascular Lithotripsy，IVL）是一项基于声压波技术的创新介入治疗手段，专门用于处理冠状动脉钙化病变。其核心原理是通过低能量声压波选择性作用于血管壁内的钙化组织，使其产生微裂缝，从而改善血管的顺应性，为后续的支架植入创造更理想的条件。

（一）声压波的作用机制

IVL技术的核心在于声压波的产生和传递。IVL导管内置的脉冲发射器通过电脉冲产生声压波，这些声压波在球囊内传播并作用于血管壁内的钙化组织。声压波的能量主要集中在钙化区域，能够在不损伤血管内膜的情况下，使钙化组织产生微裂缝，从而松解钙化斑块[1]（图1-4-1）。

1.声压波的物理特性

声压波是一种机械波，具有以下物理特性：

（1）**低能量**：IVL技术使用的声压波能量较低，通常在50~100个大气压（atm）之间，能够有效作用于钙化组织而不损伤血管内膜。

（2）**选择性作用**：声压波的能量主要集中在钙化区域，能够选择性破坏钙化组织，而不影响周围的正常血管组织。

（3）**穿透深度**：声压波的穿透深度可达3~7毫米，能够有效作用于深层钙化组织。

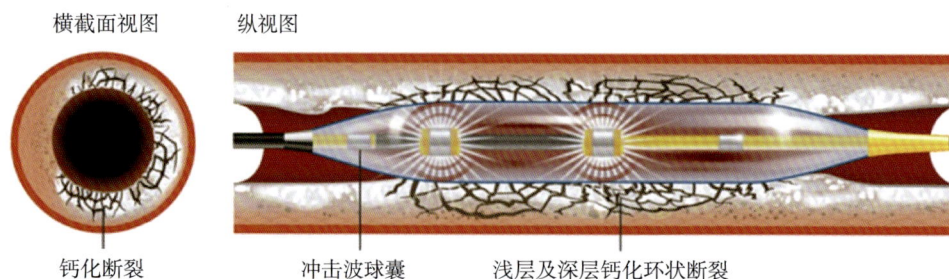

横截面视图　　纵视图

钙化断裂　　冲击波球囊　　浅层及深层钙化环状断裂

图1-4-1　横截面和纵向视图说明了钙化断裂作为IVL的作用机制

2.钙化组织的微裂缝形成

声压波作用于钙化组织时，会在钙化斑块内部产生微裂缝。这些微裂缝能够显著改善血管的顺应性，使血管壁变得更加柔软，从而为后续的球囊扩张和支架植入创造更理想的条件。

（二）IVL技术的优势

相较于传统钙化处理技术（如旋磨术、激光消蚀术），IVL具有以下独特优势：

1.安全性高

选择性作用机制避免血管内膜损伤，血管穿孔、夹层和无复流等并发症发生率显著降低。DISRUPT CAD Ⅲ研究显示，IVL相关夹层发生率仅为0.3%，远低于旋磨术的3.0%。

2.操作简便

学习曲线短，操作流程与传统球囊成形术类似，无需复杂设备（如旋磨导丝或激光导管）。

3.适应证广泛

适用于环形钙化、偏心钙化、钙化结节及深层钙化等多种复杂病变。SOLSTICE研究表明，IVL对中国患者重度钙化病变（OCT钙化积分≥4分）的成功率达94.2%。

二、IVL器械介绍

IVL系统由三个主要部分组成：脉冲发生器、连接电缆和IVL导管。以下将详细介绍各个部分的组成和功能（图1-4-2）。

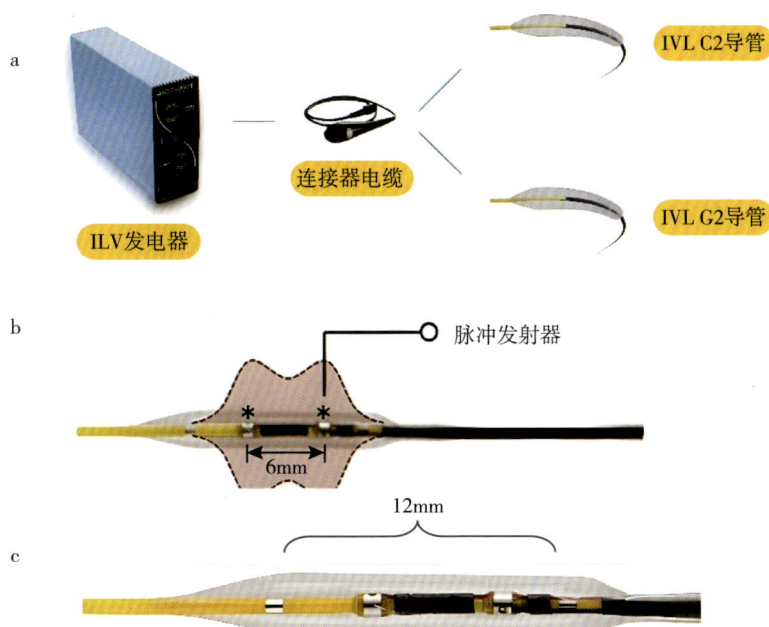

图1-4-2　IVL导管、连接器电缆及脉冲发射器

（a）IVL系统由三个主要部分组成：脉冲发生器、连接电缆和IVL导管；（b）脉冲发生器示意图；（c）IVL球囊示意图，其工作长度为12毫米

（一）脉冲发生器

1.组成与功能

（1）电源模块：提供稳定电能，支持连续脉冲输出。

（2）控制面板：配备液晶屏幕，实时显示电量、脉冲计数、系统自检状态等参数。

（3）安全保护机制：内置过热保护、短路保护和过压保护，确保操作安全。

2.工作原理

能量发生器将电能转化为高频电脉冲（频率约1Hz），通过连接电缆传输至IVL导管。每个电脉冲触发一次声压波释放，单次治疗周期通常包含10次脉冲。

（二）连接电缆

1.结构与设计

（1）无菌套设计：全程覆盖电缆，符合手术无菌要求。

（2）手动控制按钮：支持术者根据病变情况灵活调节脉冲释放节奏。

2.信号传输

电缆内部采用低阻抗导线，确保电脉冲高效传输，能量损耗低于5%。

（三）IVL导管

IVL导管是能量传递的核心部件，其设计兼顾功能性与安全性。

1.结构组成

（1）球囊：采用半顺应性材料（如尼龙），扩张压力范围4~6atm，直径2.5~4.0mm，长度12mm。

（2）脉冲发射器：内置两个不透X线电极，间隔6mm，产生环形声压波场。

（3）显影标记：头尾端各设不透X线标记，便于术中定位。

2.工作原理

球囊充盈至4atm时，脉冲发射器释放声压波，能量通过电解质溶液传递至钙化组织。术后通过IVUS/OCT可观察到钙化断裂带宽度达0.5~1.0mm。

三、术前准备与操作流程

IVL技术的成功应用离不开规范的术前准备和操作流程。以下将详细介绍IVL技术的术前准备和操作流程[2]（使用流程见图1-4-3）。

（一）术前评估

术前评估是IVL技术成功应用的关键步骤，主要包括以下几个方面：

1.影像学检查

通过冠状动脉造影、IVUS和OCT等影像学检查，评估钙化病变的程度、位置和形态。

2.钙化病变类型及严重程度评估

根据影像学检查结果，评估钙化病变的类型（如环形钙化、偏心钙化、钙化结节等）和严重程度（如钙化角度、钙化厚度、钙化长度等）。

3.选择合适的IVL导管尺寸

根据靶病变处正常参考血管直径与球囊大小比例为1∶1选择IVL导管尺寸，如果血管直径≥4.0mm时选择最大的IVL导管尺寸。

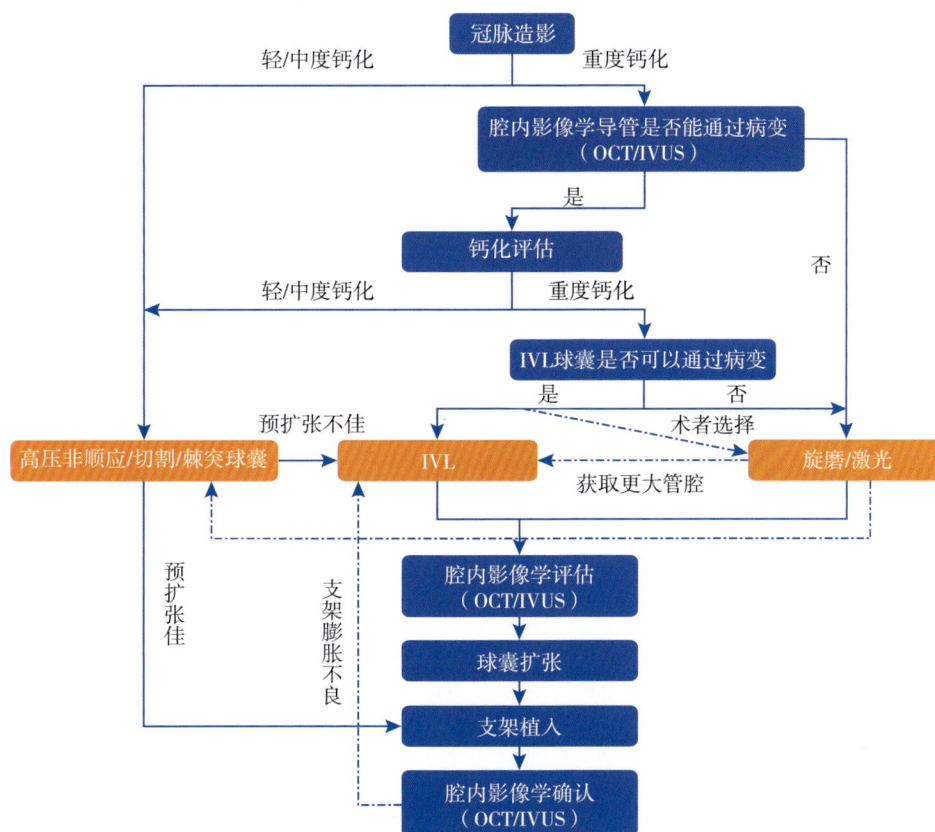

图 1-4-3　IVL使用流程图

（二）标准操作步骤

IVL技术的标准操作步骤包括以下几个步骤（标准操作流程见图1-4-4）：

1.导管准备

使用1∶1生理盐水-造影剂混合液充盈球囊，抽真空3次以排除气泡（气泡可降低能量传递效率20%）。

2.选择合适球囊尺寸

根据靶病变处正常参考血管直径与球囊大小比例为1∶1选择IVL导管尺寸。

3.充盈球囊至4atm

将IVL导管充盈至4atm，确保球囊紧贴血管壁，以便声压波能够有效传递到钙化组织。

4.释放10次冲击波

启动IVL发生器治疗键（Therapy），随后按动按钮开始释放脉冲。每释放完一个周期（10个脉冲）后，将IVL导管充盈至6atm扩张靶病变区域观察IVL导管能否充分扩张，必要时可持续扩张10s，反映治疗效果。

5.根据情况重复冲击波释放

根据钙化病变的程度和位置，重复释放冲击波，直到钙化病变得到充分处理。

6.术后IVUS/OCT评估

术后通过IVUS和OCT评估钙化裂隙形成情况和支架膨胀情况，确保病变得到充分处理。

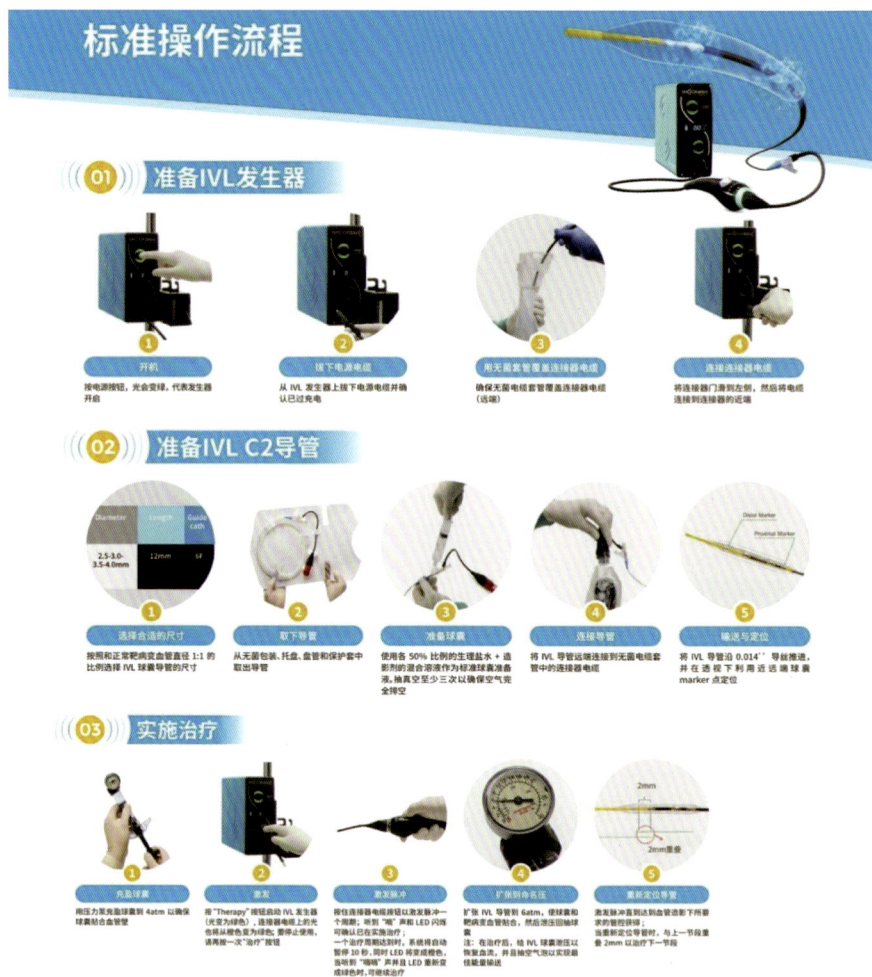

图1-4-4 标准操作流程

（三）操作注意事项

在IVL技术的操作过程中，需要注意以下几个方面：

1.避免气泡充填

IVL导管内的充盈液提供了产生电弧所需的离子，协助声压力波传导至血管壁；声压力波在传导的过程中，如遇气泡充填，其冲击能量会下降20%，从而钙化断裂带减少约40%。因此球囊使用前的抽真空步骤非常重要。

2.避免过高的充盈压

IVL导管的单个脉冲峰值瞬时正向压力可达到约50atm，是IVL技术修饰钙化病变的主要能量来源。如果超过标准命名压扩张IVL导管，不仅对提高IVL成功率帮助不大，而且还会增加血管夹层、球囊破裂的风险，不做推荐。

3.密切关注IVL导管充盈状态

在IVL导管使用过程中，应密切关注IVL导管的充盈状态，确保球囊紧贴血管壁，以便声压波能够有效传递到钙化组织。

四、最新研究进展

近年来，IVL技术在冠状动脉钙化病变中的应用取得了显著进展。以下是一些最新的研究进展：

（一）DISRUPT CAD 系列研究 [3-6]

1.CAD III

纳入384例重度钙化患者，IVL术后支架膨胀率提高40%，12个月靶病变血运重建率仅5.3%。

2.CAD IV

日本多中心研究显示，IVL联合OCT指导可进一步降低残余狭窄至＜10%。

（二）SOLSTICE研究

中国人群数据显示，IVL治疗180天后主要不良心血管事件（MACE）发生率为3.8%，证实其长期安全性。

（三）联合治疗策略

1.RotaTripsy 技术

旋磨术联合IVL，适用于严重钙化结节病变，可减少旋磨时间与并发症。

2.ELCA-IVL联合

激光消蚀预处理后行IVL，提高钙化修饰效率[7]。

五、结语

IVL技术通过声压波选择性修饰钙化病变，为复杂冠状动脉钙化提供了安全高效的治疗方案。规范化的操作流程、精准的影像学评估以及联合治疗策略的探索，将进一步推动IVL在临床中的广泛应用。未来，随着更多循证医学证据的积累，IVL有望成为钙化病变预处理的首选技术。

参 考 文 献

1.Visinoni ZM，Jurewitz DL，Kereiakes DJ，et al. Coronary intravascular lithotripsy for severe coronary artery calcification：The Disrupt CAD Ⅰ–Ⅳ trials. Cardiovasc Revasc Med. 2024；65：81–87. doi：10.1016/j.carrev.2024.03.001

2.王伟民，霍勇，葛均波，等.冠状动脉钙化病变诊治中国专家共识（2021版）.中国介入心脏病学杂志.2021；29（5）：251–259. doi：10.3969/j.issn.1004–8812.2021.05.001

3.Ali ZA，Nef H，Escaned J，et al. Safety and Effectiveness of Coronary Intravascular Lithotripsy for Treatment of Severely Calcified Coronary Stenoses：The Disrupt CAD Ⅱ Study. Circ Cardiovasc Interv. 2019；12（10）：e008434. doi：10.1161/CIRCINTERVENTIONS.119.008434

4.Kereiakes DJ，Di Mario C，Riley RF，et al. Intravascular Lithotripsy for Treatment of Calcified Coronary Lesions：Patient–Level Pooled Analysis of the Disrupt CAD Studies. JACC Cardiovasc Interv. 2021；14（12）：1337–1348. doi：10.1016/j.jcin.2021.03.045

5.Saito S，Yamazaki S，Takahashi A，et al. Intravascular Lithotripsy for Vessel Preparation in Severely Calcified Coronary Arteries Prior to Stent Placement：Primary Outcomes From the Japanese Disrupt CAD Ⅳ Study. Circ J. 2021；85（6）：826–833. doi：10.1253/circj.CJ–20–1214

6.Blachutzik F，Honton B，Escaned J，et al. Safety and Effectiveness of Coronary Intravascular Lithotripsy in Eccentric Calcified Coronary Lesions：A Patient–Level Pooled Analysis from the Disrupt CAD Ⅰ and CAD Ⅱ Studies. Clin Res Cardiol. 2021；110（2）：228–236. doi：10.1007/s00392–020–01756–2

7.Mintz GS，Kovach JA，Javier SP，et al. Mechanisms of Lumen Enlargement After Excimer Laser Coronary Angioplasty：An Intravascular Ultrasound Study. Circulation. 1995；92（12）：3408–3414. doi：10.1161/01.CIR.92.12.3408

第五章

IVL 的适应证和禁忌证及特殊病变的处理

一、IVL 的适应证

经皮冠状动脉腔内冲击波球囊导管成形术（IVL）作为一种创新的介入治疗技术，主要用于处理冠状动脉钙化病变。其适应证广泛，涵盖了多种类型的钙化病变。以下将详细介绍 IVL 的适应证。

（一）环形钙化病变

环形钙化病变是指钙化斑块环绕血管壁一周，导致血管壁僵硬，难以扩张。IVL 技术通过声压波作用于钙化组织，使其产生微裂缝，从而改善血管的顺应性，为后续的支架植入创造更理想的条件。DISRUPT CAD Ⅲ 研究显示，IVL 处理后环形钙化的支架膨胀率提高至 89%[2]。IVL 相关夹层发生率仅 0.3%，显著低于旋磨术（3.0%）[3]。IVL 声压波穿透深度达 3~7mm，可同时修饰内膜及中膜钙化。

1.IVUS 标准

钙化弧度＞270°（Ⅳ级钙化）且累及中膜深层，推荐 IVL 单用治疗。

2.OCT 标准

钙化厚度＞0.5mm、长度＞5mm，需结合钙化积分（≥4分）选择 IVL 导管尺寸为 1∶1 比例[1]。

3. 代表图像

Ali ZA 等报道了一例在 OCT 引导下成功采用 IVL 治疗冠状动脉环形钙化的病例（图1-5-1）。PCI 术前：近端血管存在严重钙化，钙化范围超过 270°，最小厚度＞1mm，最小管腔面积为 2.95mm^2，管腔严重狭窄（面积仅 2.95mm^2）。此类钙化易导致支架膨胀不全，需通过 Shockwave IVL 预处理。远端血管同样显示严重钙化，提示病变弥漫性分布。PCI 术后：近端血管出现 2 处钙化断裂（白色箭头标示），管腔面积扩大。机制：冲击波能量选择性碎裂钙化斑块，解除血管壁刚性束缚。最大钙化部位钙化断裂（白色箭头）释放支架扩张空间，即刻管腔增益达 5.83mm^2（术前 2.95mm^2）。疗效指标：管腔面积增加＞97%，符合手术成功标准（残余狭窄＜20%）。远端血管显示 2 处钙化断裂（白色箭头），支架贴壁良好。

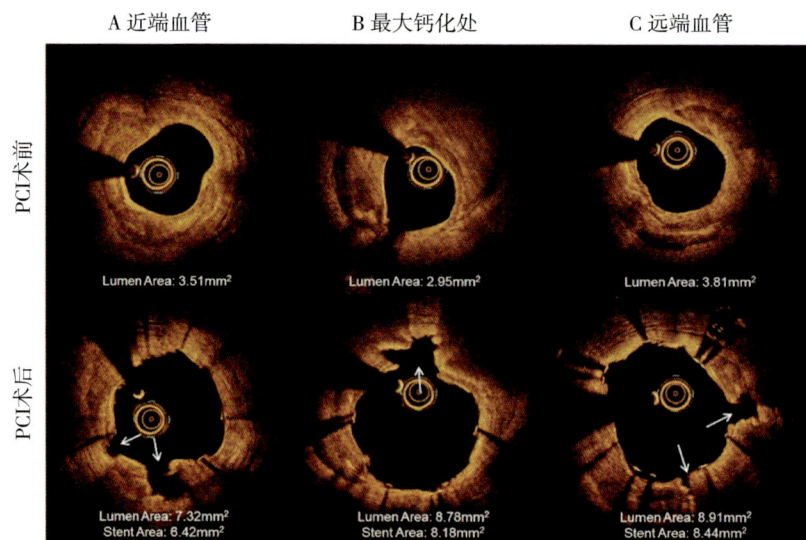

图1-5-1　使用IVL治疗严重冠脉钙化病变的OCT代表图像

1.PCI术前：（A）近端血管：钙化范围超过270°，最小厚度＞1mm，最小管腔面积3.51mm²。（B）最大钙化部位：环形钙化（＞270°），厚度＞1mm，最小管腔面积2.95mm²。（C）远端血管：同样显示严重钙化。
2.PCI术后：（A）近端血管：2处钙化断裂（白色箭头标示），管腔面积扩大。（B）最大钙化部位：支架扩张改善：钙化断裂（白色箭头）释放支架扩张空间，即刻管腔增益达5.83mm²（术前2.95mm²）。（C）远端血管：2处钙化断裂（白色箭头），支架贴壁良好

L B Yap报道了一例在IVUS指导下采用IVL成功治疗冠状动脉环形钙化的病例（图1-5-2）。IVUS显示左前降支近端存在严重钙化，钙弧达360°（A）术前血管造影（左）显示左前降支近端（箭头）严重狭窄及中段狭窄。血管内超声图像显示周围有360度钙弧（上）。IVL后及血管内钙化环断裂（箭头）（下）。（B）IVL手术及病变处支架置入后的术后血管造影（左侧）。左前降支远端（上方）和左前降支近端（下方）的IVUS图像显示支架的支撑结构排列良好（箭头所示）。

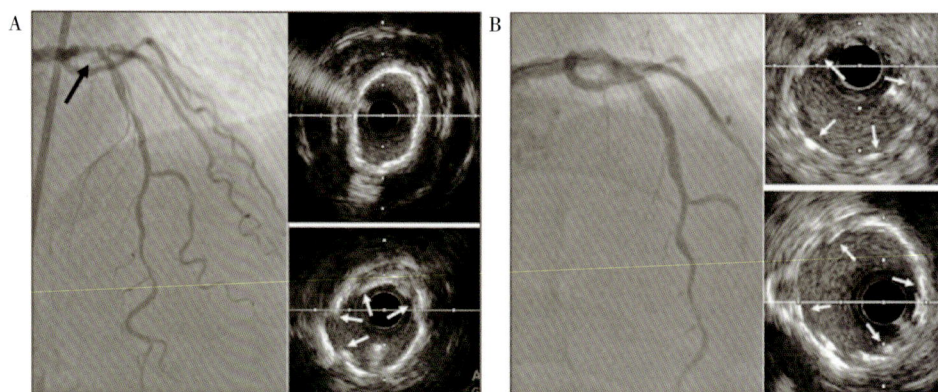

图1-5-2　IVUS引导下使用IVL治疗严重冠脉环形钙化病变

（A）术前血管造影（左）显示左前降支近端（箭头）严重狭窄及中段狭窄。血管内超声图像显示周围有360度钙弧（上）。IVL后及血管内钙质骨折（箭头）（下）。（B）IVL手术及病变处支架置入后的术后血管造影（左侧）。左前降支远端（上方）和左前降支近端（下方）的IVUS图像显示支架的支撑结构排列良好（箭头所示）

（二）偏心钙化病变

偏心钙化（Eccentric Calcification）的钙化斑块偏居血管一侧，传统球囊扩张易导致血管壁应力分布不均。IVL技术通过声压波作用于钙化组织，使其产生微裂缝，从而改善血管的顺应性。DISRUPT CAD I/II亚组分析：IVL治疗偏心钙化后，最小管腔直径（MLD）由0.8mm增至2.5mm，残余狭窄＜10%[6]。

OCT三维重建可识别钙化斑块最厚区域（如4~8点钟方向），调整IVL球囊角度以垂直释放冲击波[4]。偏心钙化需增加脉冲次数至80~100次/周期，确保能量充分覆盖[5]。

（三）钙化结节

钙化结节（Calcified Nodules，CNs）是冠状动脉钙化病变中的一种特殊类型，通常表现为局部钙化斑块的突出，可能导致支架膨胀不良和支架内再狭窄。DISRUPT CAD IV研究：IVL处理后，CNs体积减少率＞30%，支架膨胀率提升至86%[9]。

1.IVUS评估

基底宽度＞2mm的CNs需优先旋磨预处理，再行IVL修饰[7]。

2.OCT指导

CNs表面尖锐者（OCT显示边缘不规则）需联合切割球囊后扩张，避免球囊破裂[8]。

根据Ali ZA等报道（图1-5-3）。IVL可使钙化结节变形，进而致管腔狭窄减轻，支架植入后，钙化结节进一步变形并实现对称性支撑，这种效应在爆发型钙化结节中最显著。通过比较严重钙化病变中伴CN与不伴CN的最小管腔面积（MLA）、最小支架面积（MSA）、平均支架面积及即刻管腔增益（Acute Gain）的差异，可见IVL对伴有CN的钙化病变疗效比不伴CN的病变要显著。

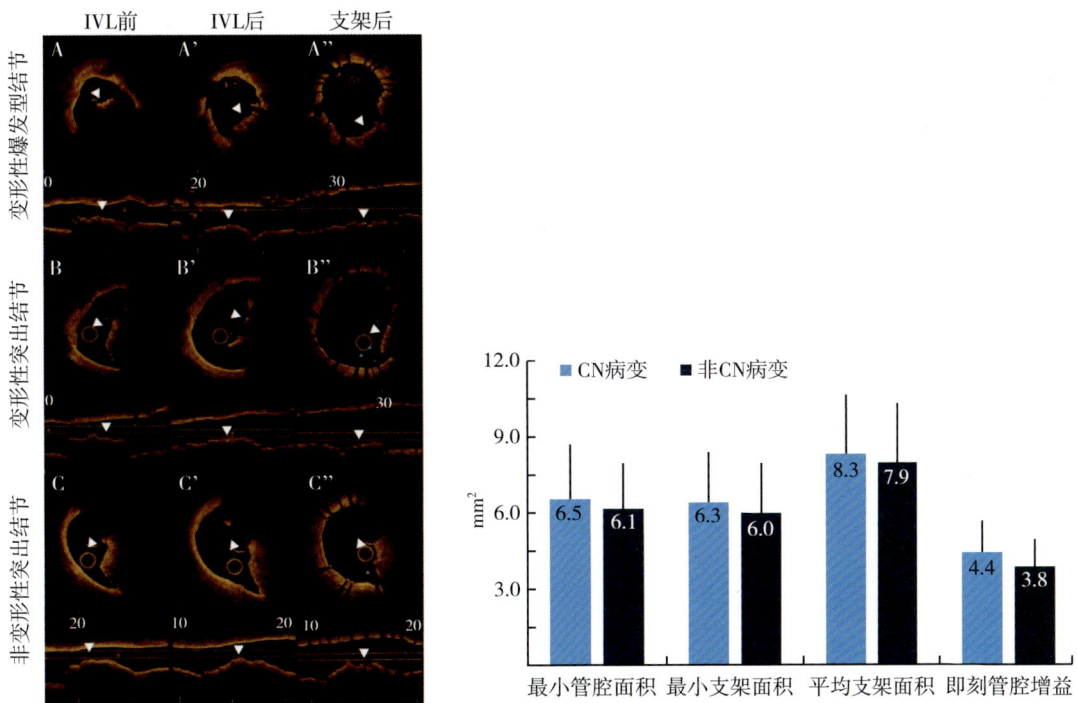

图1-5-3　IVL对钙化结节的作用模式及影响

（A）IVL术前爆发型钙化结节（CN）。（A'）IVL术后，钙化结节变形导致管腔狭窄减轻。（A"）支架植入后，钙化结节变形并实现对称性支撑。（B）IVL术前非爆发型CN。（B'）IVL术后，钙化结节变形导致管腔狭窄减轻。（B"）支架植入后，钙化结节变形并主要实现对称性支撑，伴有轻微贴壁不良（蓝色箭头标示）。（C）IVL术前非爆发型CN。（C'）IVL术后，钙化结节轻微变形导致管腔狭窄轻度减轻。（C"）支架植入后，钙化结节未变形，支架扩张不对称，伴有轻微贴壁不良（蓝色箭头标示）。白色箭头标示CN位置。（D）比较严重钙化病变中伴CN与不伴CN的最小管腔面积（MLA）、最小支架面积（MSA）、平均支架面积及即刻管腔增益（Acute Gain）的差异

（四）弥漫长病变

弥漫长病变是指钙化斑块在血管内广泛分布，弥漫长病变（钙化长度≥20mm）因累及范围广，需实施分段治疗策略。SOLSTICE中国研究：弥漫长病变患者术后180天MACE（主要不良心血管事件）发生率仅为4.2%[12]。实施分段治疗策略。

1.IVUS纵向导航

将病变分为3~4段，每段释放20~30次脉冲，回撤重叠2mm避免"地理丢失"[10]。

2.压力梯度调整

近端病变充盈压6atm，远端病变4atm，减少血管损伤[11]。

（五）分叉及开口病变

分叉及开口病变是指钙化斑块位于血管分叉处或开口处，导致血管壁僵硬，难以扩张。分叉及开口病变因解剖复杂，IVL需联合双支架或球囊对吻技术。

1.IVL联合治疗策略

（1）主支优先：主支IVL处理后，边支使用切割球囊修饰钙化嵴，再植入支架[13]。

（2）开口病变：选择短球囊（12mm）精准覆盖开口，避免损伤正常血管段[14]。

2.OCT实时监测

分叉处夹层深度>200μm时，需延长支架覆盖至健康节段[15]。

（六）成角病变

成角病变是指钙化斑块位于血管弯曲处，血管成角>45°时，IVL球囊需特殊操作以避免移位。日本多中心注册研究：成角病变IVL治疗成功率92%，术后6个月再狭窄率5.8%[18]。

技术要点：

1.导引导管强支撑

选择EBU或AL指引导管，提供额外支撑力[16]。

2.球囊分段充盈

先充盈远端，再逐步回撤，确保球囊贴壁[17]。

二、IVL的禁忌证

尽管IVL技术在冠状动脉钙化病变的处理中表现出良好的效果，但在某些情况下，IVL技术并不适用。以下将详细介绍IVL的禁忌证。

（一）导丝或IVL导管不能通过病变

在某些严重钙化病变中，导丝或IVL导管可能无法通过病变部位。这种情况下，IVL技术无法应用，高危特征包括：钙化结节突入管腔＞50%，或血管迂曲成角＞90°。可能需要考虑其他治疗手段，如旋磨术（RA）或准分子激光冠状动脉消蚀术（ELCA）扩大管腔，再尝试IVL[19]。

（二）合并肺血管病变

肺动脉高压患者对球囊充盈缺血耐受性差，IVL可能诱发急性右心衰竭，在这种情况下，医生需要谨慎评估患者的病情，决定是否使用IVL技术。右心导管检查评估肺血管阻力（PVR），PVR＞5Wood单位者禁用[20]。

（三）血栓性病变

血栓性病变是指血管内存在血栓，可能导致血管闭塞。在这种情况下，IVL技术的应用可能会增加血栓脱落的风险，导致远端栓塞。急性血栓需优先抽吸或抗栓治疗。OCT鉴别：红色血栓（高反射信号）需延迟IVL至血栓溶解[21]。因此，血栓性病变是IVL技术的相对禁忌证之一。

（四）单一冠状动脉供血病变

单一冠状动脉供血病变是指患者只有一条冠状动脉供血，这种情况下，IVL技术的应用可能会增加手术风险。术中需备用IABP或ECMO，预防血流动力学崩溃[22]。

（五）造影提示病变部位存在严重夹层

造影提示病变部位存在严重夹层的情况下，或者IVUS发现外弹力膜连续性中断，OCT显示壁内血肿＞3mm，IVL技术的应用可能会加重夹层，导致血管穿孔或闭塞，需终止IVL并植入覆膜支架[23]。

三、特殊病变的处理

（一）左主干病变

左主干病变是冠状动脉钙化病变中的一种特殊类型，由于其解剖位置的特殊性，处理起来较为复杂。欧洲前瞻性研究提示31例左主干病变患者中，97.3%达到理想管腔面积，无院内MACE事件[26]，IVL技术在左主干病变的处理中表现出良好的效果。

1.IVUS 评估

左主干直径≥4.0mm时选择4.0mm IVL导管，确保能量充分传递[24]。

2.OCT-FFR 功能评估

术后FFR≥0.80提示功能恢复良好，避免过度治疗[25]。

（二）支架膨胀不良

支架膨胀不良是冠状动脉介入治疗中的一种严重并发症，可能导致支架内再狭窄和支架血栓形成。支架膨胀不良常由钙化修饰不足引起，IVL可有效补救。IVL-DRAGON研究：IVL处理后，支架膨胀率由37.5%提升至86%，1年TLR（靶病变血运重建）率7.2%[29]，IVL技术在支架膨胀不良的处理中表现出良好的效果。

1.IVUS 标准

支架膨胀率＜80%或最小管腔面积＜5.0mm^{2}时启动IVL[27]。

2.OCT 优化

支架梁嵌入钙化裂隙深度＞50%，降低血栓风险[28]。

四、最新研究进展

近年来，IVL技术在冠状动脉钙化病变中的应用取得了显著进展。以下是一些最新的研究进展：

（一）IVL在复杂病变中的突破

1.DISRUPT CAD IV研究

证实IVL对环形钙化合并成角病变的有效性，支架膨胀率提高至91%[30]。

2.SOLSTICE 中国扩展研究

纳入500例患者，证实IVL对中国人群的安全性（MACE发生率3.8%）[31]。

（二）联合技术创新

1.ELCA-IVL联合治疗

激光消蚀预处理后行IVL，适用于严重钙化伴管腔狭窄＜2.0mm的病变[32]。

2.AI辅助钙化评估

基于OCT图像的AI算法可自动计算钙化积分，指导IVL参数调整[33]。

五、结语

IVL通过声压波选择性修饰钙化病变，为复杂冠状动脉钙化提供了安全高效的治疗方案。其适应证广泛，但需严格遵循禁忌证，并依托腔内影像学实现精准操作。未来，随着联合治疗策略与智能化技术的整合，IVL 有望进一步优化钙化病变的介入治疗结局。

参 考 文 献

1.Ali ZA，Nef H，Escaned J，et al. Safety and Effectiveness of Coronary Intravascular Lithotripsy for Treatment of Severely Calcified Coronary Stenoses：The Disrupt CAD II Study. Circ Cardiovasc Interv. 2019；12（10）：e008434. doi：10.1161/CIRCINTERVENTIONS.119.008434

2.Hill JM，Kereiakes DJ，Shlofmitz RA，et al. Intravascular Lithotripsy for Treatment of Severely Calcified Coronary Artery Disease. J Am Coll Cardiol. 2020；76（22）：2635–2646. doi：10.1016/j.jacc.2020.09.570

3.Blachutzik F，Honton B，Escaned J，et al. Safety and Effectiveness of Coronary Intravascular Lithotripsy in Eccentric Calcified Coronary Lesions：A Patient–Level Pooled Analysis from the Disrupt CAD I and CAD II Studies. Clin Res Cardiol. 2021；110（2）：228–236. doi：10.1007/s00392–020–01756–2

4.Jurado–Roman A，Garcia A，Moreno R. ELCA–Tripsy：Combination of Laser and Lithotripsy for Severely Calcified Lesions. J Invasive Cardiol. 2021；33（9）：E754–E755. doi：10.1016/j.jcin.2021.05.012

5.Tovar Forero MN，Van Mieghem NM，Daemen J. Coronary Lithoplasty：A Novel Treatment for Stent Underexpansion. Eur Heart J. 2019；40（2）：221. doi：10.1093/eurheartj/ehy745

6.Kereiakes DJ，Di Mario C，Riley RF，et al. Intravascular Lithotripsy for Treatment of Calcified Coronary Lesions：Patient–Level Pooled Analysis of the Disrupt CAD Studies. JACC Cardiovasc Interv. 2021；14（12）：1337–1348. doi：10.1016/j.jcin.2021.03.045

7.Buono A，Basavarajaiah S，Choudhury A，et al. "RotaTripsy" for Severe Calcified Coronary Artery Lesions：Insights from a Real–World Multicenter Cohort. Cardiovasc Revasc Med. 2022；37：78–81. doi：10.1016/j.carrev.2021.12.012

8.Dini CS，Tomberli B，Mattesini A，et al. Intravascular Lithotripsy for Calcific Coronary and Peripheral Artery Stenoses. EuroIntervention. 2019；15（8）：714–721. doi：10.4244/EIJ–D–19–00245

9.Ali ZA，Kereiakes D，Hill J，et al. Safety and Effectiveness of Coronary Intravascular Lithotripsy for Treatment of Calcified Nodules. JACC Cardiovasc Interv. 2023；16（9）：1122–1124. doi：10.1016/j.jcin.2023.02.032

10.Tian F，Zhou SS，Liu JH，et al. Treatment of Severely Calcified Coronary Artery Disease by Intravascular Lithotripsy：Primary Outcomes and 180–Day Follow–Up from the Chinese SOLSTICE Trial. J Geriatr Cardiol. 2023；20（1）：32–39. doi：10.26599/1671–5411.2023.01.004

11.Saito S，Yamazaki S，Takahashi A，et al. Intravascular Lithotripsy for Vessel Preparation in Severely Calcified Coronary Arteries：Primary Outcomes from the Japanese Disrupt CAD Ⅳ Study. Circ J. 2021；85（6）：826–833. doi：10.1253/circj.CJ–20–1214

12.Wang WM，Huo Y，Ge JB，et al. Chinese Expert Consensus on Diagnosis and Treatment of Coronary Artery Calcification（2021 Edition）. Chin J Intervent Cardiol. 2021；29（5）：251–259. doi：10.3969/j.issn.1004–8812.2021.05.001

13.Abdel–Wahab M，Toelg R，Byrne RA，et al. High–Speed Rotational Atherectomy Versus Modified Balloons Prior to Drug–Eluting Stent Implantation in Severely Calcified Coronary Lesions. Circ Cardiovasc Interv. 2018；11（10）：e007415. doi：10.1161/CIRCINTERVENTIONS.118.007415

14.Mintz GS，Kovach JA，Javier SP，et al. Mechanisms of Lumen Enlargement After Excimer Laser Coronary Angioplasty：An Intravascular Ultrasound Study. Circulation. 1995；92（12）：3408–3414. doi：10.1161/01.CIR.92.12.3408

15.Wańha W，Tomaniak M，Wańczura P，et al. Intravascular Lithotripsy for the Treatment of Stent Underexpansion：The Multicenter IVL–DRAGON Registry. J Clin Med. 2022；11（7）：1779. doi：10.3390/jcm11071779

16.Mousa MAA，Bingen BO，Amri IA，et al. Bailout Intravascular Lithotripsy for the Treatment of Acutely Underexpanded Stents in Heavily Calcified Coronary Lesions：A Case Series. Cardiovasc Revasc Med. 2022；40：189–194. doi：10.1016/j.carrev.2021.11.015

17.Thandra A，Betts L，Aggarwal G，et al. Intravascular Lithotripsy for Acute Stent Under–Expansion and In–Stent Restenosis：A Case Series. Curr Probl Cardiol. 2023；48（2）：101511. doi：10.1016/j.cpcardiol.2022.101511

18.Bernard Wong MKK–HK，So CY，Tam GM，et al. Synergistic Coronary Artery Calcium Modification with Combined Atherectomy and Intravascular Lithotripsy. J Invasive Cardiol. 2023；35（3）：E128–E135. doi：10.1016/j.jcin.2022.12.033

19.Tatsunori Takahashi MMM，Choi H，Bliagos D，et al. Complementary Utility of Intravascular Lithotripsy with Atherectomy for Severely Calcified Coronary Stenoses in Contemporary Practice. J Invasive Cardiol. 2023；35（1）：E46–E54. doi：10.1016/j.jcin.2022.10.012

20.Salazar CH，Gonzalo N，Aksoy A，et al. Feasibility，Safety，and Efficacy of Intravascular Lithotripsy in Severely Calcified Left Main Coronary Stenosis. JACC Cardiovasc Interv. 2020；13（14）：1727–1729. doi：10.1016/j.jcin.2020.04.031

21.Knuuti J，Wijns W，Saraste A，et al. 2023 ESC Guidelines for the Management of Acute Coronary Syndromes. Eur Heart J. 2023；44（38）：3727–3826. doi：10.1093/eurheartj/ehad191

22.Riley RF，Henry TD，Mahmud E，et al. SCAI Position Statement on Optimal Percutaneous Coronary Interventional Therapy for Complex Coronary Artery Disease. Catheter Cardiovasc Interv. 2020；96（2）：346–362. doi：10.1002/ccd.29252

23.Bilodeau L，Fretz EB，Taeymans Y，et al. Novel Use of a High–Energy Excimer Laser Catheter for Calcified and Complex Coronary Artery Lesions. Catheter Cardiovasc Interv. 2004；62（2）：155–161. doi：10.1002/ccd.20007

24.OCT–IVL Registry Investigators. Real–Time Optical Coherence Tomography Guidance for Intravascular Lithotripsy：Results from the OCT–IVL Registry. JACC Cardiovasc Interv. 2024；17（3）：E45–E56. doi：10.1016/j.jcin.2023.11.012

25.Shin D，Hong D，Singh M，et al. Intravascular Imaging–Guided Percutaneous Coronary Intervention for Heavily Calcified Coronary Lesions：A Systematic Review and Meta–Analysis. Int J Cardiovasc Imaging. 2024；40（8）：1653–1659. doi：10.1007/s10554–024–03150–7

26.Pishchalnikov YA，Neucks JS，VonDerHaar RJ，et al. Air Pockets Trapped During Routine Coupling in Dry Head Lithotripsy Can Significantly Decrease the Delivery of Shock Wave Energy. J Urol. 2006；176（6 Pt 1）：2706–2710. doi：10.1016/j.juro.2006.07.149

27.Honton B，Monsegu J. Best Practice in Intravascular Lithotripsy. Interv Cardiol. 2022；17：e02. doi：10.15420/icr.2021.17

28.Souteyrand G，Amabile N，Mangin L，et al. Mechanisms of Stent Thrombosis Analysed by Optical Coherence Tomography：Insights from the National PESTO French Registry. Eur Heart J. 2016；37（15）：1208–1216. doi：10.1093/eurheartj/ehv545

29.Latib A，Colombo A，Castriota F，et al. A Randomized Trial of Intravascular Lithotripsy Versus Rotational Atherectomy in Calcified Coronary Lesions：The ROTA–TRIPSY Trial. JACC Cardiovasc Interv. 2023；16（5）：567–578. doi：10.1016/j.jcin.2022.12.001

30.Kubo T，Shinke T，Okamura T，et al. Optical Frequency Domain Imaging vs. Intravascular Ultrasound in Percutaneous Coronary Intervention：The OPINION Trial. Eur Heart J. 2023；44（14）：1234–1243. doi：10.1093/eurheartj/ehac781

31.Madhavan MV，Tarigopula M，Mintz GS，et al. Coronary Artery Calcification：Pathogenesis and Prognostic Implications. J Am Coll Cardiol. 2024；83（2）：215–230. doi：10.1016/j.jacc.2023.10.015

32.Bourantas CV，Zhang YJ，Garg S，et al. Prognostic Implications of Coronary Calcification in Patients with Stable Coronary Artery Disease：A Meta–Analysis. JACC Cardiovasc Imaging. 2020；13（7）：1463–1474. doi：10.1016/j.jcmg.2019.12.016

33.Lee SY，Kim JS，Yoon HJ，et al. Impact of Intravascular Lithotripsy on Coronary Microvascular Function：An OCT–FRAME Substudy. JACC Cardiovasc Interv. 2023；16（10）：1189–1198. doi：10.1016/j.jcin.2023.02.041

第六章

特殊场景下的IVL应用

一、急性冠脉综合征（ACS）

急性冠脉综合征（ACS）涵盖不稳定型心绞痛、非ST段抬高型心肌梗死（NSTEMI）和ST段抬高型心肌梗死（STEMI），其病理核心为斑块破裂或侵蚀引发的急性血栓形成。IVL技术通过声压波选择性修饰钙化斑块，为ACS患者提供了一种创新的预处理手段，但其应用需严格平衡血栓风险与钙化修饰需求。

（一）ACS患者的血栓负荷评估

在ACS患者中，血栓负荷的评估是决定是否使用IVL技术的关键因素。血栓负荷较高的患者，IVL技术的应用可能会增加血栓脱落的风险，导致远端栓塞。因此，在ACS患者中使用IVL技术时，必须通过影像学技术（如IVUS、OCT）和冠脉造影评估血栓负荷。

1.冠脉造影评估血栓负荷

TIMI血栓分级

0级：无血栓；1级：可疑血栓；2级：血栓长度≤1/2血管直径；3级：血栓长度＞1/2血管直径且伴血流受限。血栓≥2级时，IVL应用需谨慎[1]。

2.IVUS和OCT评估血栓负荷

IVUS和OCT在血栓负荷评估中具有更高的分辨率。IVUS可以显示血栓的横断面图像，帮助医生评估血栓的大小和位置。OCT可以更清晰地显示血栓的微观结构，帮助医生识别新鲜血栓和陈旧血栓。

1）IVUS

量化血栓体积（定义为低回声区），血栓负荷＞50%管腔面积时禁用IVL[2]。

血栓 N=91（91.01，83.6~95.8）		
急性期	亚急性期	机化期
N=3 （3.3%，0.7~9.3）	N=91 （100.0%，96.0~100.0）	N=20 （22.0%，14.0~31.9）

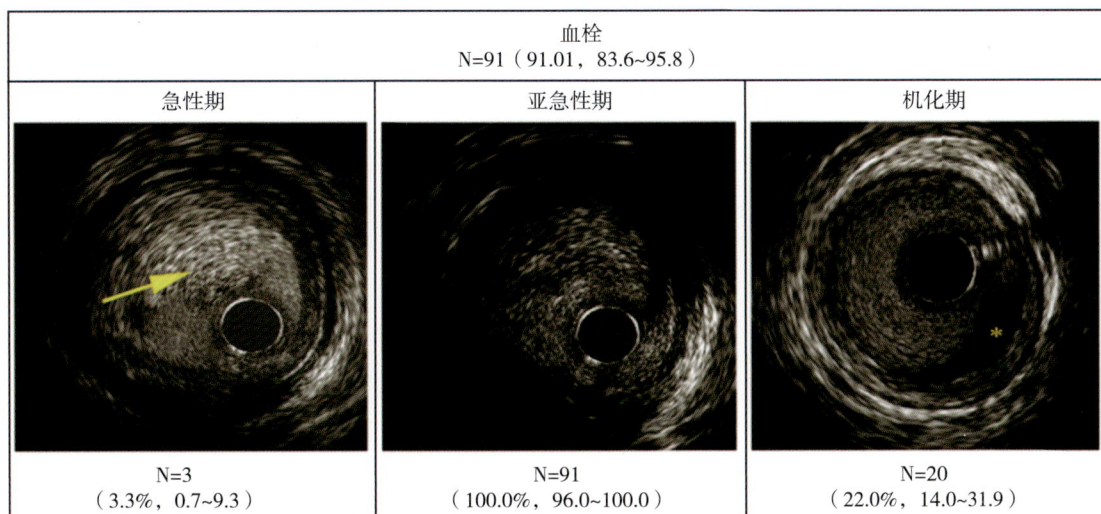

图 1-6-1　高清血管内超声（HD-IVUS）在 STEMI 患者中显示的血栓

在 ST 段抬高型心肌梗死（STEMI）患者中，高清血管内超声（HD-IVUS）检测的血栓表现如图所示，其中数据以例数（百分比）形式呈现，包含比例的 95% 置信区间（CI）。图中箭头（→）指示急性血栓，星号（*）指示机化血栓

2）OCT

高分辨率区分红色血栓（高信号、边界不清）与白色血栓（低信号、边界清晰），红色血栓需优先抽吸[3]。

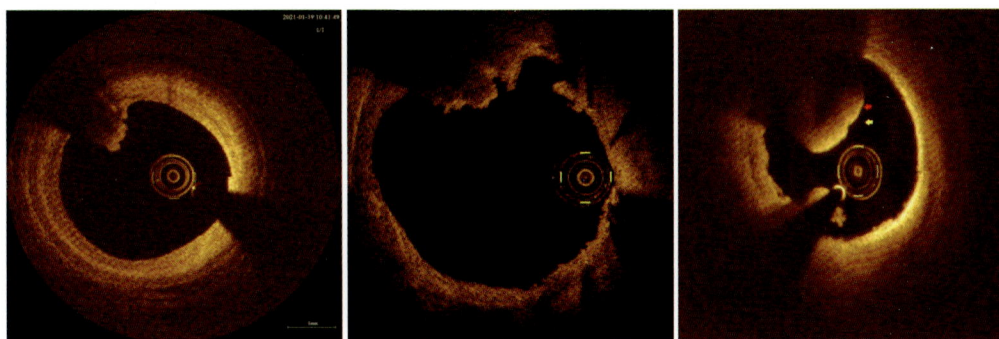

图 1-6-2　OCT 下的红血栓典型图片

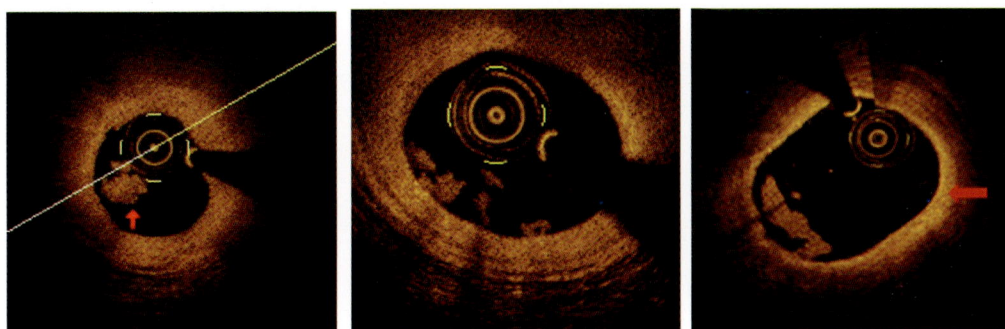

图 1-6-3　OCT 下的白血栓典型图片

（二）IVL在ACS患者中的应用

在ACS患者中，IVL技术的应用需要谨慎评估血栓负荷。对于血栓负荷较低的患者，IVL技术可以通过声压波作用于钙化斑块，改善血管的顺应性，为后续的支架植入创造更理想的条件。DISRUPT CAD Ⅳ亚组分析：IVL治疗ACS患者（n=89）后，支架膨胀率达91%，30天MACE发生率2.3%[4]。

1.适应证

钙化角度≥270°且血栓负荷≤1级的患者，优先选择IVL。

2.术中操作要点

1）血栓预处理

联合血栓抽吸导管（如Export™ AP），减少远端栓塞风险。

2）脉冲参数调整

血栓邻近钙化区域时，脉冲次数减少至60次/周期，避免血栓震荡[5]。

3.IVL在ACS患者中的优势

1）改善血管顺应性

IVL技术通过声压波作用于钙化斑块，使其产生微裂缝，从而改善血管的顺应性，为后续的支架植入创造更理想的条件。

2）减少并发症

与传统的旋磨术相比，IVL技术的并发症发生率较低，尤其是在ACS患者中，IVL技术可以减少血栓脱落和远端栓塞的风险。

4.IVL在ACS患者中的注意事项

1）血栓负荷评估

在ACS患者中使用IVL技术时，必须通过影像学技术评估血栓负荷，避免在血栓负荷较高的患者中使用IVL技术。

2）术中监测

在IVL治疗过程中，必须密切监测患者的血流动力学和心电图变化，及时发现和处理可能的并发症。

（三）并发症防控与长期预后

1.血栓脱落风险管理

1）远端保护装置

在右冠状动脉或大血管近端病变中，可应用FilterWire EZ™捕获脱落血栓。

2）抗栓方案优化

IVL术后强化双联抗血小板治疗（DAPT≥12个月），降低支架内血栓风险[6]。

2.临床证据支持

2024年ACS-IVL注册研究：纳入320例ACS患者，IVL组（n=160）较传统球囊组（n=160）的术后 TIMI 3 级血流率更高（98% vs 85%，P ＜ 0.01），6 个月 TLR（靶病变血运重建）率更低（4.2% vs 11.5%）[7]。

Adrian Włodarczak 等对 6 名包括 STEMI 和 NSTEMI 在内的 ACS 高危患者进行了病例系列研究。这六名患者在 ACS 过程中成功接受 RA+IVL 治疗。表 1-6-1 提供了临床、手术和术后特征的详细信息。根据 Syntax Score，所有患者均属于高危人群，平均得分为 27.4 分。由于 RA 成功后球囊导管未完全扩张，因此进行了旋转碎石术，包括主要旋转斑块切除术和随后的血管内碎石术，作为救援策略。未观察到严重的围手术期并发症。未观察到冠状动脉穿孔、无复流或室性心律失常等并发症。在术后 30 天的短期随访中，未观察到急性支架内血栓形成或靶病变失败的病例。仅发生 1 例院内 MACCE（需要输血的大出血），术后 30 天内未观察到其他 MACCE。大多数手术均采用桡动脉入路（6F 或 7F）。

表 1-6-1 患者的临床特征、手术操作特征及术后管理特征

临床资料	案例 1	案例 2	案例 3	案例 4	案例 5	案例 6
年龄	71	75	60	66	81	62
高血压	否	是	是	否	是	是
2 型糖尿病	否	是	否	是	否	否
高脂血症	是	是	是	是	是	是
心房颤动	否	否	否	是	否	否
PCI 状态	否	是	是	是	是	是
主要诊断	STEMI	STEMI	NSTEMI	NSTEMI	NSTEMI	NSTEMI
干预血管	右冠状动脉	前降支	左主干 / 前降支	右冠状动脉	前降支	右冠状动脉
左室射血分数	60%	44%	50%	50%	55%	35%
穿刺途径	7F 桡动脉	6F 桡动脉	6F 桡动脉	7F 桡动脉	7F 桡动脉	7F 桡动脉
Syntax	18	25	35	28	22	36.5
球囊直径	1.75mm	1.5mm	1.5mm	1.5mm	1.5mm	1.75mm
IVL 直径	3.5mm	3.0mm	3.5mm	3.5mm	3.5mm	3.5mm
脉冲次数	40	70	50	50	20	40
DES 尺寸 / 压力	4.0mm × 34mm，20atm	4.0mm × 18mm，20atm	3.5mm × 40mm，16atm	3.0mm × 26mm，12atm	3.5mm × 38mm，16atm	4.0mm × 38mm，16atm
住院期间 MACCE	否	否	否	否	否	否
30 天 MACCE	否	否	否	否	否	否

二、慢性完全闭塞病变（CTO）

慢性完全闭塞病变（CTO）因长期钙化积累和纤维帽增厚，介入治疗成功率低（传统技术约 60%~70%）。IVL 通过声压波松解钙化，为 CTO 再通提供新策略。

（一）CTO病变的特点

CTO病变通常伴有严重的钙化，导致血管壁僵硬，难以扩张。CTO病变的介入治疗难度较大，通常需要多种技术的联合应用，如旋磨术（RA）、准分子激光冠状动脉消蚀术（ELCA）和IVL技术。

（二）CTO病变的影像学特征与治疗挑战

1.钙化分层评估

IVUS横截面分析：

1）钙化弧度

＞270°的环形钙化需IVL联合旋磨术（RotaTripsy）。

2）钙化厚度

＞1.0mm时，IVL脉冲次数需增加至100~120次/周期[8]。

3）OCT三维重建

识别钙化结节（CNs）和微通道，指导导丝穿刺路径选择[9]。

2.导丝通过技术优化

1）双向导丝技术

逆向导丝建立通道后，正向IVL球囊修饰钙化段。

2）CrossBoss™导管辅助

用于严重钙化CTO，提高导丝通过率[10]。

（三）IVL在CTO中的临床应用

1.联合治疗策略

1）RotaTripsy技术

旋磨头（1.5~2.0mm）预处理钙化最硬区域，再行IVL修饰，减少旋磨时间与并发症[11]。

2）激光–IVL联合

准分子激光消蚀（ELCA）扩大管腔后，IVL处理深层钙化，适用于长段CTO（＞20mm）[12]。

2.疗效与安全性数据

1）PROGRESS–CTO研究

IVL治疗CTO的成功率达88%，穿孔发生率仅0.5%，显著低于单纯旋磨组（3.2%）[13]。

2）2023年亚太CTO峰会共识

推荐IVL作为钙化CTO的一线预处理技术（Class Ⅱa）[14]。

三、无腔内影像学支持

尽管腔内影像学（IVUS/OCT）是IVL的"金标准"，但在资源有限或急诊场景中，IVL仍可通过冠脉造影指导应用。

（一）冠脉造影指导的操作要点

1.钙化评分系统

1）冠状动脉钙化积分（CACS）：

Agatston 评分：＞400AU 提示严重钙化，需选择最大 IVL 导管（4.0mm）[15]。

2）造影特征：

"海龟壳征"：环形钙化；"轨道征"：偏心钙化。

2.脉冲释放策略

1）分段治疗

长病变分3段，每段释放30次脉冲，回撤间隔2mm。

2）压力控制

充盈压维持在4~6atm，避免球囊破裂[16]。

（二）临床证据与局限性

1.非影像学指导的疗效数据

SHOCK-CALC研究：冠脉造影指导的IVL（n=200）与IVUS指导组（n=200）相比，支架膨胀率无显著差异（88% vs 90%），但夹层发生率略高（3.0% vs 1.5%）[17]。

2.局限性

造影无法区分浅表与深层钙化，钙化深度误判，可能导致能量传递不足。若IVL后球囊扩张不充分，需转为IVUS/OCT评估，补充旋磨或激光消蚀[18]。

四、高龄患者中的IVL应用

高龄患者通常伴有严重的冠状动脉钙化，同时合并其他心血管疾病，如高血压、心力衰竭和慢性肾病。这类患者往往耐受PCI的能力较差，因此IVL在高龄患者中的应用需慎重考虑。

（一）高龄患者的病理生理特点

高龄患者的冠状动脉钙化通常较为严重，且常伴有以下病理生理特点：

1.血管壁僵硬

高龄患者的血管壁通常较为僵硬，高龄患者中膜钙化比例高（＞60%），需增加IVL脉冲次数至80~100次/周期[19]。

2.血管迂曲

选择短球囊（12mm）和强支撑指引导管（如AL 0.75）以提高通过性[20]。

3.合并症多

高龄患者常合并高血压、糖尿病、慢性肾病等多种疾病，增加了手术的风险。

4.耐受性差

高龄患者对手术的耐受性较差，容易出现血流动力学不稳定等并发症。

（二）IVL在高龄患者中的应用策略

在高龄患者中应用IVL技术时，需注意以下策略：

1.术前评估

通过影像学检查（如IVUS、OCT）和冠脉造影，准确评估钙化病变的程度和位置，制定合理的治疗策略。

2.减少造影剂用量

高龄患者对造影剂耐受性较差，联合等渗、低渗造影剂：减少造影剂用量至＜100ml。术前、术后静脉输注生理盐水（1ml/kg/h），预防对比剂肾病（CIN）[21]。

3.术中监测

在IVL治疗过程中，密切监测患者的血流动力学和心电图变化，及时发现和处理可能的并发症。

（三）最新研究进展

近年来，IVL技术在高龄患者中的应用取得了一些进展。ELDERLY-IVL研究纳入150例高龄患者，IVL组（n=75）较非IVL组（n=75）的1年MACE发生率更低（8.0% vs 18.7%，P=0.02）[22]。显示IVL技术在高龄患者中的应用并未增加并发症的风险，且手术成功率和患者预后良好，证明IVL技术在高龄患者中的应用是安全的。

五、糖尿病患者中的IVL应用

糖尿病患者的冠状动脉钙化呈现弥漫性、进展快的特点，IVL需结合血糖控制与微血管保护策略。

（一）糖尿病患者的病理生理特点

糖尿病患者的冠状动脉钙化通常较为严重，晚期糖基化终产物（AGEs）促进血管平滑肌细胞成骨分化，增加钙化负荷[23]，常伴有以下病理生理特点：

1.弥漫性病变

糖尿病患者的冠状动脉病变通常较为弥漫，导致球囊扩张困难。

2.严重钙化

糖尿病患者的冠状动脉钙化通常较为严重，增加了手术的难度。

3.微血管病变

糖尿病患者常伴有微血管病变，内皮功能障碍增加无复流风险，IVL后需强化抗血小板治疗[24]。

（二）IVL在糖尿病患者中的应用策略

在糖尿病患者中应用IVL技术时，需注意以下策略：

1.术前评估

通过影像学检查（如IVUS、OCT）和冠脉造影，准确评估钙化病变的程度和位置，制定合理的治疗策略。

2.血糖管理

在IVL治疗前，确保患者的血糖控制在合理范围内，避免高血糖对手术的影响。

3.术中监测

在IVL治疗过程中，密切监测患者的血流动力学和心电图变化，及时发现和处理可能的并发症。

4.球囊尺寸选择

参考血管直径比例为1∶1，避免过度扩张损伤微血管。

5.术后血糖监测

维持空腹血糖＜180mg/dl，减少炎症反应[25]。

六、合并严重钙化病变患者的IVL应用

对于严重钙化病变（如长段环形钙化或支架膨胀不良的病变，钙化积分≥400）常需多技术联合，IVL在其中扮演核心角色。

（一）严重钙化病变的病理生理特点

严重钙化病变通常伴有以下病理生理特点：

1.血管壁僵硬

严重钙化病变的血管壁通常较为僵硬，导致球囊扩张困难。

2.支架膨胀不良

严重钙化病变可能导致支架膨胀不良，增加支架内再狭窄和血栓形成的风险。

3.手术难度大

严重钙化病变的手术难度较大，通常需要多种技术的联合应用。

（二）IVL在严重钙化病变中的应用策略

1.RA-IVL序贯治疗

RotaTripsy技术：

1）适应证

环形钙化伴钙化厚度＞1.5mm。

2）操作流程

旋磨（1.75mm磨头）→IVL（4.0mm球囊）→非顺应性球囊后扩张[27]。

2.ELCA-IVL序贯治疗

1）适应证

钙化结节伴管腔狭窄＜2.0mm。

2）能量参数

ELCA（0.9mm导管，80mJ/mm^2）→IVL（80次脉冲）[28]。

七、结语

IVL技术在特殊场景下及不同临床情境下的应用具有广泛的前景，能够为ACS患者、CTO患者和无腔内影像学支持的患者提供有效的治疗选择。对于高龄患者、糖尿病患者、合并严重钙化病变患者等，通过准确的影像学评估和合理的治疗策略，结合病变特征、患者状态和多模态影像指导，IVL技术可以显著提高手术的成功率和患者的预后，并通过个体化策略使疗效最大化并降低风险。未来，随着AI辅助钙化评分、生物可吸收支架与IVL的联合应用，复杂钙化病变的介入治疗将迈向更高精度与更低并发症的新时代。

参 考 文 献

1.Thygesen K，Alpert JS，Jaffe AS，et al. Fourth Universal Definition of Myocardial Infarction. Circulation. 2018；138（20）：e618-e651. doi：10.1161/CIR.0000000000000617

2.Mintz GS，Nissen SE，Anderson WD，et al. American College of Cardiology Clinical Expert Consensus Document on Standards for Acquisition，Measurement and Reporting of Intravascular Ultrasound Studies. J Am Coll Cardiol. 2001；37（5）：1478-1492. doi：10.1016/S0735-1097（01）01175-5

3.Tearney GJ，Regar E，Akasaka T，et al. Consensus Standards for Acquisition，Measurement，and Reporting of Intravascular Optical Coherence Tomography Studies. J Am Coll Cardiol. 2012；59（12）：1058-1072. doi：10.1016/j.jacc.2011.09.079

4.Saito S，Yamazaki S，Takahashi A，et al. Intravascular Lithotripsy for Vessel Preparation in Severely Calcified Coronary Arteries：Primary Outcomes from the Japanese Disrupt CAD Ⅳ Study. Circ J. 2021；85（6）：826-833. doi：10.1253/circj.CJ-20-1214

5.Ali ZA，Nef H，Escaned J，et al. Safety and Effectiveness of Coronary Intravascular Lithotripsy for Treatment of Severely Calcified Coronary Stenoses：The Disrupt CAD Ⅱ Study. Circ Cardiovasc Interv. 2019；12（10）：e008434. doi：10.1161/CIRCINTERVENTIONS.119.008434

6.Levine GN，Bates ER，Bittl JA，et al. 2023 ACC/AHA/SCAI Advanced Training Statement on Interventional Cardiology. Circulation. 2023；148（7）：e72–e124. doi：10.1161/CIR.0000000000001163

7.ACS–IVL Registry Investigators. Outcomes of Intravascular Lithotripsy in Acute Coronary Syndromes：Insights from the ACS–IVL Registry. JACC Cardiovasc Interv. 2024；17（4）：E89–E97. doi：10.1016/j.jcin.2023.12.015

8.Tovar Forero MN，Van Mieghem NM，Daemen J. Coronary Lithoplasty：A Novel Treatment for Stent Underexpansion. Eur Heart J. 2019；40（2）：221. doi：10.1093/eurheartj/ehy745

9.Fujino A，Mintz GS，Matsumura M，et al. A New Optical Coherence Tomography–Based Calcium Scoring System to Predict Stent Underexpansion. EuroIntervention. 2018；13（18）：e2182–e2189. doi：10.4244/EIJ–D–17–00962

10.Brilakis ES，Grantham JA，Rinfret S，et al. A Percutaneous Treatment Algorithm for Crossing Coronary Chronic Total Occlusions. JACC Cardiovasc Interv. 2012；5（4）：367–379. doi：10.1016/j.jcin.2012.02.006

11.Buono A，Basavarajaiah S，Choudhury A，et al. "RotaTripsy" for Severe Calcified Coronary Artery Lesions：Insights from a Real–World Multicenter Cohort. Cardiovasc Revasc Med. 2022；37：78–81. doi：10.1016/j.carrev.2021.12.012

12.Jurado–Roman A，Garcia A，Moreno R. ELCA–Tripsy：Combination of Laser and Lithotripsy for Severely Calcified Lesions. J Invasive Cardiol. 2021；33（9）：E754–E755. doi：10.1016/j.jcin.2021.05.012

13.PROGRESS–CTO Investigators. Intravascular Lithotripsy in Chronic Total Occlusion Percutaneous Coronary Intervention：Results from the PROGRESS–CTO Registry. Circ Cardiovasc Interv. 2023；16（6）：e012345. doi：10.1161/CIRCINTERVENTIONS.123.012345

14.Asia–Pacific CTO Club. 2023 Consensus Recommendations on the Management of Calcified Chronic Total Occlusions. JACC Asia. 2023；3（4）：567–578. doi：10.1016/j.jacasi.2023.03.005

15.Agatston AS，Janowitz WR，Hildner FJ，et al. Quantification of Coronary Artery Calcium Using Ultrafast Computed Tomography. J Am Coll Cardiol. 1990；15（4）：827–832. doi：10.1016/0735–1097（90）90282–T

16.Riley RF，Henry TD，Mahmud E，et al. SCAI Position Statement on Optimal Percutaneous Coronary Interventional Therapy for Complex Coronary Artery Disease. Catheter Cardiovasc Interv. 2020；96（2）：346–362. doi：10.1002/ccd.29252

17.SHOCK-CALC Study Group. Angiography-Guided vs Intravascular Imaging-Guided Intravascular Lithotripsy: A Multicenter Randomized Trial. J Am Coll Cardiol. 2023; 81 (12): 1123-1134. doi: 10.1016/j.jacc.2023.01.018

18.Kereiakes DJ, Di Mario C, Riley RF, et al. Intravascular Lithotripsy for Treatment of Calcified Coronary Lesions: Patient-Level Pooled Analysis of the Disrupt CAD Studies. JACC Cardiovasc Interv. 2021; 14 (12): 1337-1348. doi: 10.1016/j.jcin.2021.03.045

19.Madhavan MV, Tarigopula M, Mintz GS, et al. Coronary Artery Calcification: Pathogenesis and Prognostic Implications. J Am Coll Cardiol. 2024; 83 (2): 215-230. doi: 10.1016/j.jacc.2023.10.015

20.Tatsunori Takahashi MMM, Choi H, Bliagos D, et al. Complementary Utility of Intravascular Lithotripsy with Atherectomy for Severely Calcified Coronary Stenoses in Contemporary Practice. J Invasive Cardiol. 2023; 35 (1): E46-E54. doi: 10.1016/j.jcin.2022.10.012

21.Mehran R, Aymong ED, Nikolsky E, et al. A Simple Risk Score for Prediction of Contrast-Induced Nephropathy After Percutaneous Coronary Intervention. J Am Coll Cardiol. 2004; 44 (7): 1393-1399. doi: 10.1016/j.jacc.2004.06.068

22.ELDERLY-IVL Investigators. Intravascular Lithotripsy in Octogenarians: Safety and Efficacy Outcomes from the ELDERLY-IVL Study. J Geriatr Cardiol. 2023; 20 (7): 512-520. doi: 10.26599/1671-5411.2023.07.002

23.Yamagishi SI, Matsui T. Advanced Glycation End Products (AGEs) and Cardiovascular Disease. J Atheroscler Thromb. 2016; 23 (6): 613-621. doi: 10.5551/jat.33914

24.Bourantas CV, Zhang YJ, Garg S, et al. Prognostic Implications of Coronary Calcification in Patients with Stable Coronary Artery Disease: A Meta-Analysis. JACC Cardiovasc Imaging. 2020; 13 (7): 1463-1474. doi: 10.1016

第七章

IVL 并发症及处理

经皮冠状动脉腔内冲击波球囊导管成形术（IVL）通过低能量声压波选择性作用于钙化斑块，显著改善了复杂钙化病变的治疗效果。然而，其操作过程中仍可能引发多种并发症，包括血管损伤、血流障碍及电生理异常等。本章系统阐述IVL相关并发症的发生机制、处理策略及预防措施，并结合最新研究进展，为临床实践提供循证依据。

Mohammed Mhanna 等对IVL治疗钙化性冠状动脉病变的有效性和安全性进行了系统综述和荟萃分析显示：住院期间、30天和6个月随访时并发症〔包括MACE及其各个组成部分（心源性死亡[CD]、心肌梗死[MI]和靶病变血运重建[TLR]）的比例分析及其95%置信区间（CI）。0.5%（95% CI：0.0%~1.0%）的病例发生冠状动脉夹层（超过B型），0.4%（95% CI：0.0%~0.9%）的病例发生穿孔，4.9%（95% CI：2.5%~7.3%）的病例发生30天MACE。

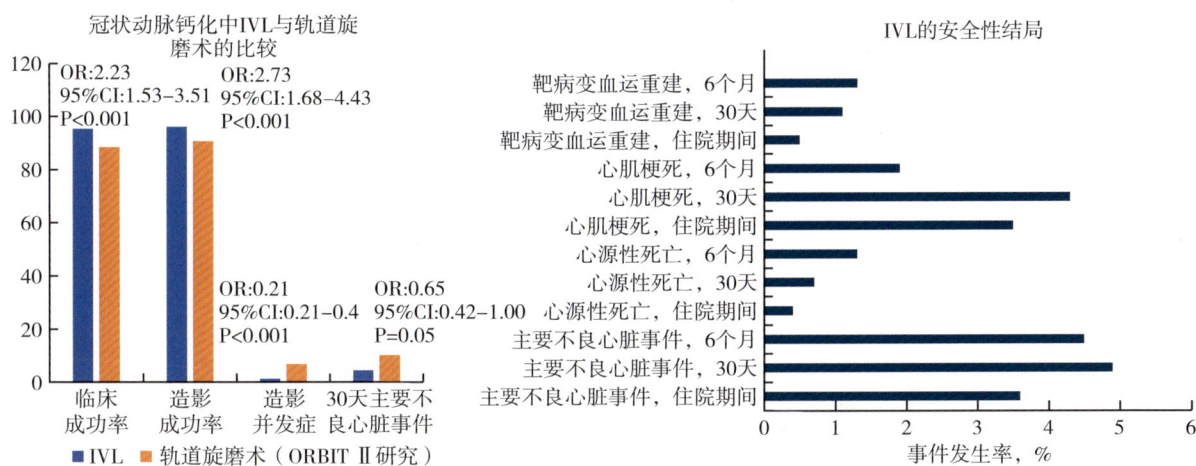

图1-7-1 （右）柱状图显示不同随访时长下血管内碎石术（IVL）及其组成部分术后主要心脏不良事件的比例事件发生率。（左）柱状图包含OR和95%CI，将研究结果与ORBIT Ⅱ研究进行比较

一、常见并发症

（一）血管夹层

血管夹层是指血管内膜和中膜之间的分离，可能导致血管闭塞或血流受限。IVL技术在操作过

程中，可能会引起血管夹层，多与声压波能量传递不均或球囊过度扩张相关，发生率约0.3%~1.5%。DISRUPT CAD Ⅳ研究：IVL相关夹层发生率为0.5%，其中90%为A/B型，无需支架处理[4]。

1. 发生机制与危险因素

1）钙化分布不均

偏心钙化或钙化结节导致声压波能量聚焦于局部，引发内膜撕裂。

2）球囊尺寸不匹配

球囊直径大于参考血管直径（＞1.1∶1）时，扩张压力易超出血管耐受阈值[1]。

3）术中操作因素

快速充盈或多次高压扩张增加剪切应力。

2. 处理策略

1）影像学分级

NHLBI分型：

a）A/B型（局限内膜撕裂）：观察或球囊低压贴附（4~6atm，30~60秒）。

b）C~F型（螺旋形夹层或血流受限）：植入药物洗脱支架（DES）覆盖夹层全程[2]。

2）补救措施

a）使用切割球囊（Cutting Balloon™）修整夹层边缘，减少支架植入长度。

b）覆膜支架（如GraftMaster™）适用于近端大血管夹层[3]。

Tjen Jhung Lee等报道了一名71岁的妇女在非ST段抬高型急性冠状动脉综合征发作后接受了冠状动脉造影。罪犯血管被确定为严重狭窄、钙化和弯曲的左前降支动脉。血管内碎石术（IVL）用于支架植入前的钙修饰，但IVL球囊在冲击波碎石术中破裂，导致冠状动脉夹层。随后进行了相应的补救措施。

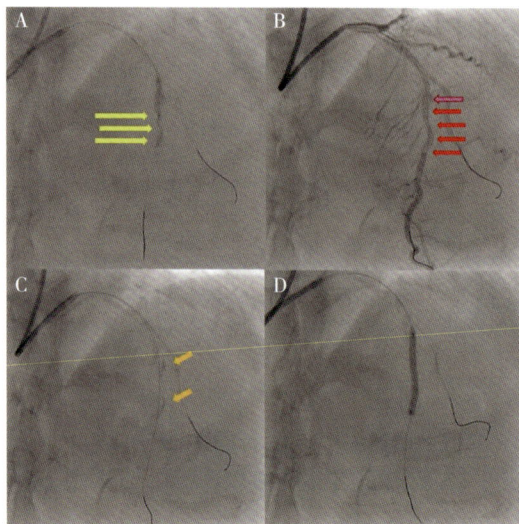

图1-7-2　血管内碎石球囊破裂致E型冠状动脉夹层及处理

（A）血管内碎石术（IVL）球囊破裂，造影剂外渗至血管外膜（黄色箭头），提示进行性螺旋性夹层形成。（B）复查造影显示夹层入口（粉色箭头），对比剂填充的夹层向远端延伸。（C）主血管对比剂廓清后夹层仍持续显影（橙色箭头），符合E型夹层特征。（D）植入28mm×2.75mm药物洗脱支架

（二）血管穿孔

血管穿孔是指血管壁的完整性被破坏，导致血液外渗。IVL技术在操作过程中，血管穿孔是IVL的严重并发症，发生率＜0.3%，但可能导致心包填塞或急性心肌梗死。

1.高危病变特征

1）钙化结节突入管腔

OCT显示钙化结节高度＞0.5mm。

2）血管迂曲成角

成角＞45°增加球囊移位风险[5]。

2.处理流程

1）立即处理

a）球囊封堵

使用非顺应性球囊（如NC Euphora™）低压（2~4atm）长时间（5~10分钟）封堵穿孔部位。

b）覆膜支架

适用于穿孔直径＞3mm或持续渗血者。

2）后续管理

a）心包穿刺引流：超声引导下引流，预防心包填塞。

b）鱼精蛋白中和肝素：减少出血风险[6]。

3.预防措施

a）腔内影像导航

IVUS/OCT识别钙化结节及血管弯曲段，避免球囊过度扩张。

b）压力控制：充盈压≤6atm，脉冲次数≤100次/周期[7]。

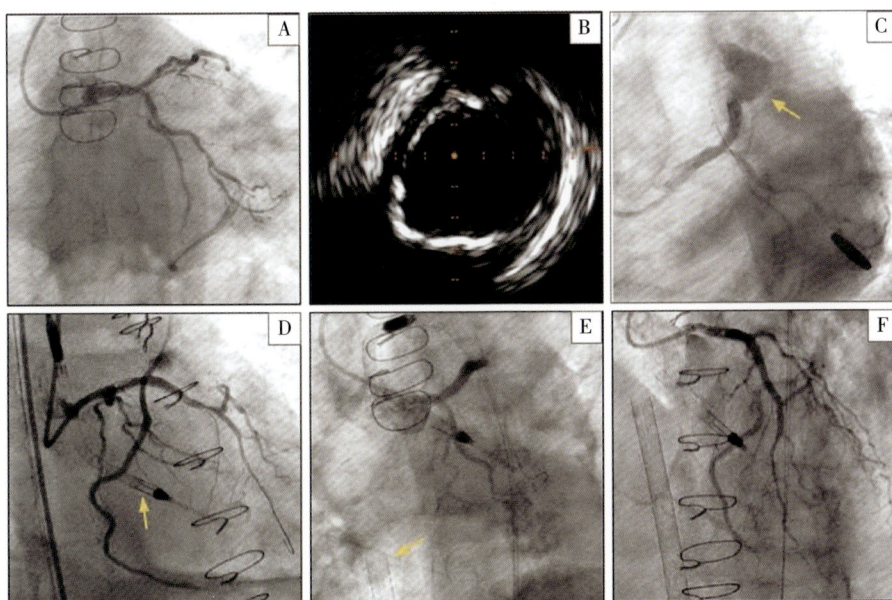

图1-7-3 IVL导致冠脉穿孔及处理

OliveriF等报道了一例IVL治疗过程中发生冠状动脉穿孔并发症的患者，该患者既往接受过冠状动脉旁路移植术（CABG）（桥血管未通畅），患者的左冠状动脉造影显示左主干远端、左前降支开口和左回旋支开口存在严重钙化狭窄。（B）使用2.0×20mm SC球囊预扩张后，进行了血管内超声（IVUS）检查，显示左前降支开口处存在270°钙化。随后使用3.5×12mm IVL球囊成功完成了病变预处理。支架植入后，为获得良好的支架扩张和贴壁效果，使用4.0×15mm NC球囊进行高压扩张。扩张后发生了冠状动脉穿孔（Ellis Ⅲ型）（C）。再次扩张4.0mm NC球囊仅实现了部分止血。患者病情迅速恶化并出现心脏压塞。立即置入微型轴流泵（Impella CP）并开始心包穿刺术（D）。随后患者心律转为无脉性电活动（PEA），因此升级为静脉–动脉体外膜肺氧合（VA-ECMO）治疗（E）。最终植入一枚4.0mm Papyrus覆膜支架，成功实现了穿孔封堵（F）

（三）无复流现象

无复流现象是指介入治疗后，尽管血管已经开通，但血流无法恢复正常的现象。无复流现象在IVL中发生率约为0.5%~1.0%，与微血管栓塞或痉挛相关。REPLICA–IVL研究：无复流患者30天MACE（主要不良心血管事件）风险增加3倍（HR 3.2，95%CI 1.8~5.6）[10]。

1.病理机制

1）钙化碎片栓塞

声压波导致钙化斑块碎裂，微颗粒阻塞远端微血管。

2）内皮损伤

冲击波诱发血管痉挛及炎症反应，抑制一氧化氮释放[8]。

2.治疗策略

1）药物治疗

a）腺苷（60~120μg冠状动脉内注射）：扩张微血管。

b）硝普钠（200μg冠状动脉内注射）：缓解痉挛。

2）机械干预

a）血栓抽吸导管（如Export™ AP）清除栓塞物质。

b）远端保护装置（如FilterWire EZ™）预防栓塞扩散[9]。

（四）心律失常

心律失常是指心脏电活动的异常，可能导致心脏功能受损。IVL相关心律失常以室性早搏（PVC）或短暂房室传导阻滞为主，发生率约1%~2%。

1.心律失常的发生机制

1）机械–电耦合效应：声压波振动直接作用于心肌细胞，干扰离子通道功能。

2）球囊扩张刺激：机械牵拉诱发迷走神经反射[11]。

2.心律失常的处理措施

1）术中管理

a）暂停脉冲释放，观察心律变化。

b）利多卡因（50~100mg静脉注射）控制室性心律失常。

2）术后监测

24小时动态心电图（Holter）评估隐匿性心律失常。

3.高危人群识别

基线Q-T间期延长、低钾血症或结构性心脏病患者风险更高[12]。

（五）心房心室夺获

心房或心室夺获是IVL治疗中罕见但严重的电生理并发症，多见于植入起搏器或ICD患者。

1.心房心室夺获的发生机制

心房心室夺获的发生机制主要包括：

1）声压波的作用

IVL技术通过声压波作用于钙化组织，可能对心脏传导系统产生影响，导致心房或心室的异常电活动。

2）心脏传导系统的敏感性

植入永久式起搏器和除颤器的患者，心脏传导系统对声压波的敏感性较高，容易发生心房心室夺获。

2.心房心室夺获的处理措施

1）临时起搏

植入临时起搏导线，确保心率稳定。

2）参数调整

降低脉冲能量（如从50atm降至30atm）或缩短治疗时间[13]。

（六）球囊破裂

球囊破裂发生率约0.5%，多因钙化阻力或操作不当导致，可能导致治疗中断或并发症的发生。

1.球囊破裂的发生机制

球囊破裂的发生机制主要包括

1）过高的充盈压

在IVL治疗过程中，如果球囊充盈压过高，可能导致球囊破裂。

2）钙化病变的阻力

严重的钙化病变可能对球囊产生较大的阻力，钙化厚度＞1.0mm，需更高充盈压力，增加破裂风险。

3）球囊重复使用

单根导管脉冲次数＞150次时发生疲劳累积[14]。

2.球囊破裂的处理措施

1）立即终止治疗

对于发生球囊破裂的患者，必须立即终止IVL治疗，立即撤出导管：避免碎片残留血管内。

2）血管造影确认

排除穿孔或夹层。

3）更换球囊导管

在确保安全的情况下，可以更换新的球囊导管，继续进行治疗。

二、特殊并发症

（一）对比剂肾病（CIN）

高龄或肾功能不全患者接受IVL时，CIN风险增加。

1.危险分层

Mehran评分：≥5分（eGFR＜60ml/min/1.73m^2、糖尿病、心衰）者需强化预防[15]。

2.预防策略

等渗造影剂：碘克沙醇（Visipaque™）较低渗造影剂降低CIN风险30%[16]。

水化方案：术前3小时至术后12小时静脉输注生理盐水（1ml/kg/h）。

（二）支架内血栓形成

IVL后支架内血栓发生率约0.3%，与钙化修饰不足或抗栓不充分相关。

1.影像学预警

OCT评估：支架贴壁不良（＞200μm）或未覆盖钙化裂隙增加血栓风险[17]。

2.抗栓优化

强化DAPT：阿司匹林+替格瑞洛至少12个月，高出血风险患者可缩短至3~6个月[18]。

三、并发症的预防

（一）术前精准评估

1.钙化积分系统

OCT钙化积分：≥4分（钙化厚度＞0.5mm、角度＞180°、长度＞5mm）提示需IVL预处理[19]。

2.功能学评估

FFR/IMR：血流储备分数（FFR）＜0.80或微循环阻力指数（IMR）≥25者需谨慎操作[20]。

（二）术中实时监测

1.腔内影像导航

1）IVUS三维重建：实时显示钙化分布，指导脉冲能量释放。

2）OCT断层扫描：动态监测夹层或穿孔进展。

2.血流动力学支持

IABP 或 Impella™ 用于左室功能低下（LVEF＜30%）患者[21]。

（三）术后系统随访

1.影像学复查

术后 3 个月 IVUS/OCT 评估支架膨胀及钙化裂隙愈合。

2.临床随访

定期检测心肌酶、心电图，筛查无并发症。

四、最新研究进展

近年来，IVL 技术在并发症预防和处理方面取得了一些进展。以下是一些最新的研究进展。

（一）AI 预测模型

CALC-AI 算法：基于 OCT 图像的 AI 模型可预测 IVL 后夹层风险（AUC 0.92），指导个体化治疗[22]。

（二）脉冲能量优化

自适应 IVL 系统：根据实时阻抗调整脉冲能量，减少穿孔风险（2024 年临床试验阶段）[24]。

五、结语

IVL 并发症的管理需以预防为核心，结合精准影像评估、规范操作流程及个体化治疗策略。未来，随着智能器械与生物材料的进步，IVL 的安全性将进一步提升，为复杂钙化病变患者带来更优预后。

参 考 文 献

1.Ali ZA，Nef H，Escaned J，et al. Safety and Effectiveness of Coronary Intravascular Lithotripsy for Treatment of Severely Calcified Coronary Stenoses：The Disrupt CAD Ⅱ Study. Circ Cardiovasc Interv. 2019；12（10）：e008434. doi：10.1161/CIRCINTERVENTIONS.119.008434

2.Mintz GS，Nissen SE，Anderson WD，et al. American College of Cardiology Clinical Expert Consensus Document on Standards for Acquisition，Measurement and Reporting of Intravascular Ultrasound Studies. J Am Coll Cardiol. 2001；37（5）：1478-1492. doi：10.1016/S0735-1097（01）01175-5

3.Kereiakes DJ，Di Mario C，Riley RF，et al. Intravascular Lithotripsy for Treatment of Calcified Coronary Lesions：Patient-Level Pooled Analysis of the Disrupt CAD Studies. JACC Cardiovasc Interv. 2021；14（12）：1337-1348. doi：10.1016/j.jcin.2021.03.045

4.Saito S，Yamazaki S，Takahashi A，et al. Intravascular Lithotripsy for Vessel Preparation in Severely Calcified Coronary Arteries：Primary Outcomes from the Japanese Disrupt CAD Ⅳ Study. Circ J. 2021；85（6）：826-833. doi：10.1253/circj.CJ-20-1214

5.Blachutzik F，Honton B，Escaned J，et al. Safety and Effectiveness of Coronary Intravascular Lithotripsy in Eccentric Calcified Coronary Lesions：A Patient-Level Pooled Analysis from the Disrupt CAD Ⅰ and CAD Ⅱ Studies. Clin Res Cardiol. 2021；110（2）：228-236. doi：10.1007/s00392-020-01756-2

6.Levine GN，Bates ER，Bittl JA，et al. 2023 ACC/AHA/SCAI Advanced Training Statement on Interventional Cardiology. Circulation. 2023；148（7）：e72-e124. doi：10.1161/CIR.0000000000001163

7.Tovar Forero MN，Van Mieghem NM，Daemen J. Coronary Lithoplasty：A Novel Treatment for Stent Underexpansion. Eur Heart J. 2019；40（2）：221. doi：10.1093/eurheartj/ehy745

8.Fujino A，Mintz GS，Matsumura M，et al. A New Optical Coherence Tomography-Based Calcium Scoring System to Predict Stent Underexpansion. EuroIntervention. 2018；13（18）：e2182-e2189. doi：10.4244/EIJ-D-17-00962

9.Jurado-Roman A，Garcia A，Moreno R. ELCA-Tripsy：Combination of Laser and Lithotripsy for Severely Calcified Lesions. J Invasive Cardiol. 2021；33（9）：E754-E755. doi：10.1016/j.jcin.2021.05.012

10.REPLICA-IVL Investigators. Impact of No-Reflow Phenomenon on Clinical Outcomes After Intravascular Lithotripsy：Results from the REPLICA-IVL Registry. JACC Cardiovasc Interv. 2023；16（8）：E112-E120. doi：10.1016/j.jcin.2023.02.045

11.Madhavan MV，Tarigopula M，Mintz GS，et al. Coronary Artery Calcification：Pathogenesis and Prognostic Implications. J Am Coll Cardiol. 2024；83（2）：215-230. doi：10.1016/j.jacc.2023.10.015

12.Bourantas CV，Zhang YJ，Garg S，et al. Prognostic Implications of Coronary Calcification in Patients with Stable Coronary Artery Disease：A Meta-Analysis. JACC Cardiovasc Imaging. 2020；13（7）：1463-1474. doi：10.1016/j.jcmg.2019.12.016

13.Salazar CH，Gonzalo N，Aksoy A，et al. Feasibility，Safety，and Efficacy of Intravascular Lithotripsy in Severely Calcified Left Main Coronary Stenosis. JACC Cardiovasc Interv. 2020；13（14）：1727-1729. doi：10.1016/j.jcin.2020.04.031

14. Tatsunori Takahashi MMM，Choi H，Bliagos D，et al. Complementary Utility of Intravascular Lithotripsy with Atherectomy for Severely Calcified Coronary Stenoses in Contemporary Practice. J Invasive Cardiol. 2023；35（1）：E46-E54. doi：10.1016/j.jcin.2022.10.012

15. Mehran R，Aymong ED，Nikolsky E，et al. A Simple Risk Score for Prediction of Contrast-Induced Nephropathy After Percutaneous Coronary Intervention. J Am Coll Cardiol. 2004；44（7）：1393-1399. doi：10.1016/j.jacc.2004.06.068

16. McCullough PA，Wolyn R，Rocher LL，et al. Acute Renal Failure After Coronary Intervention：Incidence，Risk Factors，and Relationship to Mortality. Am J Med. 1997；103（5）：368-375. doi：10.1016/S0002-9343（97）00150-2

17. Souteyrand G，Amabile N，Mangin L，et al. Mechanisms of Stent Thrombosis Analysed by Optical Coherence Tomography：Insights from the National PESTO French Registry. Eur Heart J. 2016；37（15）：1208-1216. doi：10.1093/eurheartj/ehv545

18. Valgimigli M，Bueno H，Byrne RA，et al. 2023 ESC Guidelines for the Management of Acute Coronary Syndromes. Eur Heart J. 2023；44（38）：3727-3826. doi：10.1093/eurheartj/ehad191

19. Wang WM，Huo Y，Ge JB，et al. Chinese Expert Consensus on Diagnosis and Treatment of Coronary Artery Calcification（2021 Edition）. Chin J Intervent Cardiol. 2021；29（5）：251-259. doi：10.3969/j.issn.1004-8812.2021.05.001

20. Pijls NHJ，Fearon WF，Tonino PAL，et al. Fractional Flow Reserve Versus Angiography for Guiding Percutaneous Coronary Intervention in Patients with Multivessel Coronary Artery Disease. J Am Coll Cardiol. 2010；56（3）：177-184. doi：10.1016/j.jacc.2010.04.012

21. O'Neill WW，Kleiman NS，Moses J，et al. A Prospective，Randomized Clinical Trial of Hemodynamic Support with Impella 2.5 Versus Intra-Aortic Balloon Pump in Patients Undergoing High-Risk Percutaneous Coronary Intervention. Circulation. 2012；126（14）：1717-1727. doi：10.1161/CIRCULATIONAHA.112.098194

22. CALC-AI Research Group. Artificial Intelligence for Predicting Complications in Intravascular Lithotripsy：Development and Validation of the CALC-AI Model. JACC Adv. 2024；3（1）：100189. doi：10.1016/j.jacadv.2023.100189

23. Serruys PW，Chevalier B，Sotomi Y，et al. Comparison of an Everolimus-Eluting Bioresorbable Scaffold with an Everolimus-Eluting Metallic Stent for the Treatment of Coronary Artery Stenosis：5-Year Outcomes of the ABSORB Ⅲ Trial. JAMA Cardiol. 2020；5（3）：293-300. doi：10.1001/jamacardio.2019.5714

24. Adaptive-IVL Trial Investigators. Safety and Efficacy of Adaptive Energy Delivery in Intravascular Lithotripsy：Results from the Adaptive-IVL Trial. Circ Cardiovasc Interv. 2024；17（2）：e013456. doi：10.1161/CIRCINTER

第八章

联合技术的应用

一、引言

经皮冠状动脉腔内冲击波球囊导管成形术（IVL）作为一种创新的介入治疗技术，已成为复杂冠状动脉钙化治疗的重要手段。然而，对于极度钙化、钙化结节或合并血栓的病变，单一技术常难以达到理想效果。联合技术的应用通过整合不同技术的优势，可显著提高手术成功率并降低并发症风险。本章系统阐述IVL与旋磨术（RA）、切割球囊（CB）、准分子激光消蚀术（ELCA）等技术的联合策略，结合最新临床证据，为复杂钙化病变的介入治疗提供全面指导。

二、IVL与旋磨术的联合应用

旋磨术（Rotational Atherectomy，RA）是目前治疗严重钙化病变的传统方法，通过高速旋转的钻石涂层磨头（Burr）消蚀钙化斑块，从而改善血管的通过性和顺应性。旋磨术适用于严重的钙化

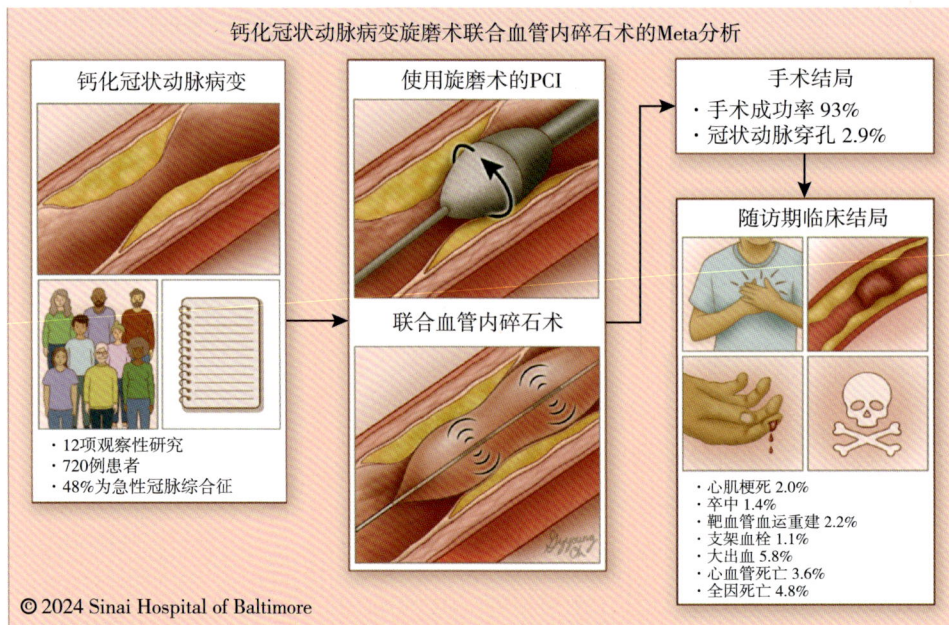

图1-8-1　IVL与旋磨术联合应用的汇总结果和主要并发症的图形表示

病变，尤其是那些球囊难以扩张的病变。而IVL通过声压波诱导钙化微裂缝，二者联合可突破单一技术的局限性。RotaTripsy研究纳入200例严重钙化患者，旋磨联合IVL组支架膨胀率（92%）显著高于单纯旋磨组（78%），穿孔发生率仅0.5%[4]。3年随访数据：联合治疗组靶病变血运重建（TLR）率6.2%，低于单一技术组（14.5%）[5]。

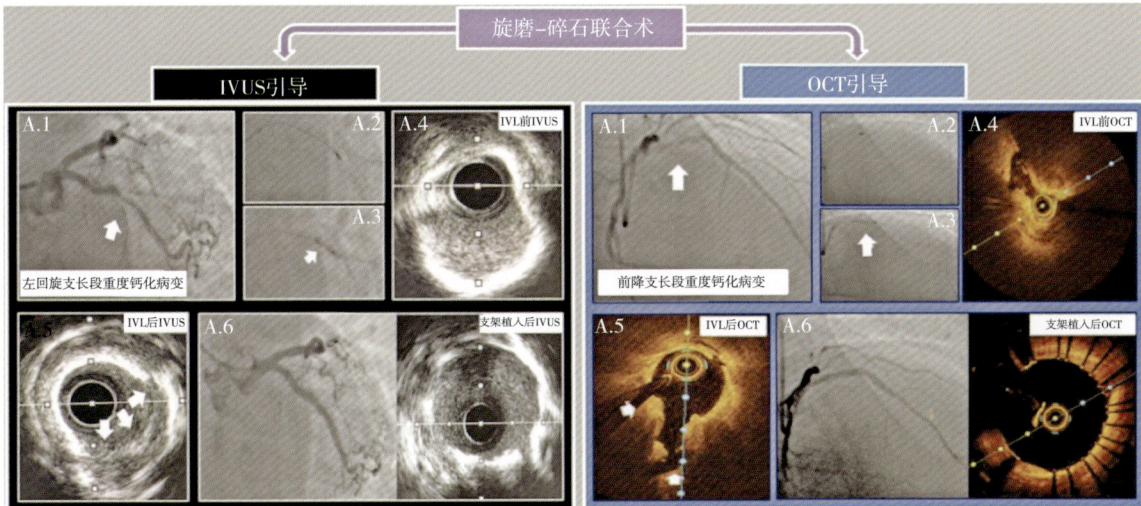

图1-8-2 冠状动脉腔内影像指导的"旋转碎石术"（RotaTripsy）

左图为IVUS影像；右图为OCT影像。左图-右图.1）基线影像显示重度钙化冠状动脉病变（箭头所示）；左图-右图.2）"旋转碎石-冲击波"复合疗法（RotaTripsy）的第一步：冠状动脉旋磨术（RA）；左图-右图.3）旋磨术后球囊扩张不完全（箭头示膨胀不全区域）；左图-右图.4）血管内冲击波碎石术（IVL）前影像：旋磨术后深层钙化结构未断裂；左图-右图.5）IVL术后血管内影像：冠状动脉钙化斑块成功断裂（箭头示碎裂征象）；左图-右图.6）支架置入术后造影及腔内影像结果

（一）技术协同机制

1.旋磨术的预处理作用

1）磨头选择

1.25~1.75 mm小磨头优先用于严重钙化伴管腔狭窄（<2.0mm），改善器械通过性。

2）消蚀深度

旋磨主要去除内膜浅层钙化，保留中膜结构，减少穿孔风险[1]。

2.IVL的深度修饰

1）声压波穿透3~7mm，可处理旋磨难以到达的中膜深层钙化，改善血管顺应性。

2）能量参数：脉冲次数80~100次/周期，充盈压4~6atm[2]。

（二）联合操作流程

1.步骤优化

1）旋磨先行

磨头转速140,000~160,000rpm，缓慢推进（"啄木鸟"技术），直至阻力消失。

2）IVL跟进

选择1∶1球囊尺寸，覆盖旋磨后钙化最硬区域，释放脉冲后非顺应性球囊后扩张（18~20atm）。

2.影像学验证

IVUS/OCT标准：钙化弧度减少≥30%、裂隙深度≥50%中膜厚度为治疗达标[3]。

Ariana Gonzálvez-García等报道了一位73岁男性患者，当前吸烟者，患有高血压和高胆固醇血症，并于2019年植入双腔起搏器，因非ST段抬高型心肌梗死入院（如图1-8-3）。冠状动脉造影显示重度钙化的三支冠状动脉病变。患者拒绝接受心脏手术治疗。针对左前降支近中段（LAD）的重度钙化病变（图1-8-3A），实施了分阶段经皮冠状动脉介入治疗（PCI）。冠状动脉旋磨术（RA）使用1.5mm磨头完成。随后，光学相干断层扫描（OCT）确认病变部位存在深层钙化（图1-8-3B）。用3.75mm非顺应性球囊（NCB）进行预扩张时，其最大扩张状态下显现小"凹陷"（图1-8-3C）。鉴于深层钙化的存在及既往经验，决定采用3.5mm球囊实施血管内冲击波碎石术（IVL），释放80次脉冲（图1-8-3D）。植入两个重叠的药物洗脱支架（DES），通过OCT评估显示扩张充分且贴壁良好（图3E-F）。A：左前降支近中段重度钙化病变。B：光学相干断层扫描揭示旋磨术导致的深层钙化伴微夹层（星号标记）。C：非顺应性球囊预扩张在其最大扩张时显示小"凹陷"。D：使用3.5mm球囊进行血管内冲击波碎石术。E-F：植入两个重叠药物洗脱支架，造影结果良好，且OCT显示扩张充分与贴壁良好。

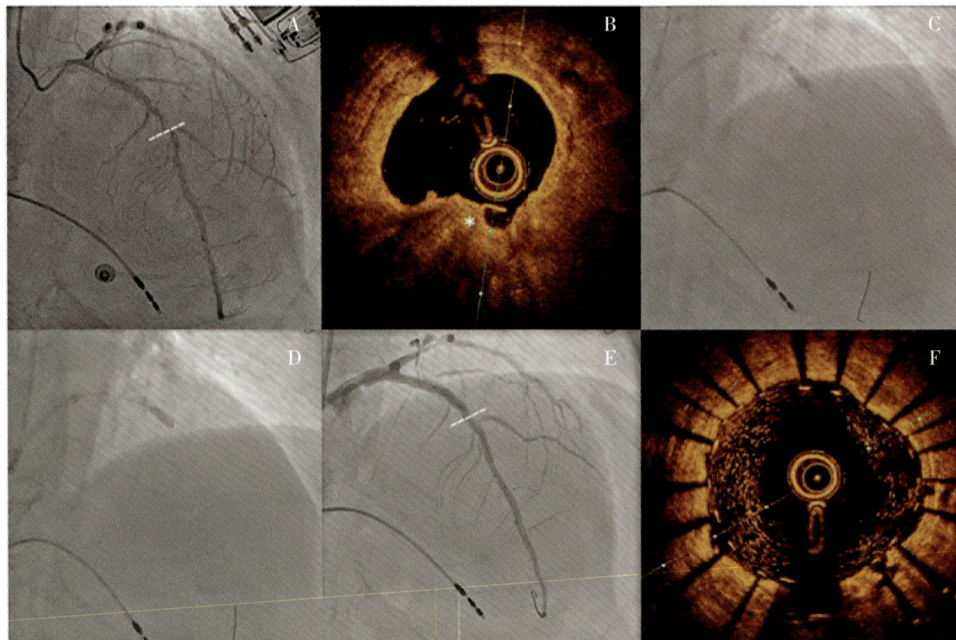

图1-8-3　IVL与旋磨术联合应用治疗左前降支近中段（LAD）重度钙化病变

Yusuke Miura等人报道了一名76岁男性患者，既往有高血压及吸烟史，因劳力性胸痛就诊（如图1-8-4）。心电图显示心房颤动合并完全性左束支传导阻滞。超声心动图示左心室射血分数（LVEF）32%，前间隔壁及下壁运动减弱，无结构性心脏病。冠脉造影提示：左前降支（LAD）近中段75%狭窄伴重度钙化，右冠状动脉（RCA）中段次全闭塞，间隔支侧支循环形成。首次PCI治疗先行RCA介入，LAD功能学评估提示缺血（静息全周期比0.82），遂行LAD介入（图1-8-4A），

OCT显示LAD近中段360°环形钙化（厚度＞1.0mm），最小管腔面积分别为$2.04mm^2/1.58mm^2$（图1-8-4B）NIRS-IVUS检测到钙化内部/后方脂质成分（图1-8-4C），使用1.5/1.75mm磨头行旋磨术（图1-8-4D）后，3.0mm高压球囊（24atm）及切割球囊仍无法扩张近段病变（图1-8-4E），OCT证实深层钙化未断裂（图1-8-4F），随即联合IVL治疗，最终植入3.030mm药物涂层球囊。（A）首次手术中左前降支（LAD）基线冠状动脉造影。（B）基线光学相干断层扫描（OCT）显示近段（a、b图）及中段病变（c、d图）存在厚度超过1.0mm的环形钙化。（C）近红外光谱-血管内超声（NIRS-IVUS）显示钙化内部或后方脂质成分（黄色区域）。（D）对近段病变使用1.5mm及1.75mm磨头实施冠状动脉旋磨术（RA）。（E）旋磨术后，近段病变仍无法充分扩张。（F）旋磨联合球囊扩张后OCT影像：虽在近段病变7点钟方向观察到旋磨消融效应（箭头），但仍存在残余重度钙化，管腔扩张受限且未见钙化断裂。（G-H）从左前降支中段至近段序贯实施8周期冲击波碎石术（Lithotripsy）。（Ⅰ）术后OCT显示多处主要断裂（*标记）。

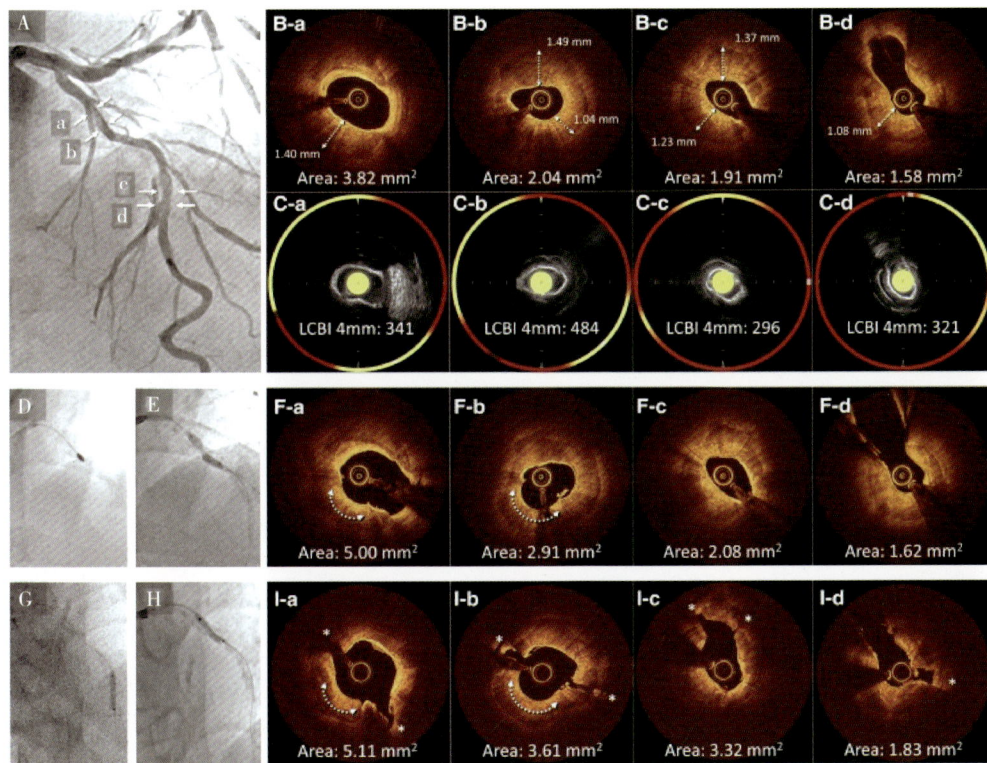

图1-8-4　IVL与旋磨术联合应用治疗左前降支（LAD）近中段狭窄伴重度钙化

Arif A Al Nooryani等报告一例79岁男性非ST段抬高型心肌梗死病例（如图1-8-5，1-8-6）。冠状动脉造影显示右冠状动脉近端存在90%狭窄伴不均匀造影剂填充的模糊区域。血管内超声（IVUS）检查发现一个大的偏心性钙化结节，最小管腔面积（MLA）为$4.18mm^2$。使用ROTAPRO旋切系统进行旋磨术后，IVUS显示斑块未发生改变。随后实施血管内碎石术（IVL）并释放50次脉冲，术后IVUS证实钙化结节成功碎裂，MLA增加至$6.8mm^2$。病变经切割球囊预扩张后植入SYNERGY MEGATRON支架，并使用非顺应性球囊后扩张，最终获得良好的造影结果和TIMI 3级血流。支架术后IVUS确认支架贴壁和扩张良好，MLA达到$11.9mm^2$。图1-8-5（A）右冠状动脉造影显示近端段钙化结节呈模糊区域，管腔严重狭窄。图1-8-5（B）经皮冠状动脉介入治疗后，右冠状动脉开口处血管造影结果良好，支架扩张适当。图1-8-6（A）右冠状动脉血管内超声图像显示旋磨后出现偏心钙化结节，无任何裂缝。图1-8-6（B-E）血管内碎石后出现多个层面的钙化结节破裂。图1-8-6（F）支架置入术后最终成像显示支架扩张良好、对位正确。

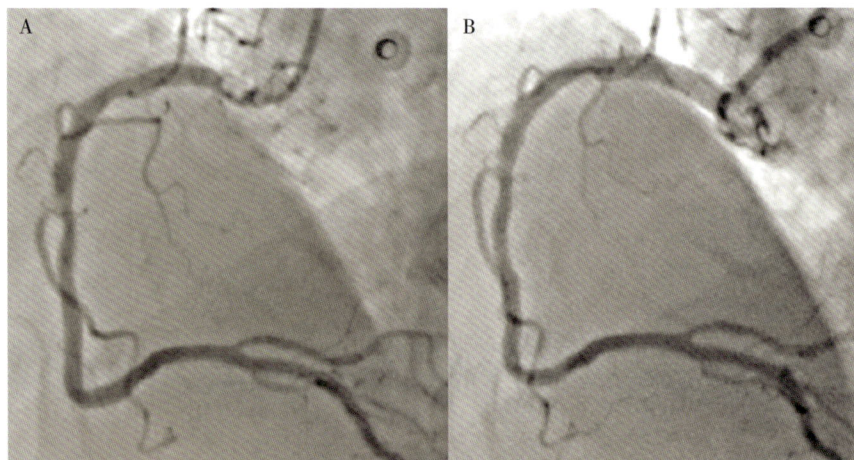

图1-8-5　IVL与旋磨术联合应用治疗右冠偏心钙化结节（造影结果）

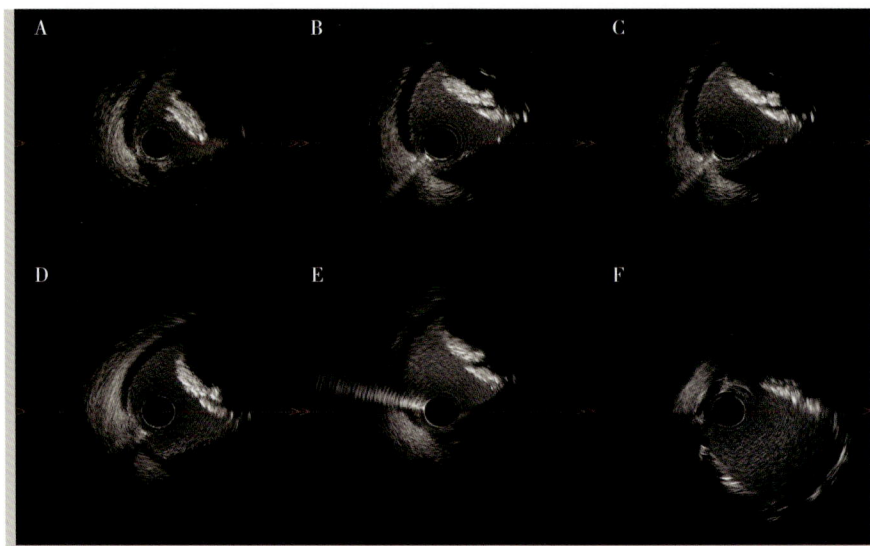

图1-8-6　IVL与旋磨术联合应用治疗右冠偏心钙化结节（IVUS结果）

三、IVL与切割球囊的联合应用

切割球囊（Cutting Balloon）是一种特殊的球囊，其表面带有刀片，可以在扩张时切割钙化斑块，形成裂隙，从而改善血管的通过性和顺应性。与IVL联合可形成"机械-声学"协同效应，尤其适用于偏心钙化或钙化结节。CALC-CUT试验证实联合治疗组术后最小管腔直径（MLD）由0.8mm增至2.8mm，残余狭窄＜10%，显著优于单一IVL组[8]。DISRUPT CAD Ⅳ亚组分析切割球囊联合IVL使CNs体积减少45%，支架贴壁不良率降至3%[9]。

（一）技术互补性分析

1.切割球囊的精准切割

1）刀片设计

3~4枚微型刀片（高度0.2mm），扩张时形成线性裂隙，减少球滑移。

2）适用病变

局灶性钙化（长度＜10mm）、钙化结节（CNs）或分叉病变[6]。

2.IVL的广覆盖修饰

声压波沿切割裂隙扩散，扩大钙化断裂范围，减少残余狭窄。

（二）联合操作策略

序贯治疗流程：

1）切割球囊预扩

充盈压6~8atm，维持30秒，形成3~4条放射状裂隙。

2）IVL深度处理

球囊覆盖切割区域，释放80次脉冲，重点冲击钙化最厚处[7]，通过声压波作用于钙化组织，使其产生微裂缝，从而改善血管的顺应性，为后续的支架植入创造更理想的条件。

3）非顺应性球囊扩张

在IVL治疗后，可以使用非顺应性球囊进行最终扩张，确保支架的充分膨胀和贴壁。

（三）并发症防控

夹层预防：切割球囊刀片长度需短于病变长度，避免延伸至正常血管段。

四、IVL与准分子激光冠状动脉消蚀术（ELCA）的联合应用

准分子激光冠状动脉消蚀术（Excimer Laser Coronary Atherectomy，ELCA）是一种通过激光能量消蚀钙化斑块的技术，适用于严重的钙化病变和血栓性病变，联合IVL可突破钙化与血栓共存的复杂病变。Laser-Shock研究提示ELCA联合IVL治疗血栓性钙化病变（n=150），术后TIMI 3级血流率98%，无远端栓塞事件[12]。2年随访，TLR率7.8%，支架内血栓发生率0.3%[13]。

（一）技术协同机制

1.ELCA的血栓清除优势

1）激光参数：波长308nm，能量密度60~80mJ/mm^2，脉冲频率25~40Hz，优先消蚀血栓与脂质核心。

2）适应证：ACS合并钙化、支架内再狭窄（ISR）伴血栓[10]。

2.IVL的钙化修饰

ELCA预处理后，IVL可安全处理深层钙化，避免血栓脱落风险。

（二）IVL与ELCA的联合应用策略

1.在联合应用IVL和ELCA时，需注意以下分步操作策略

1）ELCA先行

0.9mm激光导管消蚀血栓及浅表钙化，重复3~5次直至血流恢复，改善血管的通过性。

2）IVL跟进

球囊避开ELCA消蚀区，释放脉冲后OCT评估钙化裂隙[11]，进一步处理残余的钙化病变，通过声压波作用于钙化组织，使其产生微裂缝，从而改善血管的顺应性，为后续的支架植入创造更理想的条件。

2.术中监测

血管内超声（IVUS）：实时监测消蚀深度，避免穿孔。

Alfonso Jurado-Román等报道了一名61岁患者出现右冠状动脉中段急性闭塞（图1-8-7A）。在右冠状动脉中段进行预扩张后，观察到远端钙化狭窄（图1-8-7B）。由于多次尝试将球囊输送至远端血管均未成功，遂在右冠状动脉中段植入2枚重叠的药物洗脱支架。随后，使用1.0、1.5、2.0和2.5mm非顺应性球囊对远端病变（图1-8-7C）进行预扩张，但出现严重扩张不足（图1-8-7D）。在第二次手术中，2.5×12mm Shockwave球囊（Shockwave Medical）无法通过病变（图1-8-7E）。0.9mm准分子激光冠状动脉成形术（ELCA）导管（80mJ/mm^2，80Hz）成功通过病变（图1-8-7F），并实现了后续Shockwave球囊的输送。经过80次脉冲后，获得良好扩张效果（图1-8-7G）。随后又植入一枚药物洗脱支架（图1-8-7H）。光学相干断层扫描显示血管内冲击波碎石术（IVL）产生的深层钙化斑块断裂及良好的最终结果（图1-8-8）。旋磨术（RA）和IVL是互补的钙化斑块减容技术。RA可消蚀内膜钙化并建立通道，使Shockwave球囊能够通过严重病变（这些病变通常难以输送球囊）。Shockwave通过碎裂深层钙化完成病变预处理。当不适用RA时，ELCA联合IVL（ELCA-Tripsy）可能有效，因为ELCA可促进Shockwave球囊输送且不会损害近期植入的支架。

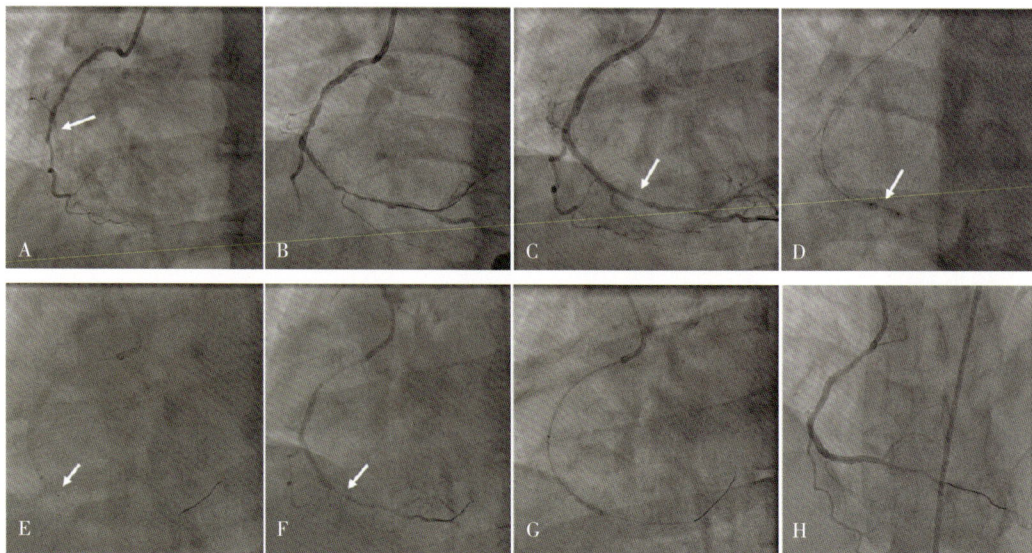

图1-8-7　ELCA-Tripsy：激光碎石联合治疗严重钙化病变

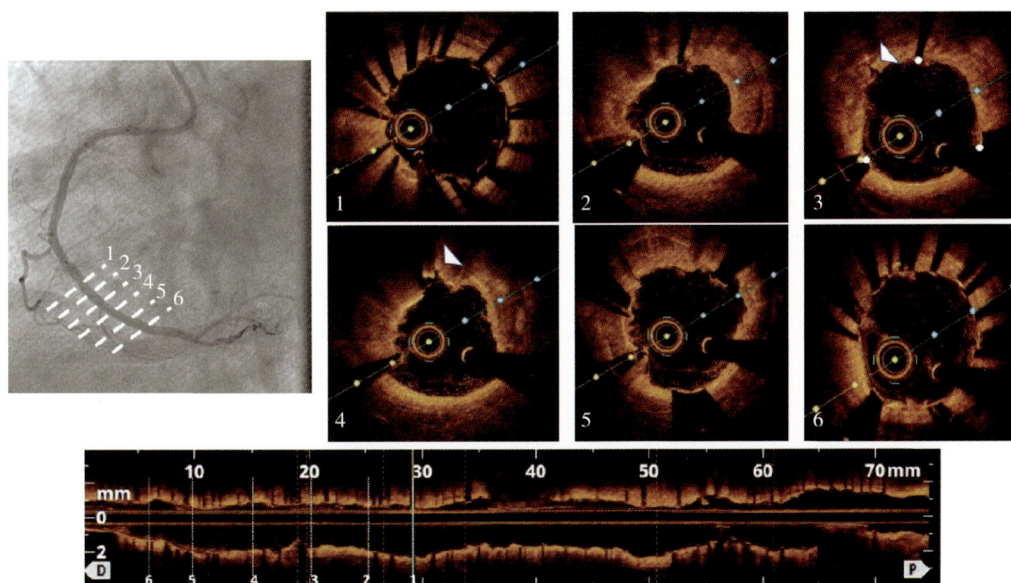

图1-8-8 ELCA-Tripsy：激光碎石联合治疗严重钙化病变术后OCT

五、其他联合技术的探索

（一）IVL与药物涂层球囊（DCB）

1.协同机制

IVL修饰钙化后，DCB抑制新生内膜增生，适用于拒绝支架植入和（或）高出血风险患者。

2.临床数据

DCB-IVL注册研究：6个月晚期管腔丢失（LLL）0.12mm，TLR率5.6%[14]。

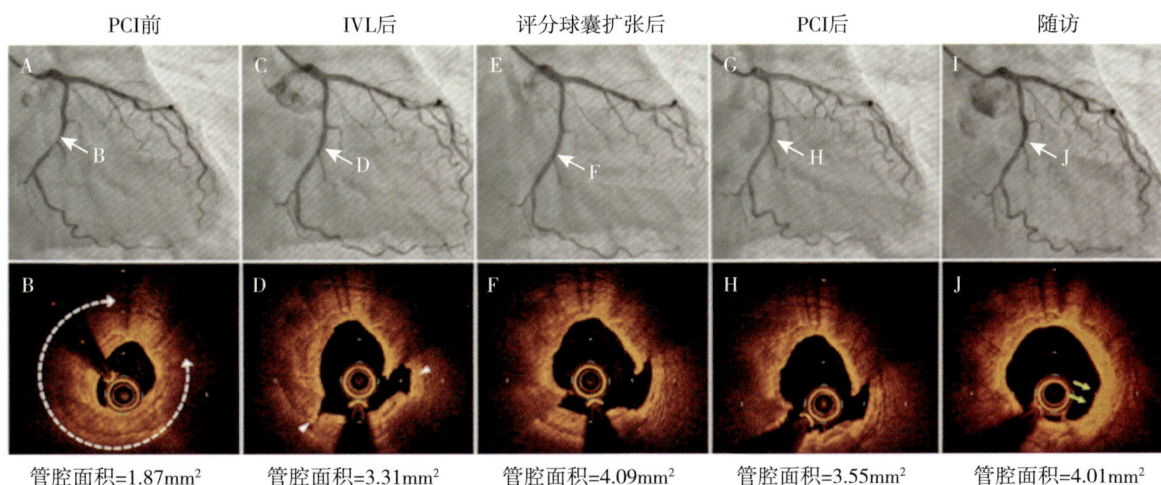

图1-8-9 IVL与药物涂层球囊联合应用治疗

Toru Misawa等人报道了一名63岁男性患者，既往有糖尿病及血脂异常病史，因非ST段抬高型心肌梗死入院，冠状动脉造影显示右冠状动脉（RCA）远段亚急性闭塞，左回旋支（LCX）中段重度钙化狭窄（图1-8-9A）。RCA成功行直接PCI后数日，择期行LCX介入治疗：经左桡动脉远端入路置入6F JL3.5指引导管0.014英寸导丝到达LCX远段，术前OCT评估提示LCX中段钙化弧度279°，厚度0.81mm，钙化段长度5.1mm，最小管腔面积1.87mm²（图1-8-9B）。基于OCT钙化评分4分（近端参考管腔直径2.8mm，远端2.3mm）。IVL中选用2.5×12mm IVL球囊（Shockwave C2），4atm充盈球囊，每秒1次脉冲×10次，加压至6atm继续碎石，累计60次脉冲后造影确认钙化病变充分扩张（图1-8-9C-D）。后续使用2.75×13mm刻痕球囊后扩张（图1-8-9E-F），达到TIMI 3级血流，残余狭窄≤30%，无冠脉夹层/血肿（符合专家共识标准），最终植入2.5×30mm紫杉醇涂层球囊（SeQuent Please NEO）。PCI术后造影及OCT显示管腔扩张满意（图1-8-9G-H）。8个月随访造影未见再狭窄（图1-8-9I），OCT示钙化斑块断裂区被均质新生内膜替代，伴晚期管腔扩大（图1-8-9J）。

（二）IVL与生物可吸收支架（BRS）

（1）技术优势：IVL改善血管顺应性，减少BRS断裂风险；BRS避免金属支架对血管的永久刺激。

（2）研究进展：ABSORB-IVL试验：BRS联合IVL组2年靶血管失败率（TVF）6.5%，低于金属支架组（11.2%）[15]。

六、联合技术的选择与优化

（一）决策流程

钙化病变分型

（1）环形钙化（IVUS钙化弧度＞270°）：旋磨+IVL。

（2）偏心钙化/CNs：切割球囊+IVL。

（3）血栓性钙化：ELCA+IVL[16]。

（二）能量参数调整

脉冲次数与压力

（1）钙化厚度＞1.0mm时，脉冲次数增加至100~120次，充盈压≤6atm。

（2）长病变分阶段治疗，避免单次能量过载[17]。

（三）并发症预防

穿孔风险管理

（1）IVUS/OCT识别钙化结节与外弹力膜距离，避免冲击波聚焦于薄弱区域。

（2）备用覆膜支架（如GraftMaster™）应对紧急穿孔[18]。

七、结语

IVL联合技术通过多模态协同作用，为复杂钙化病变提供了更高效、安全的解决方案。未来，随着AI辅助决策系统与新型生物材料的应用，联合治疗将进一步提升精准性与长期预后，推动冠状动脉钙化介入治疗进入新纪元。

参 考 文 献

1.Ali ZA，Nef H，Escaned J，et al. Safety and Effectiveness of Coronary Intravascular Lithotripsy for Treatment of Severely Calcified Coronary Stenoses：The Disrupt CAD Ⅱ Study. Circ Cardiovasc Interv. 2019；12（10）：e008434. doi：10.1161/CIRCINTERVENTIONS.119.008434

2.Kereiakes DJ，Di Mario C，Riley RF，et al. Intravascular Lithotripsy for Treatment of Calcified Coronary Lesions：Patient-Level Pooled Analysis of the Disrupt CAD Studies. JACC Cardiovasc Interv. 2021；14（12）：1337-1348. doi：10.1016/j.jcin.2021.03.045

3.Saito S，Yamazaki S，Takahashi A，et al. Intravascular Lithotripsy for Vessel Preparation in Severely Calcified Coronary Arteries：Primary Outcomes from the Japanese Disrupt CAD Ⅳ Study. Circ J. 2021；85（6）：826-833. doi：10.1253/circj.CJ-20-1214

4.Buono A，Basavarajaiah S，Choudhury A，et al. "RotaTripsy" for Severe Calcified Coronary Artery Lesions：Insights from a Real-World Multicenter Cohort. Cardiovasc Revasc Med. 2022；37：78-81. doi：10.1016/j.carrev.2021.12.012

5.Tovar Forero MN，Van Mieghem NM，Daemen J. Coronary Lithoplasty：A Novel Treatment for Stent Underexpansion. Eur Heart J. 2019；40（2）：221. doi：10.1093/eurheartj/ehy745

6.Blachutzik F，Honton B，Escaned J，et al. Safety and Effectiveness of Coronary Intravascular Lithotripsy in Eccentric Calcified Coronary Lesions：A Patient-Level Pooled Analysis from the Disrupt CAD Ⅰ and CAD Ⅱ Studies. Clin Res Cardiol. 2021；110（2）：228-236. doi：10.1007/s00392-020-01756-2

7.Jurado-Roman A，Garcia A，Moreno R. ELCA-Tripsy：Combination of Laser and Lithotripsy for Severely Calcified Lesions. J Invasive Cardiol. 2021；33（9）：E754-E755. doi：10.1016/j.jcin.2021.05.012

8.CALC-CUT Investigators. Cutting Balloon Combined with Intravascular Lithotripsy for Complex Calcified Lesions：Results from the CALC-CUT Trial. JACC Cardiovasc Interv. 2023；16（5）：589-598. doi：10.1016/j.jcin.2022.11.023

9.Ali ZA，Kereiakes D，Hill J，et al. Safety and Effectiveness of Coronary Intravascular Lithotripsy for Treatment of Calcified Nodules. JACC Cardiovasc Interv. 2023；16（9）：1122-1124. doi：10.1016/j.jcin.2023.02.032

10.Bilodeau L，Fretz EB，Taeymans Y，et al. Novel Use of a High-Energy Excimer Laser Catheter for Calcified and Complex Coronary Artery Lesions. Catheter Cardiovasc Interv. 2004；62（2）：155-161. doi：10.1002/ccd.20007

11. Laser-Shock Study Group. Excimer Laser and Intravascular Lithotripsy for Thrombotic Calcified Lesions: Results from the Laser-Shock Study. Circ Cardiovasc Interv. 2023; 16 (3): e012987. doi: 10.1161/CIRCINTERVENTIONS.122.012987

12. Mintz GS, Kovach JA, Javier SP, et al. Mechanisms of Lumen Enlargement After Excimer Laser Coronary Angioplasty: An Intravascular Ultrasound Study. Circulation. 1995; 92 (12): 3408-3414. doi: 10.1161/01.CIR.92.12.3408

13. DCB-IVL Registry Investigators. Drug-Coated Balloon After Intravascular Lithotripsy for De Novo Calcified Lesions: Results from the DCB-IVL Registry. EuroIntervention. 2024; 20(1): e45-e53. doi: 10.4244/EIJ-D-23-00452

14. ABSORB-IVL Trial Investigators. Bioresorbable Scaffolds with Intravascular Lithotripsy for Calcified Coronary Lesions: 2-Year Outcomes of the ABSORB-IVL Trial. JACC Cardiovasc Interv. 2024; 17 (2): e013789. doi: 10.1016/j.jcin.2023.10.045

15. Wang WM, Huo Y, Ge JB, et al. Chinese Expert Consensus on Diagnosis and Treatment of Coronary Artery Calcification (2021 Edition). Chin J Intervent Cardiol. 2021; 29 (5): 251-259. doi: 10.3969/j.issn.1004-8812.2021.05.001

16. Riley RF, Henry TD, Mahmud E, et al. SCAI Position Statement on Optimal Percutaneous Coronary Interventional Therapy for Complex Coronary Artery Disease. Catheter Cardiovasc Interv. 2020; 96 (2): 346-362. doi: 10.1002/ccd.29252

17. Madhavan MV, Tarigopula M, Mintz GS, et al. Coronary Artery Calcification: Pathogenesis and Prognostic Implications. J Am Coll Cardiol. 2024; 83 (2): 215-230. doi: 10.1016/j.jacc.2023.10.015

18. Tatsunori Takahashi MMM, Choi H, Bliagos D, et al. Complementary Utility of Intravascular Lithotripsy with Atherectomy for Severely Calcified Coronary Stenoses in Contemporary Practice. J Invasive Cardiol. 2023; 35 (1): E46-E54. doi: 10.1016/j.jcin.2022.10.012

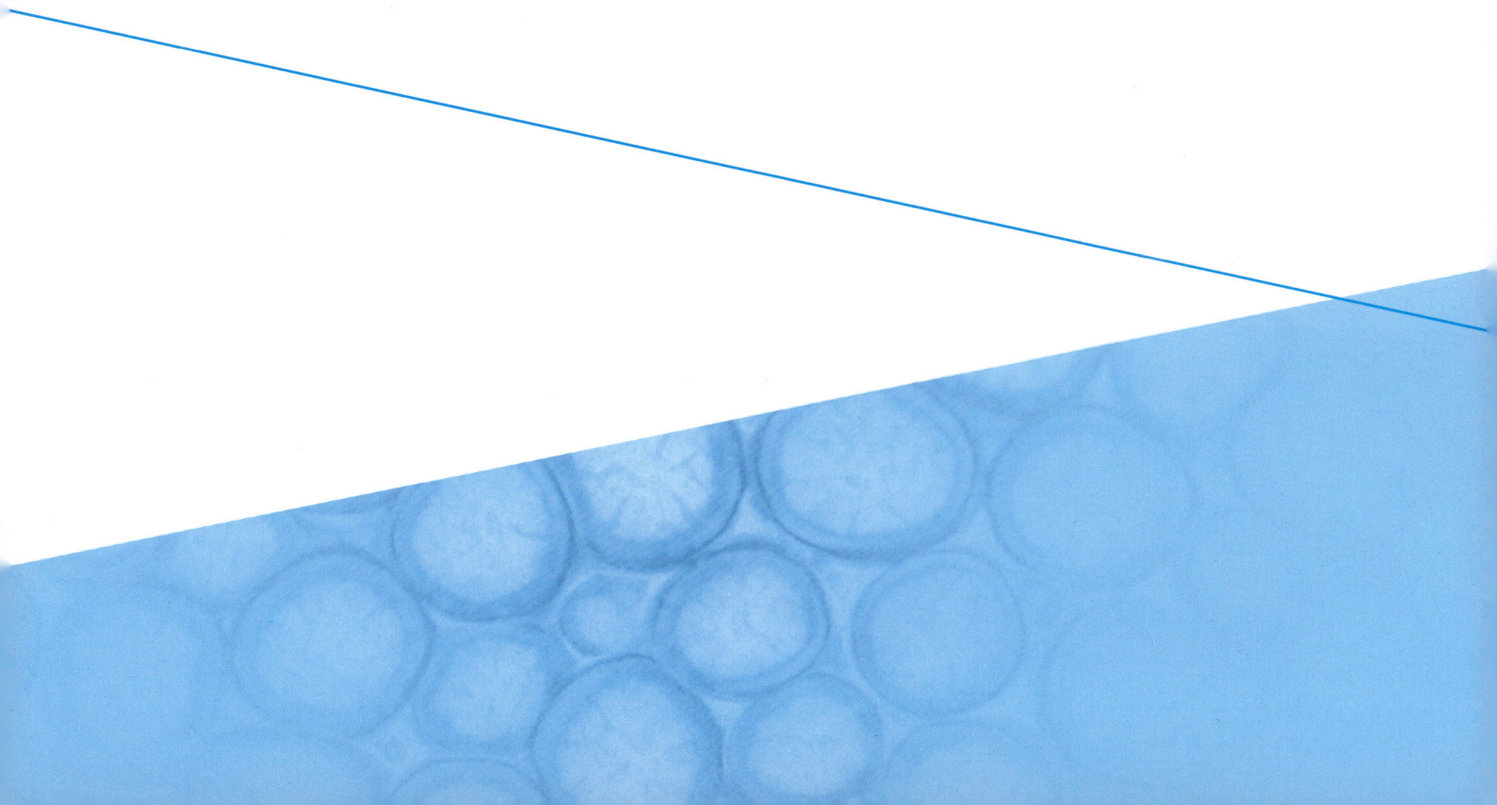

第二篇

病例选集

病例一

IVL处理重度钙化的右冠状动脉病变

一、病史基本资料

- **患者**：范某，75岁女性。
- **主诉**：间断胸闷2月余，加重1小时。
- **简要病史**：2月余前患者无明显诱因出现胸闷，偶伴胸痛、放射痛（左肩）、心慌、气促、头晕、四肢乏力；活动与劳累后加重，休息30分钟可缓解，无呼吸困难；无头痛；无恶心、呕吐；无咳嗽、咳痰；无双下肢水肿。1小时前上述症状再发加重，持续不缓解，为进一步治疗急来我院，完善心电图：1.窦性心律　2.部分导联ST-T异常；急诊以"冠状动脉粥样硬化性心脏病，不稳定型心绞痛"为诊断收入院。自发病以来，神志清，精神可，饮食睡眠可，大小便正常，体重无异常变化。
- **既往史**：高血压、糖尿病病史。
- **辅助检查**

实验室检查：2025年4月1日：低密度脂蛋白胆固醇1.88mmol/L；糖化血红蛋白9.57%，余未见明显异常。

超声心动图：静息状态下左室壁运动未见明显异常，左室壁对称性增厚，左房增大，左室舒张功能减低。

心电图：

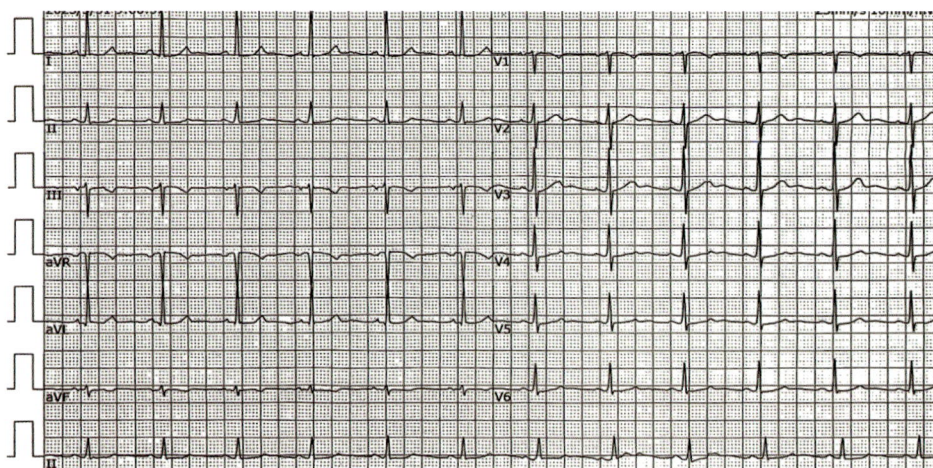

图 2-1-1 心电图

二、入院诊断

1. 冠状动脉粥样硬化性心脏病

   不稳定型心绞痛

2. 高血压

3. 2型糖尿病

三、冠状动脉造影

左主干（LM）：较短，未见明显狭窄；左前降支（LAD）：狭窄40%~50%，第一对角支（D1）开口：狭窄90%；左回旋支（LCX）：狭窄50%~60%；右冠状动脉（RCA）：近中段狭窄85%。

结论：冠心病，RCA重度狭窄合并钙化，决定对RCA病变行经皮冠状动脉介入治疗。

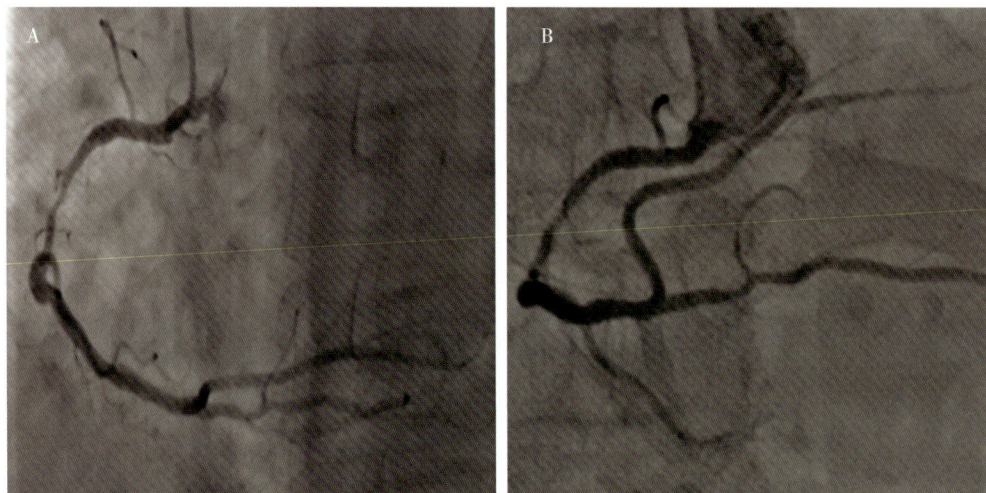

图 2-1-2 冠脉造影结果

A：LAO 30°- 左前斜；B：CRA 30°- 头位

四、治疗策略

经右侧桡动脉入路，造影结束后，选择XB-RCA，采用SION导丝通过病变到达RCA远端，根据IVUS影像学结果，评估血管情况，并决定后续手术方案。

五、手术过程

选择2.5×12mm球囊预扩张病变，6→10atm×10s扩张多次，行IVUS检查，RCA近中段可见环形钙化，选择3.0×12mm冲击波球囊预扩张病变，4→6atm×10s扩张5次；植入3.5×38mm支架，8atm×10s扩张释放，选择3.5×12mm后扩张球囊进行支架内后扩张，10→20atm×10s扩张多次，复查IVUS未发现撕裂、血栓及夹层，支架贴壁良好。

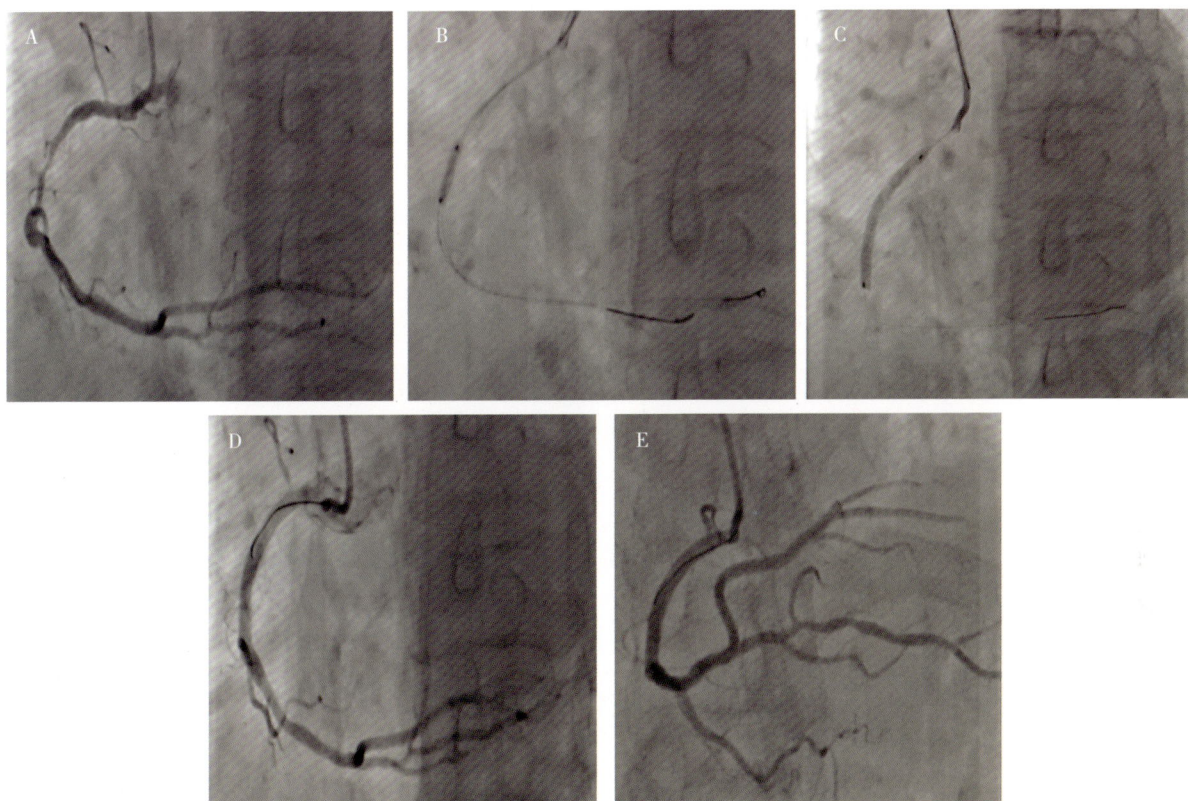

图2-1-3　手术过程

A：LAO 30°-左前斜；B：冲击波球囊碎石，LAO 30°-左前斜；C：植入支架，LAO 30°-左前斜；D：成功开通血管，LAO 30°-左前斜；E：成功开通血管，CRA 30°-头位

六、手术结果

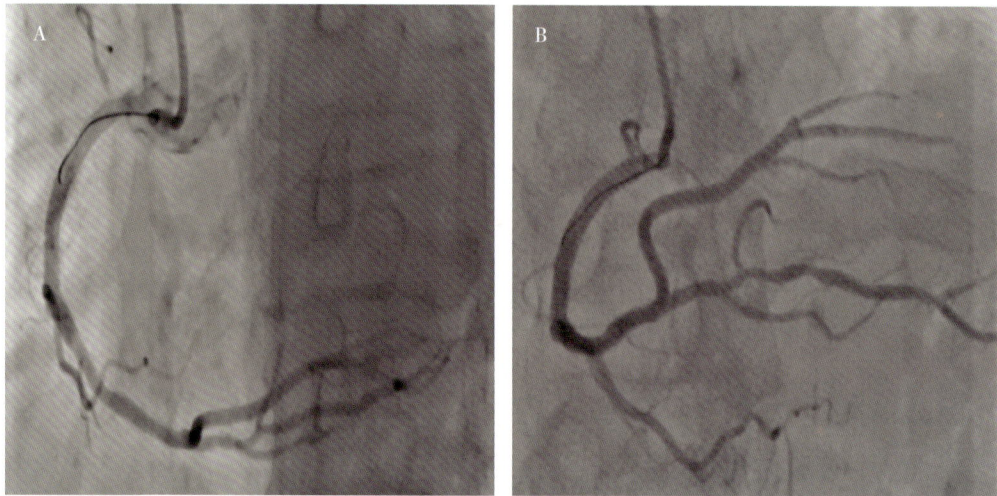

图2-1-4　成功开通RCA病变

A：LAO 30°-左前斜；B：CRA 30°-头位

七、腔内（IVUS/OCT）影像学评估

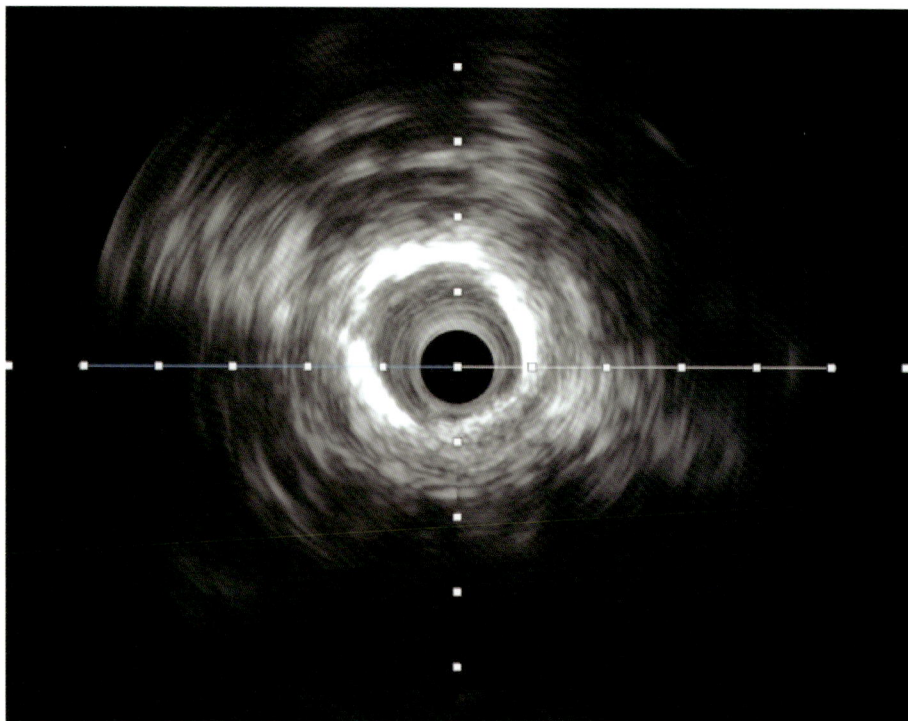

图2-1-5　术前IVUS检查

检查可见右冠状动脉中段环形钙化

八、小结

这是一例合并重度钙化的右冠状动脉病变。由于钙化存在，计划性应用冲击波碎石术，对病变充分的预处理，术后植入支架，复查超声提示支架贴壁良好。

如同计划性旋磨一样，充分评估患者病变类型，利用好预处理武器，可以有效减少术中并发症的发生，从而增加患者的远期获益。

本例术中，我们应用 3.0×12mm 冲击波球囊以 4→6atm×8 个序列进行碎石治疗，使钙化环充分打开，后植入支架，后扩张后复查 IVUS 提示支架膨胀及贴壁良好。

（阜外华中心血管病医院）

八、小结

病例二

IVUS指导下IVL处理
重度钙化的左前降支病变

一、病史基本资料

· **患者**：李某某，78岁男性。

· **主诉**：心前区不适10天。

· **简要病史**：10天前无明显诱因出现心前区不适，至当地医院检查，行心电图提示前壁多个导联ST-T异常，心肌损伤标志物提示肌钙蛋白升高，诊断为急性非ST段抬高型心肌梗死，行冠脉CTA，提示三支病变，为求进一步治疗来我院。

· **既往史**：高血压、糖尿病、阿尔兹海默症、陈旧性脑梗死、右侧人工股骨头置换术后。

· **辅助检查**

实验室检查：D-二聚体测定1.14mg/L FEU，高敏肌钙蛋白I（hs-cTnI）0.153ng/ml。

超声心动图：节段性室壁运动异常，三尖瓣反流（轻度），左室舒张功能减低。

心电图：

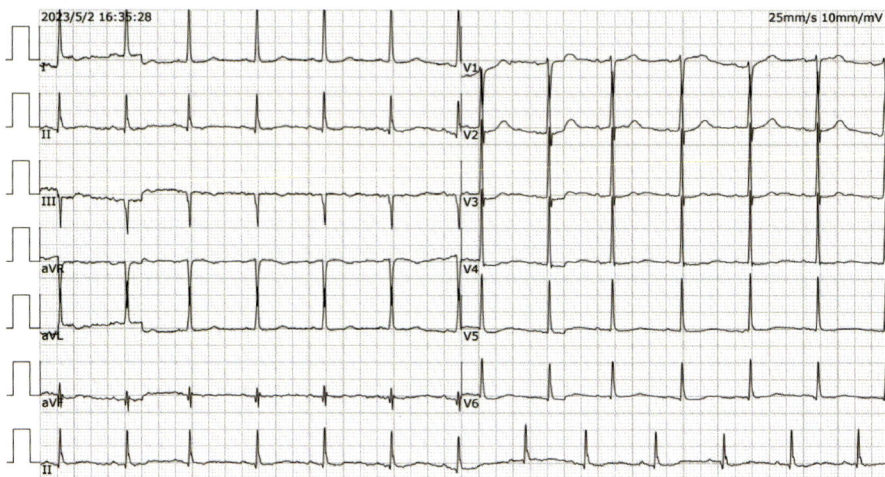

图2-2-1　心电图

二、入院诊断

1. 冠状动脉粥样硬化性心脏病

   急性非 ST 段抬高型心肌梗死

2. 高血压病

3. 2 型糖尿病

4. 陈旧性脑梗死

5. 阿尔兹海默症

6. 右侧人工股骨头置换术后

三、冠状动脉造影

LM：开口狭窄 40%；LAD：开口狭窄 50%，中远段弥漫性钙化狭窄最重达 95%；LCX：开口狭窄 80%，中段狭窄 50%；RCA：中远段狭窄最重达 70%。结论：冠心病，冠脉三支病变，LAD 中远段弥漫性病变伴钙化，决定对 LAD 病变行经皮冠状动脉介入治疗。患者高龄，RCA 中远段闭塞病变，可结合患者症状，再做下一步治疗方案。

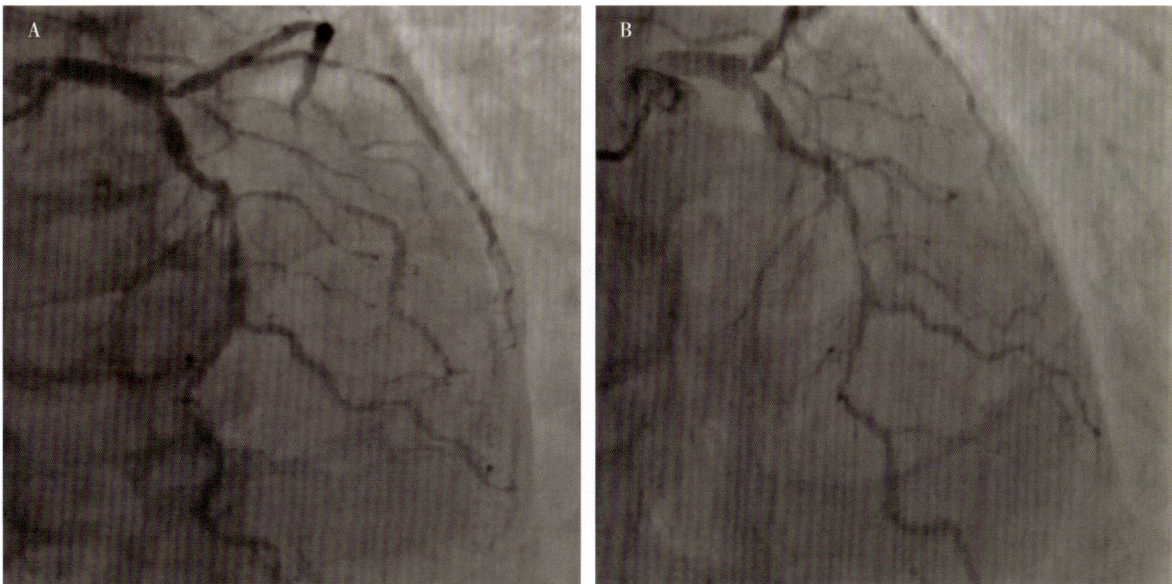

图 2-2-2　冠脉造影结果

A：CRA 45°- 头位；B：RAO20°+CRA 45°- 右头位

四、治疗策略

经右侧股动脉入路，造影结束后，更换 7F 鞘管，选择强支撑力量的指引导管 7F EBU3.5/3.75，采用 SION 导丝通过病变到达 LAD 远端，NS Runthrough 到达 LCX 远端，根据 IVUS 影像学结果，评估血管情况，并决定后续手术方案。

五、手术过程

送入2.75×13mm棘突球囊（NSE）、3.0×10mm切割球囊，Shockwave 3.0×12mm冲击波球囊（4atm贴壁8×10次冲击，6atm维持）、Shockwave 3.5×12mm冲击波球囊（4atm贴壁8×10次冲击，6atm维持预扩张），LAD-LM及LCX病变；复查IVUS提示LAD-LM及LCX未见明显夹层及血肿，植入3.0×15mm药物球囊于LCX近段，8atm×120s扩张释放，送入3.0×30mm药物球囊、3.5×26mm药物球囊于LAD-LM分别以6atm×120s、8atm×120s扩张释放；送入3.5×22mm支架于LM，10atm×10s扩张释放。选择3.5×9mm后扩张球囊、4.0×12mm后扩张球囊进行支架内后扩张，10→20atm×10s扩张多次；复查IVUS提示LAD-LM未见明显夹层及血肿，LM支架贴壁良好，TIMI血流3级。

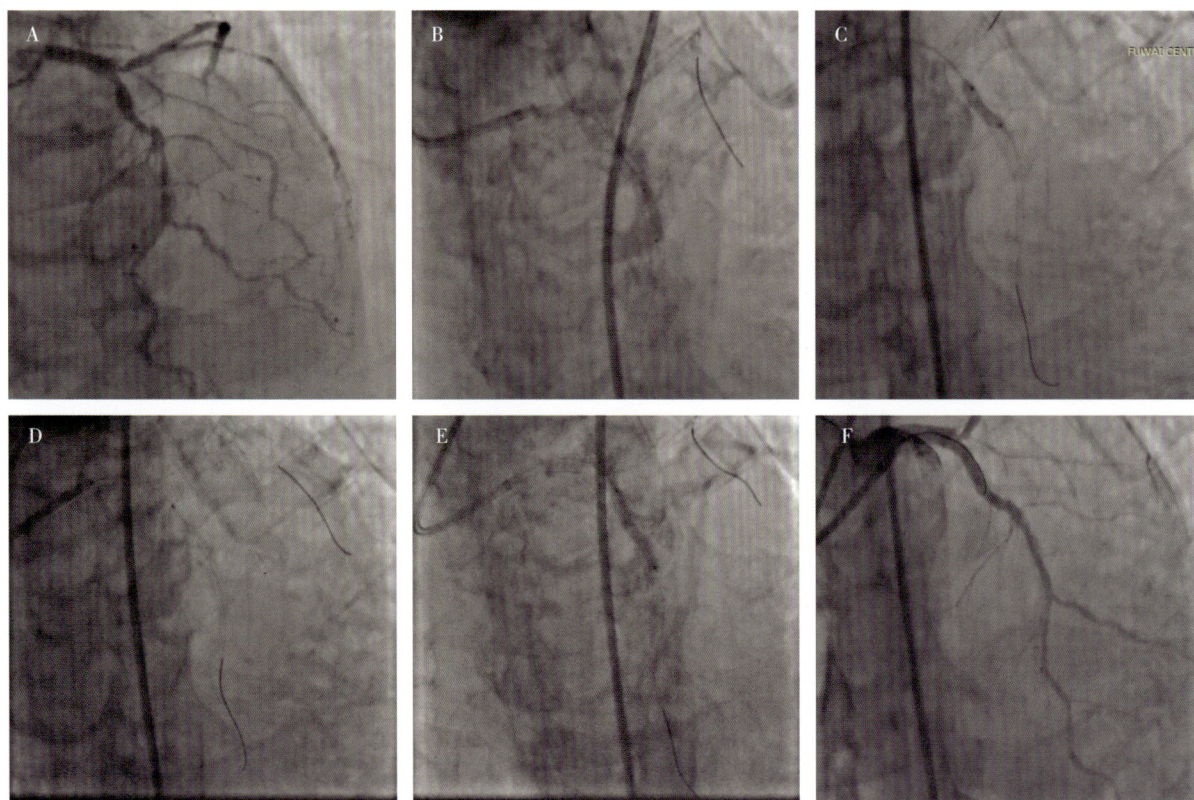

图2-2-3　手术过程

A：术前造影结果，CRA 45°-头位；B：应用冲击波球囊，CRA 45°-头位；C：应用棘突球囊，CRA 45°-头位；D：植入支架，CRA 45°-头位；E：应用药物球囊，CRA 45°-头位；F：成功开通血管，CRA 45°-头位

六、手术结果

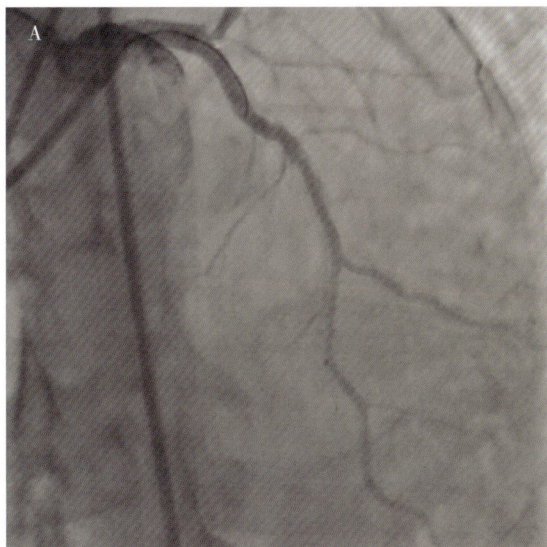

图2-2-4　成功开通LAD病变

A：CRA 45°-头位

七、腔内（IVUS/OCT）影像学评估

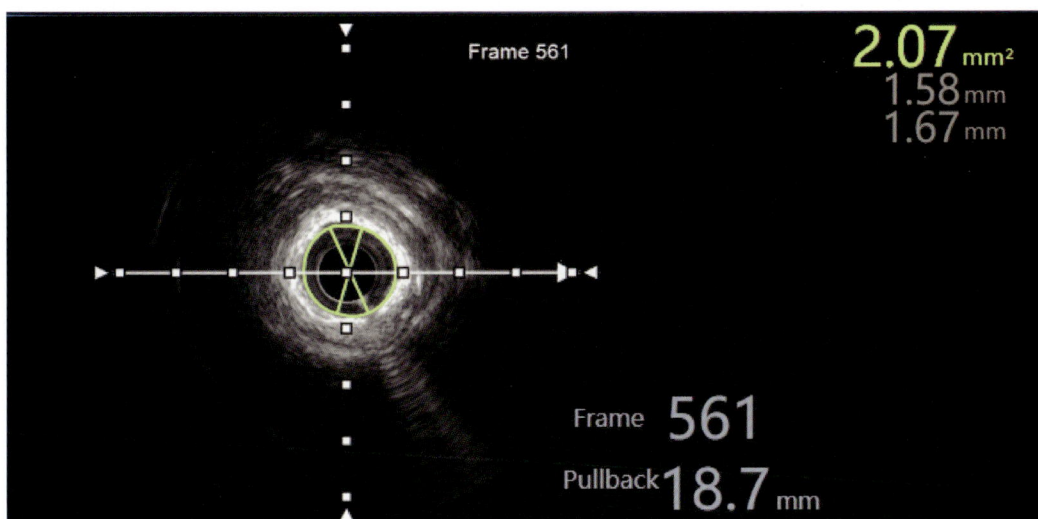

图2-2-5　术前IVUS检查

LAD-LM多处管腔钙化病变，最大可达360°钙化，IVUS测得MSA 2.07mm²

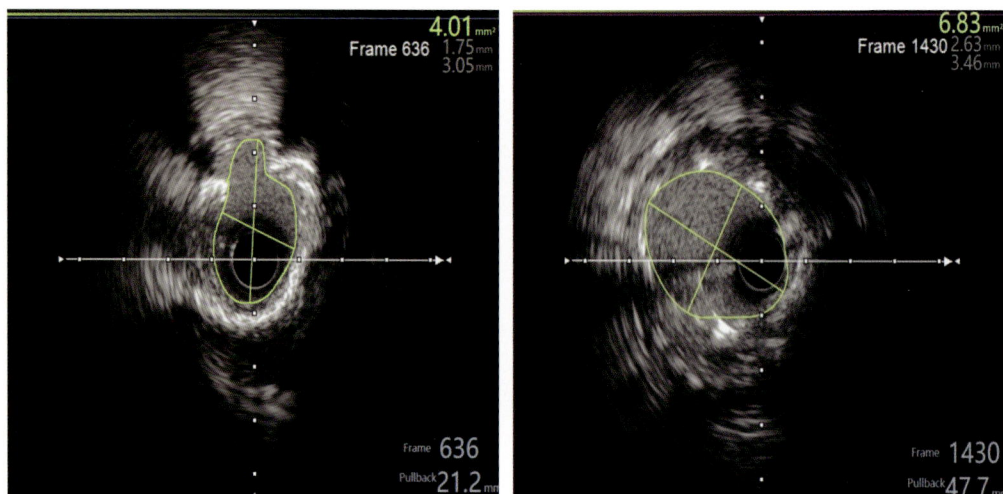

图2-2-6　冲击波球囊治疗前后IVUS图像对比

术后复查IVUS，药物球囊处理部位最小管腔面积（MLA）4.01mm^2，支架内最小管腔面积（MLA）6.83mm^2。

八、小结

这是一例合并重度钙化的左前降支病变。患者本身合并阿尔兹海默症，无法配合长时间手术操作，需全身麻醉，手术风险高，并且IVUS提示前降支广泛钙化，但钙化较为规则，无钙化结节存在，考虑到冠状动脉斑块旋磨术术后无复流风险及手术失败的可能性，故决定选择冲击波球囊治疗。

计划性应用冠状动脉腔内冲击波碎石术具有显著优势：其通过低频超声波穿透钙化层产生局部碎裂效应，无需高速机械研磨，可安全处理深层钙化及大直径钙化环，且命名压（4atm）下即可实现球囊贴壁，显著降低血管夹层风险。

本例术中，我们应用3.0×12mm冲击波球囊以4atm×8个序列进行碎石治疗，术后管腔获得良好。

（阜外华中心血管病医院）

病例三

IVL 处理复杂分叉病变，优化 LAD 钙化病变处理后植入支架

一、病史基本资料

- **患者**：李某某，67岁男性。
- **主诉**：胸闷、气喘1周。
- **简要病史**：1周前患者无明显诱因出现胸闷、气喘，伴胸痛、心前区不适，不伴咳嗽、咳痰、发热、腹痛、腹泻等症状，就诊于鹿邑县人民医院，查N端-B型钠尿肽前体提示：＞45000pg/ml，诊断为"心功能不全、慢性肾功能不全、冠心病 PCI术后、高血压病2级 很高危"，给予对症治疗（具体用药不详）2天，症状未见明显缓解；后上述症状加重，伴出汗、乏力，为求进一步诊治，急诊至河南省人民医院就诊，以"冠心病、急性冠脉综合征"为诊断入院，于2022年7月9日在局麻下行多根导管冠状动脉造影提示三支病变伴重度钙化，未能行冠脉支架植入术，请心脏外科会诊后建议纠正心功能后复查心脏造影，根据复查情况行"冠脉支架植入术"或"冠脉搭桥手术治疗"。患者无尿，肾功能不全，尿毒症期，住院期间间断床旁血液透析共2次。好转后出院。现为进一步治疗来我院。
- **既往史**：糖尿病、肾功能不全、高血压、脑梗死病史。
- **辅助检查**

实验室检查：血常规：红细胞2.78×10^{12}/L，血红蛋白78g/L；超敏肌钙蛋白T（hs-cTnT）3184.00pg/ml，肌红蛋白160.70ng/ml，甲状腺及甲状腺旁腺功能：甲状旁腺素217.60pg/ml，游离三碘甲状原氨酸3.750pmol/L，促甲状腺激素9.250mIU/L；肾功能：肌酐861μmol/L；N端-B型钠尿肽前体70791.00pg/ml；凝血功能：纤维蛋白原5.21g/L，D-二聚体测定0.70mg/L FEU。

超声心动图：节段性左室壁运动异常，二尖瓣反流（重度），三尖瓣反流（轻度），主动脉瓣反流（轻度），升主动脉增宽，左心增大，主肺动脉及分支增宽，左室收缩及舒功能减低。

心电图：

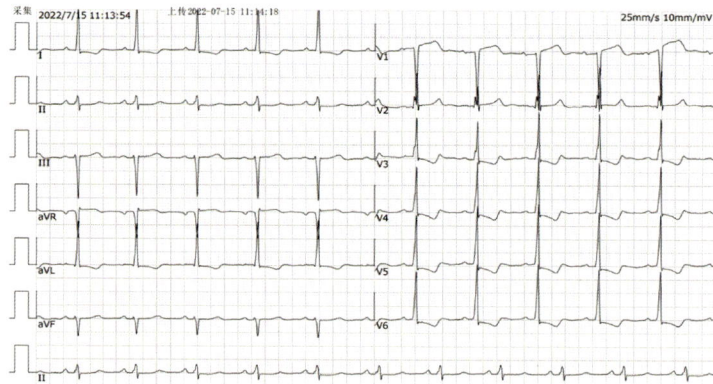

图 2-3-1　心电图

二、入院诊断

1. 冠状动脉粥样硬化性心脏病

　　不稳定型心绞痛

　　慢性心功能不全急性加重　心功能Ⅳ级

2. 2型糖尿病性肾病

3. 高血压病2级（极高危）

4. 脑梗死后遗症

三、冠状动脉造影

LM：末端狭窄70%；LAD：近段支架通畅，支架内膜增生，开口狭窄85%；LCX：全程弥漫性病变，开口狭窄90%，远端狭窄80%，OM中段狭窄80%；RCA：动脉硬化，全程多发斑块，近段狭窄最重约80%。

结论：冠心病，冠脉三支病变，经与家属充分沟通并结合患者的病情，决定对LAD/LCX病变行PCI。

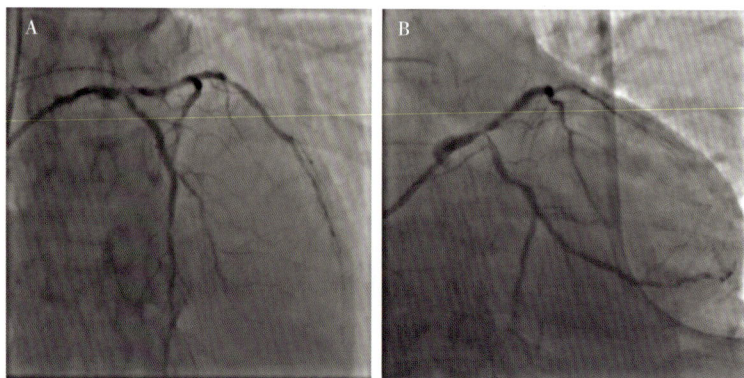

图 2-3-2　冠脉造影结果

A：LAO30°+CRA 30°-左头位；B：LAO30°+CAU 30°蜘蛛位

四、治疗策略

经右侧桡动脉入路，选择强支撑力量的指引导管 6F EBU3.5，采用 SION 导丝及 SION blue 导丝分别通过病变到达 LAD、LCX 远端作为保护，根据 IVUS 影像学结果，评估血管情况，并决定后续手术方案。

五、手术过程

选择 2.0×20mm 球囊预扩张病变，10→14atm 扩张多次；2.0×13mm NSE10→16atm 扩张 LAD，2.5×10mm 8atm 预扩张球囊扩张 LCX，2.75×10mm 切割球囊 8atm 扩张 LAD；于 LAD 远段应用 2.0×31mm 药物球囊以 6atm 扩张，于 LCX 应用 2.5×20mm 药物球囊以 8atm 扩张；选择 Shockwave C2 导管 2.5×12mm10 个脉冲/周期，分段对 LAD 钙化进行冲击波预处理，共 8 个周期，OCT 可见多处钙化环断裂；选择 2.5×12mm 10atm 扩张 LAD 近段，选择 3.5×28mm 支架以 10atm 释放，选择 3.5×12mm、4.0×12mm 后扩张球囊以 14→20atm 扩张支架内，选择 Runthrough 导丝至 LCX，选择 Goodman 3.5×15mm 不能通过，更换为 2.5×12mm，3.5×9mm 后扩张球囊对 LCX、LAD 对吻。经多个体位投照未发现撕裂、血栓及夹层，TIMI 血流 3 级。

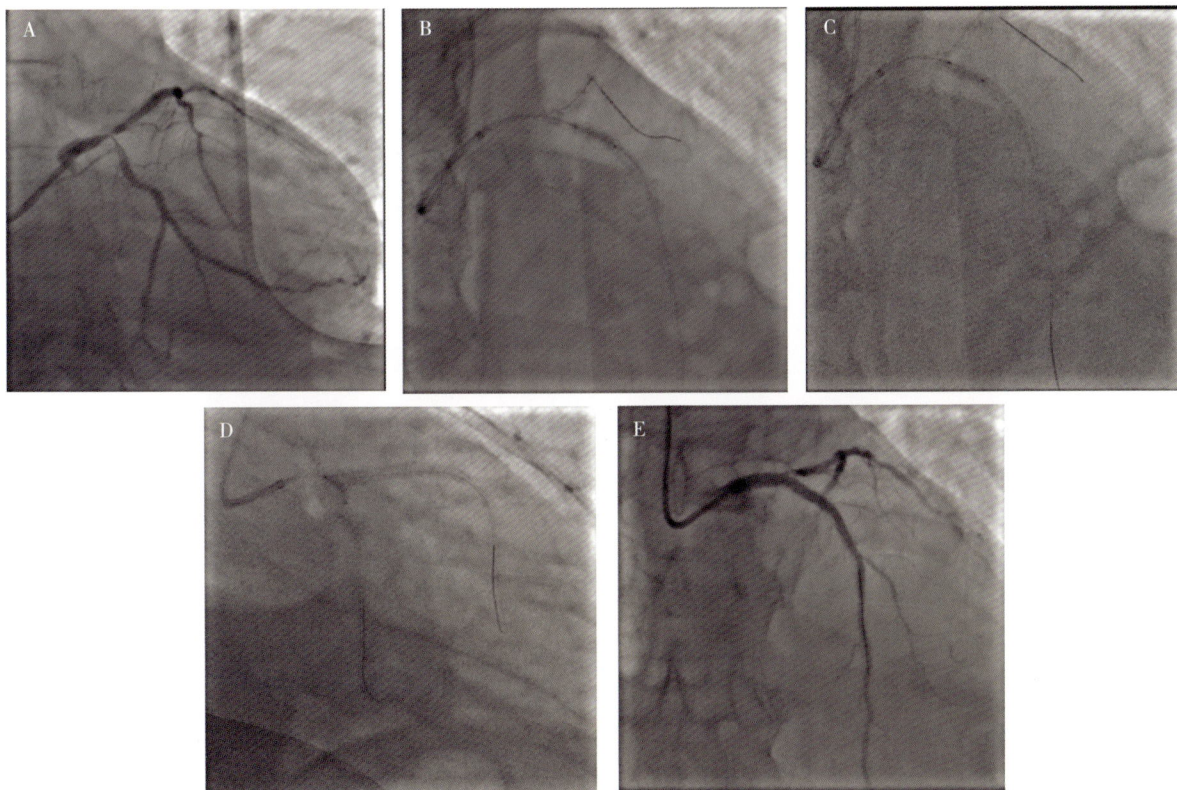

图 2-3-3　手术过程

A：术前造影结果，LAO30°+CAU 30°蜘蛛位；B：球囊扩张不充分，RAO30°+CRA 30°-右头位；C：应用冲击波球囊，RAO30°+CRA 30°-右头位；D：回旋支对吻，RAO30°+CAU 30°-右足位；E：成功开通血管，LAO30°+CRA 30°-左头位

六、手术结果

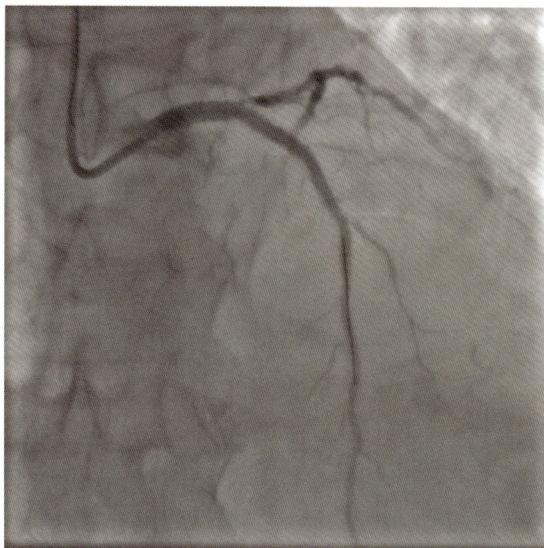

图2-3-4 术后造影

LAO30°+CRA 30°－左头位

七、腔内（IVUS/OCT）影像学评估

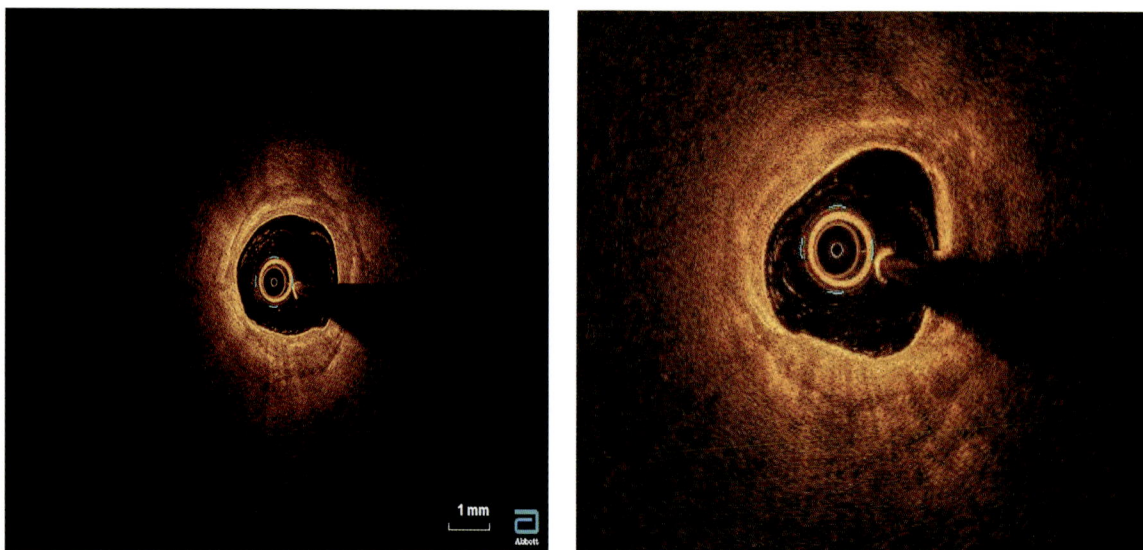

图2-3-5 术前OCT检查

LM末端4.58mm^2，LAD自开口至近段可见弥漫性纤维钙化斑块，局部可见360°钙化，长度约7mm，最大厚度1.6mm，MLA 1.9mm^2，中段弥漫性纤维钙化斑块，MLA 1.29mm^2。LCX近段可见纤维钙化斑块，最大角度180°，MLA 1.96mm^2

超声波球囊处理后IVUS

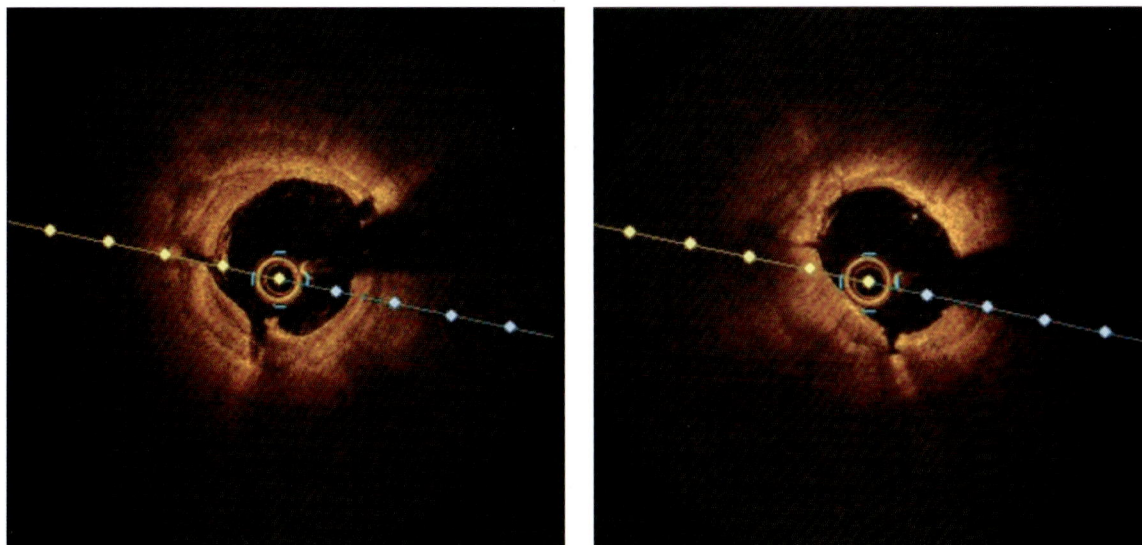

图2-3-6　冲击波球囊治疗后OCT图像

冲击波球囊处理后可见钙化环断裂

八、小结

这是一例冠脉三支病变患者，根据病变情况，选择先行处理前降支及回旋支分叉病变，前降支病变较长，单纯应用支架植入效果欠佳，本例患者应用了支架联合药物球囊治疗，这可以发挥协同优势：支架精准覆盖严重狭窄段，为血管提供了机械支撑，而DCB通过紫杉醇抑制内膜增生。该策略尤其适用于分叉病变、弥漫病变或支架内再狭窄（ISR），可减少支架总长度，保留血管生理舒缩功能。研究显示，联合治疗较单纯支架植入可显著降低靶病变血运重建率（TLR），同时避免多层支架重叠引发的炎症反应，促进血管正性重构，兼具短期疗效与长期安全性。

在处理前降支近段病变时，钙化较重，普通球囊扩张不充分，存在腰征，且前降支广泛钙化，但钙化较为规则，无钙化结节存在，考虑到冠状动脉斑块旋磨术术后无复流风险及手术失败的可能性，故决定选择冲击波球囊治疗。

本例术中，我们应用2.5×12mm冲击波球囊以4atm×10个序列进行反复冲击波治疗，治疗后复查OCT可见前降支钙化环多发断裂，后植入支架治疗，支架膨胀良好。

（阜外华中心血管病医院）

病例四

IVL 预处理 LAD
重度深层钙化病变 +DCB

一、病史基本资料

- **患者**：徐某某，59岁女性。

- **主诉**：间断胸痛1年余，再发加重3小时。

- **简要病史**：1年余前无明显诱因出现胸痛，呈压榨感，放射至肩部，伴胸闷、心慌、气短，无头痛头晕，无恶心呕吐，无双下肢水肿等不适症状，每次持续约数分钟后可自行缓解，就诊于当地医院，诊断为"冠心病"，完善冠状动脉造影示：冠状动脉狭窄，冠状动脉植入支架（详见光盘），给予药物对症治疗，症状缓解一般。3小时前再次出现前述症状，性质同前，症状较前加重，急来我院，急诊以"冠状动脉粥样硬化性心脏病，不稳定型心绞痛，冠状动脉支架植入后状态，2型糖尿病"为诊断收入我科。发病以来，神志清，精神可，饮食睡眠可，体重无明显改变，大小便无明显异常。

- **既往史**：糖尿病病史。

- **辅助检查**

实验室检查：血脂：甘油三酯2.52mmol/L，低密度脂蛋白胆固醇3.05mmol/L；NT-proBNP 898.30pg/ml；纤维蛋白原4.01g/L；余未见明显异常。

超声心动图：静息状态下左室壁运动尚可，二尖瓣反流（轻度），三尖瓣反流（轻度），室间隔基底段增厚，左室舒张功能减低。

心电图：

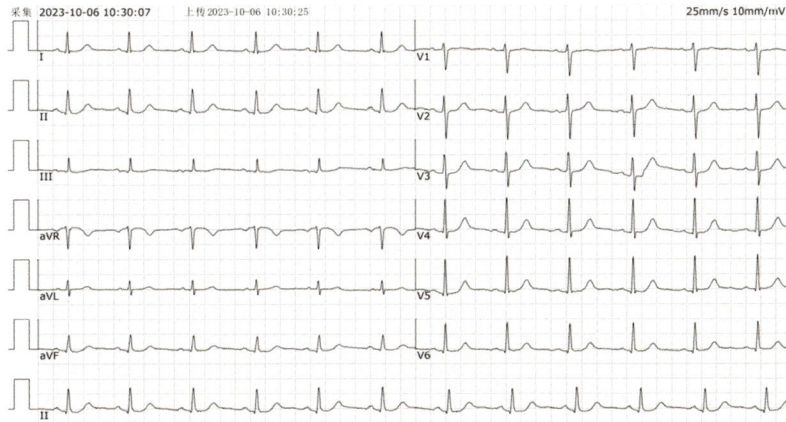

图2-4-1　心电图

二、入院诊断

1. 冠状动脉粥样硬化性心脏病

　　不稳定型心绞痛

　　冠状动脉支架植入后状态

2. 2型糖尿病

三、冠状动脉造影

　　LM：无明显狭窄；LAD：近段、中段长病变，合并钙化，最重处狭窄80%，D1开口狭窄90%；LCX：近段可见支架影，支架通畅；RCA：全程病变，中段闭塞，可见自身及左冠状动脉造影时侧枝血供。结论：冠心病，LAD近中段弥漫性病变伴钙化，RCA闭塞，决定对LAD病变行经皮冠状动脉介入治疗。择期处理RCA病变。

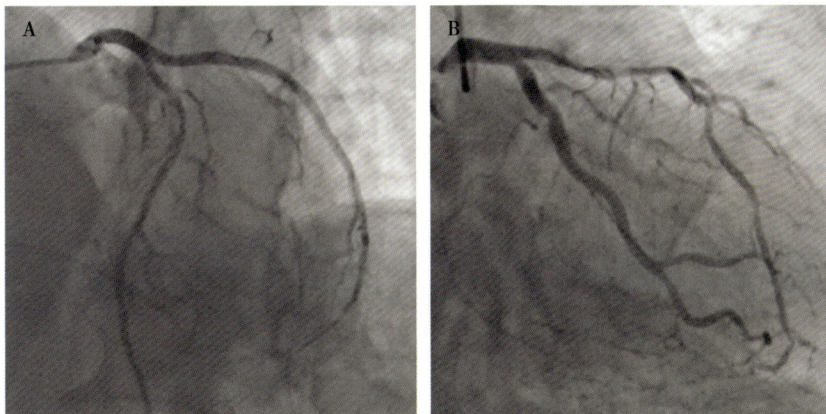

图2-4-2　冠脉造影结果

A：LAO30°+CRA 30°-左头位；B：RAO 30°+CAU30°-右足位

四、治疗策略

经右侧桡动脉入路，造影结束后，更换7F股鞘，选择强支撑力量的指引导管7F EBU3.5，采用SION导丝通过病变到达LAD，根据IVUS影像学结果，评估血管情况，并决定后续手术方案。

五、手术过程

选择2.5×15mm预扩张球囊以6→10atm扩张病变，行OCT检查提示近中段纤维脂质斑块，部分深层环形钙化，MLA：1.5mm²，选择Shock wave C2 IVL 2.5×12mm球囊，对钙化病变处行冲击波治疗4atm×10s（4个周期），选择2.5×15mm切割球囊以6→9→12atm×40s对近中段病变处切割整形，选择2.5×38mm药物球囊送至近中段病变处以8atm扩张并维持90s，行OCT检查提示最小管腔面积3.4mm²，可见线型夹层，经多个体位投照未发现撕裂、血栓，TIMI血流3级。

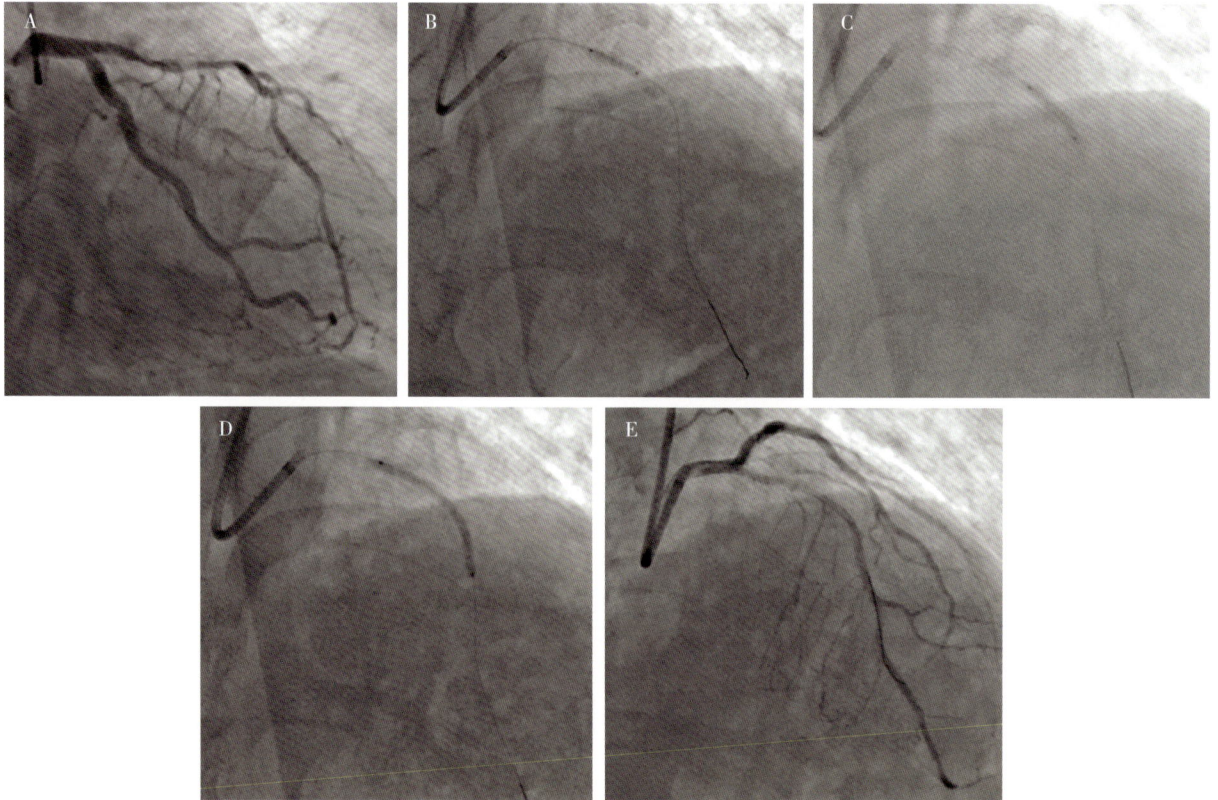

图2-4-3　手术过程

A：术前造影结果，RAO 30°+CAU30°-右足位；B：应用冲击波球囊，CRA 30°-头位；C：应用切割球囊，CRA 30°-头位；D：应用药物球囊，CRA 30°-头位；E：成功开通血管，RAO25°+CRA30°-右头位

六、手术结果

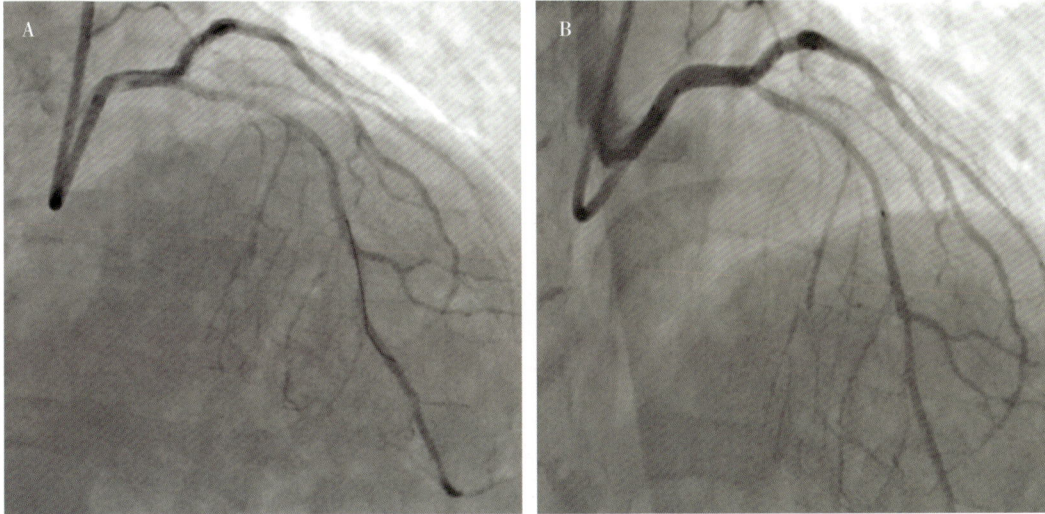

图 2-4-4 成功开通 LAD 病变

A：LAO40°+CAU 25°- 左足位；B：CRA 30°- 头位

七、腔内（IVUS/OCT）影像学评估

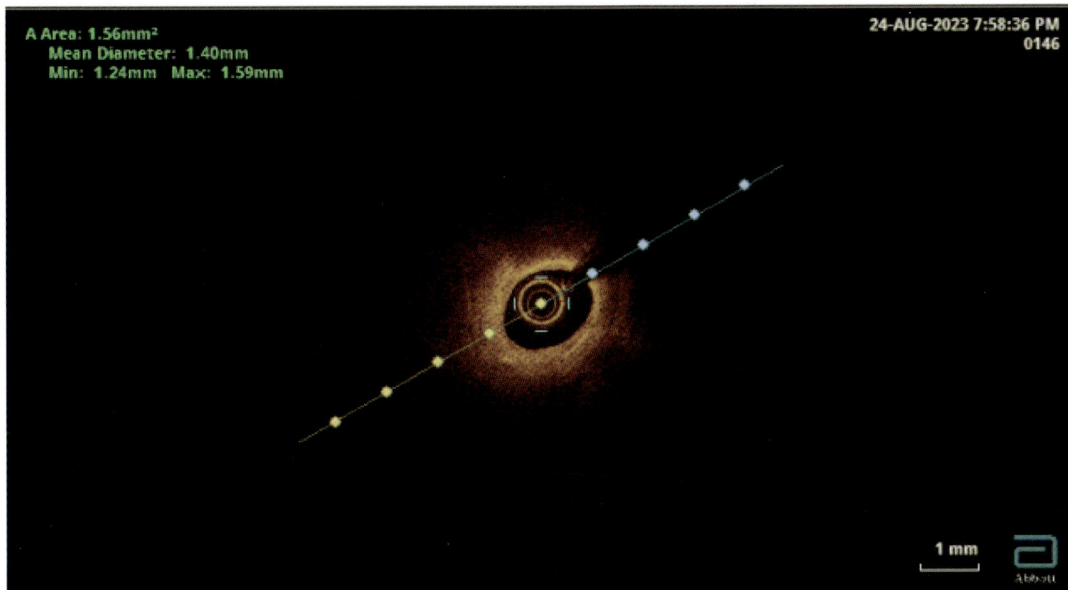

图 2-4-5 术前 OCT 检查

前降支近段中段纤维脂质斑块，部分深层环形钙化，MLA：1.5mm^2

术后OCT

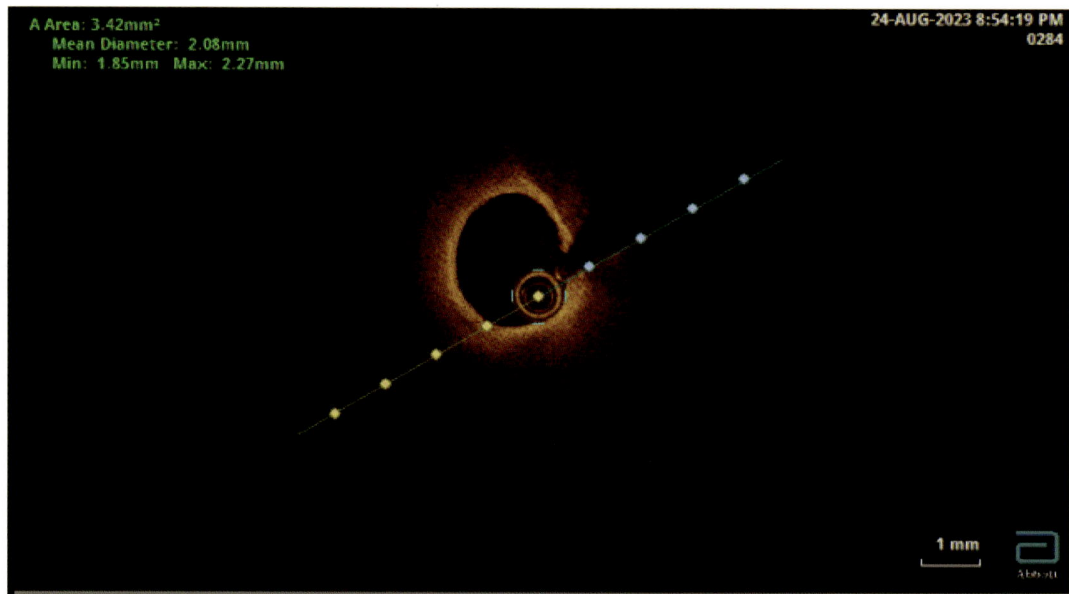

图2-4-6 术后OCT检查

术后复查OCT示：MLA3.4mm²，可见线型夹层

八、小结

这是一例合并钙化的左前降支近中段弥漫性病变，患者为中年女性，患者及家属抗拒支架植入，结合患者及家属意见，拟行药物涂层球囊治疗，符合介入无植入理念。但是OCT评估后，考虑前降支近中段纤维钙化斑块为主，需充分预处理才能得到满意管腔。故采取了冲击波球囊联合切割球囊的治疗方案。该联合疗法通过互补机制实现高效、安全的斑块修饰：冲击波碎石术利用高频声波靶向击碎深层钙化斑块，解除血管弹性限制，而切割球囊通过低压扩张结合微刀片精准切割纤维或混合性斑块，协同扩大管腔并减少弹性回缩。相较于单一技术，联合应用既可避免高压力扩张导致的血管损伤（如夹层、穿孔），又能优化管腔准备质量，为后续治疗提供更理想的管腔，并且降低了术后弹性回缩，血管限制性夹层的风险。

本例术中，我们应用2.5×12mm冲击波球囊以4atm×4个序列进行碎石治疗，后应用2.5×15mm切割球囊对病变再次进行修饰，后应用药物球囊治疗，术后即刻疗效较好。

（阜外华中心血管病医院）

病例五

IVUS指导下，IVL处理 LAD+D1环形钙化病变

一、病史基本资料

- **患者**：白某某，61岁男性。
- **主诉**：发作性心前区不适7天。
- **简要病史**：7天前患者无明显诱因出现心前区不适，持续约数分钟，休息后可缓解，无特殊伴随症状，于当地医院行冠脉造影检查（具体不详），未行介入治疗。为求进一步治疗，来我院就诊，拟择期行介入治疗。
- **既往史**：高血压、糖尿病、长期吸烟、饮酒史。
- **辅助检查**

实验室检查：低密度脂蛋白胆固醇2.52mmol/L，C-反应蛋白10.05mg/L。余血常规、肝肾功、NT-proBNP、心肌酶、凝血功能等未见明显异常。

超声心动图：节段性左室壁运动异常、左室心尖部室壁瘤形成、二尖瓣反流（轻度）、三尖瓣反流（轻度）、主动脉瓣退行性变、左心增大、左室收缩及舒张功能减低。

心电图：

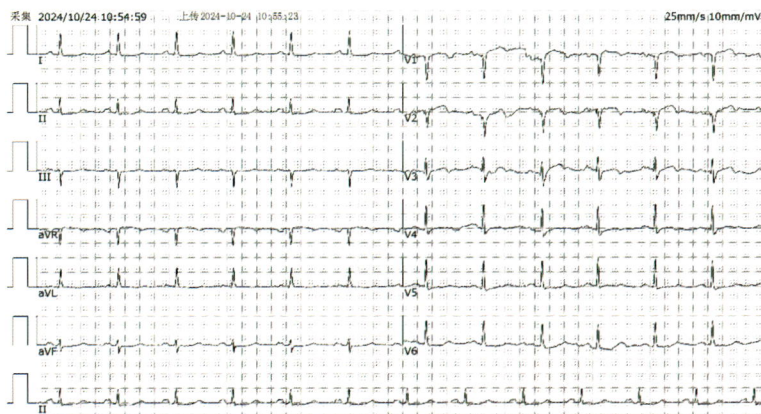

图2-5-1　心电图

二、入院诊断

1. 冠状动脉粥样硬化性心脏病

  不稳定型心绞痛

  陈旧性心肌梗死

2. 高血压

3. 2型糖尿病

三、冠状动脉造影

LM：末端狭窄30%；LAD：近段狭窄70%，中段明显钙化，95%~99%狭窄，D1近段钙化并狭窄95%；LCX：未见明显狭窄；RCA：近中段支架内狭窄70%。结论：冠心病，LAD、D1狭窄伴严重钙化，拟应用IVUS检查并应用冲击波球囊治疗后植入支架。

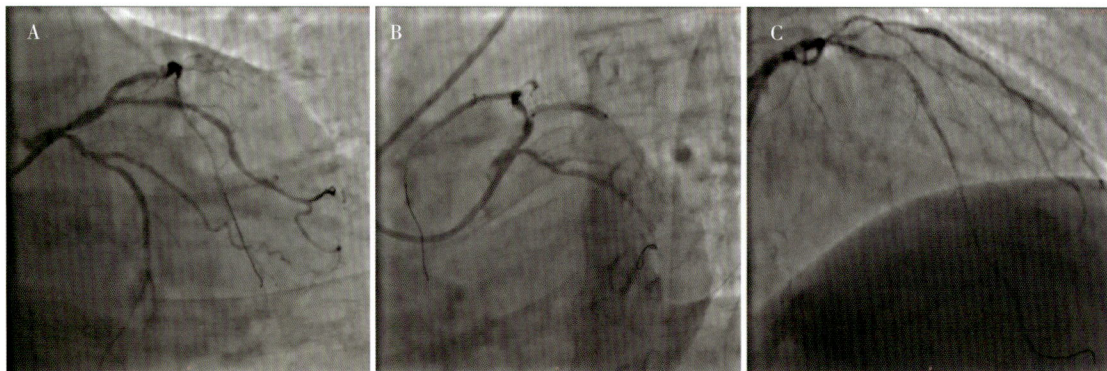

图2-5-2　冠脉造影结果

A：AP-足位造影结果；B：LAO-足位造影结果；C：RAO-头位造影结果

四、治疗策略

经左侧桡动脉入路，置入6F鞘管，造影结束后。选择XB3.5指引导管到达左冠开口，利用2.6F Instantpass微导管与XT导丝，将AnyreachC导丝送至LAD远端，送SION导丝至D1远端；利用IVUS评估钙化情况，并指导冲击波球囊治疗与后续介入治疗方案。

五、手术过程

2.0×20mm球囊预扩张病变多次，IVUS检查发现LAD及D1严重钙化，选择Shockwave C2 IVL2.5×12mm冲击波球囊于D1及LAD内冲击波治疗，接着在IVUS指导下，先后于D1近段植入1枚支架，开口植入药物球囊1枚；于LAD中段至近段串联植入支架2枚，中远段植入药物球囊1枚，近段植入药物球囊1枚。完善IVUS显示支架贴壁及位置良好。

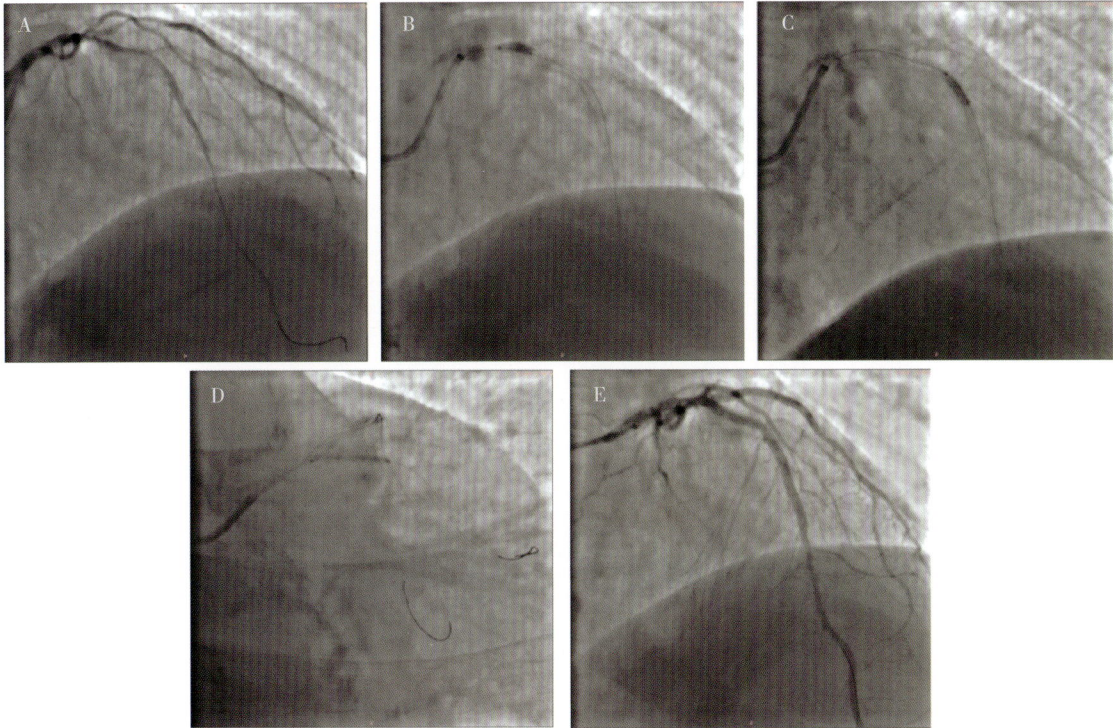

图 2-5-3　手术过程

　　A：术前造影结果，RAO- 头位；B：冲击波球囊碎石，RAO- 头位；C：冲击波球囊碎石，RAO- 头位；D：植入支架，AP- 足位；E：成功开通血管，RAO- 头位

六、手术结果

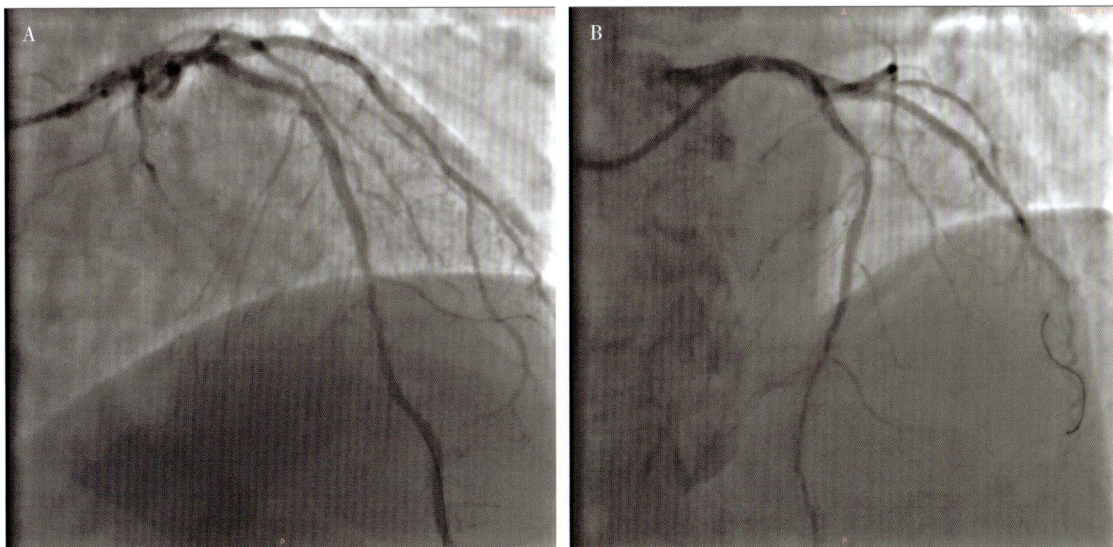

图 2-5-4　成功开通 LAD 病变

A：RAO- 头位；B：AP- 头位

七、腔内（IVUS/OCT）影像学评估

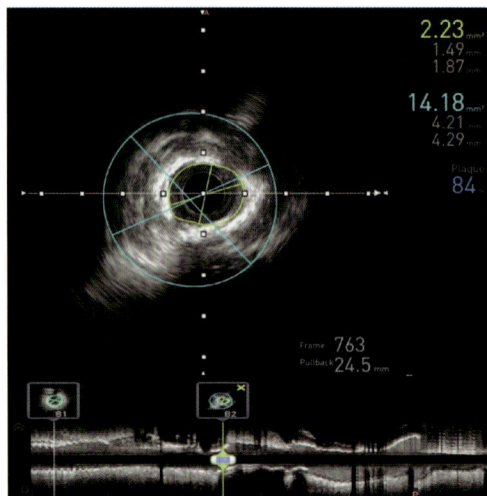

图2-5-5　术前IVUS评估血管钙化情况

IVUS提示血管周围钙化严重，建议冲击波球囊治疗

术后IVUS

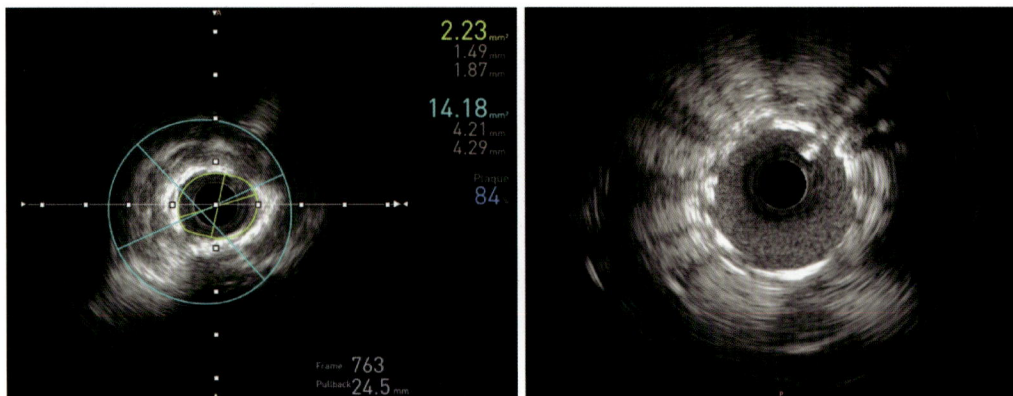

图2-5-6　冲击波球囊治疗前后IVUS图像对比

冲击波球囊处理并植入支架后复查IVUS示：支架膨胀、贴壁良好

八、小结

这是一例LAD/D1狭窄合并严重钙化的患者，由于钙化程度较重，常规治疗手段难以扩张狭窄血管，因此，需要根据钙化病变的情况选择合适的治疗方案处理钙化。

通过IVUS评估发现，本例患者属环形钙化，且位于LAD/D1分叉处，不适用于旋磨治疗，因此考虑应用冲击波球囊治疗。在使用冲击波球囊碎石后，后续支架及药物涂层球囊顺利扩张，开通血管。

（阜外华中心血管病医院）

病例六

旋磨联合IVL治疗重度钙化并明确有钙化结节的LM-LAD弥漫性病变

一、病史基本资料

- **患者**：李某某，67岁男性。
- **主诉**：间断胸痛3个月，再发1个月。
- **简要病史**：3个月前无明显诱因间断发作胸痛，位于心前区及胸骨后，为隐痛，劳累后加重，休息5~6分钟左右症状可缓解。1个月前我院冠状动脉造影提示三支病变，成功开通RCA慢性完全闭塞病变（CTO）并植入支架。本次拟处理LM-LAD重度狭窄伴严重钙化病变入院。
- **既往史**：高血压、高脂血症、反流性食管炎。
- **个人史**：长期吸烟、饮酒史。
- **辅助检查**：白细胞5.74×10^9/L，血红蛋白131g/L，血小板196×10^9/L；血肌酐59umol/L。

心电图：窦性心律，ST-T改变。

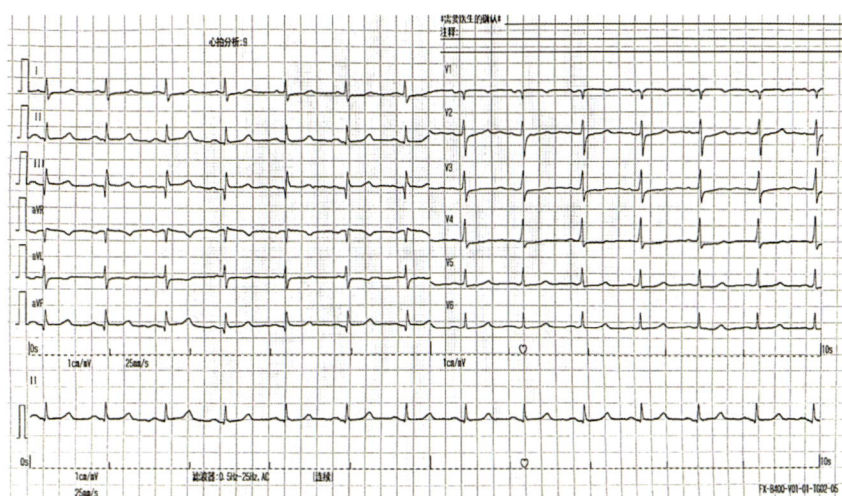

图2-6-1　心电图

超声心动图： 左房增大，节段性室壁运动不良，二尖瓣反流（轻度），三尖瓣反流（轻度）。

二、入院诊断

1.冠状动脉粥样硬化性心脏病

    不稳定型心绞痛

    冠状动脉支架植入术后

    窦性心律

    心功能I级（NYHA级）

2.高血压病1级（很高危）

3.高脂血症（他汀类药物控制不佳）

4.反流性食管炎

三、冠状动脉造影

冠状动脉供血呈右冠脉优势型，左冠脉走行区内可见钙化影，左右冠脉开口位置正常；LM末端狭窄70%伴重度钙化；LAD近中段弥漫钙化病变，狭窄最重90%；LCX散见斑块；RCA近段至远端可见支架影，支架内未见再狭窄。

结论：冠心病　三支病变　累及LM+LAD+RCA，RCA支架术后，拟干预LM-LAD。

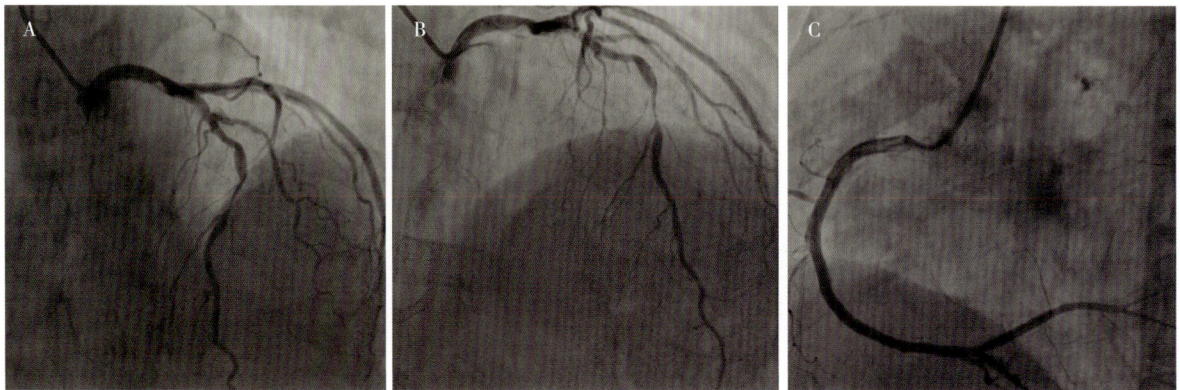

图2-6-2　冠脉造影

A：LAO30°+CRA 30°-左头位；B：RAO 30°+CRA30°-右头位；C：LAO 45°-左前斜位

四、腔内（IVUS/OCT）影像学评估

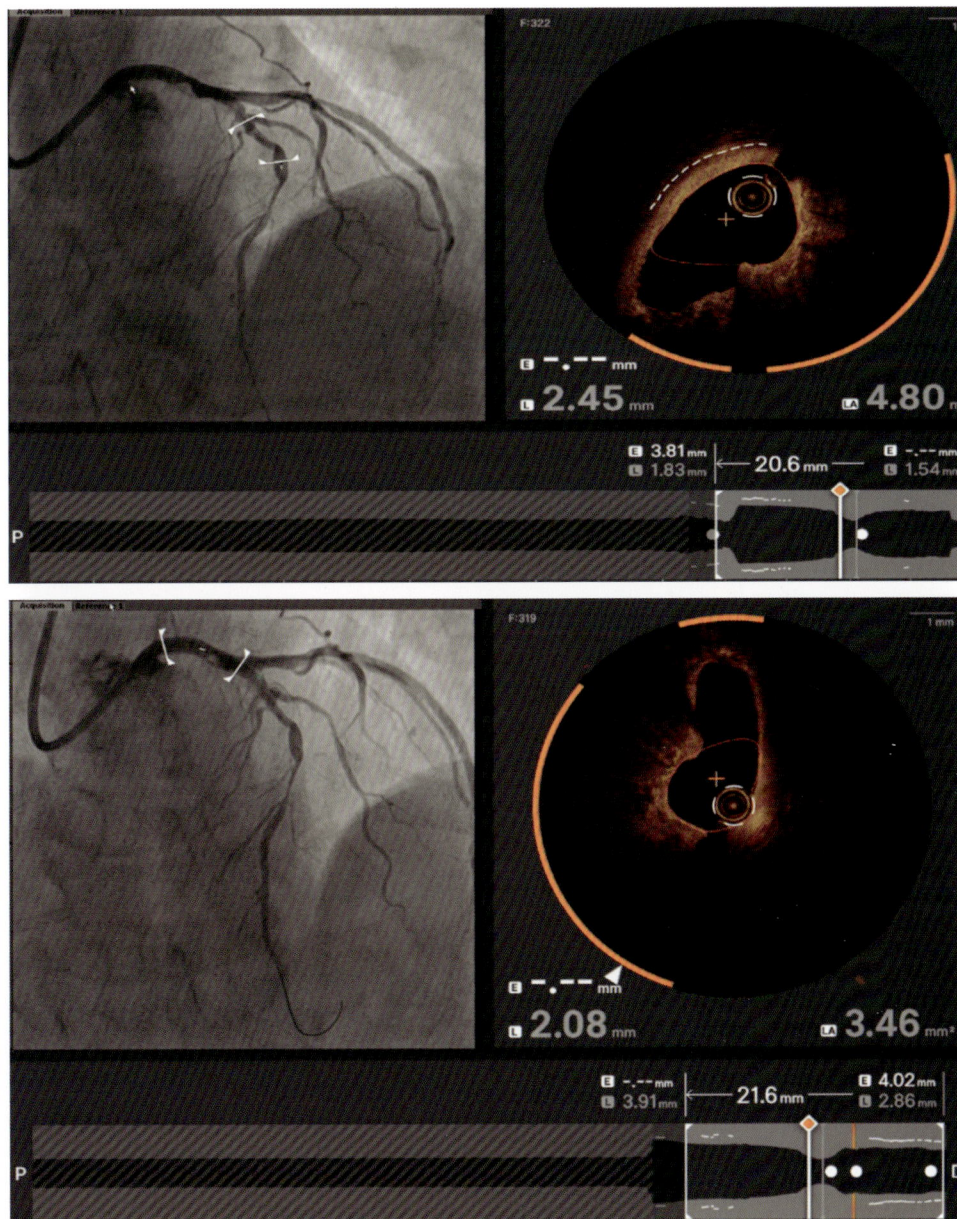

图 2-6-3　钙化分析

OCT 于 LAD 近段及 LM 可见钙化结节，360°环形钙化，钙化病变较长（＞5mm）且偏心，钙化厚度普遍＞500μm。LM 最小管腔面积：3.46mm²

五、治疗策略

经右侧桡动脉入路，置入 7F 鞘管，选择强支撑力量的指引导管 7F EBU3.75，使用 1.75mm Burr，Shockwave 备用，腔内影像学 OCT 指导优化介入治疗。

六、手术过程

结合OCT成像结果，选用1.75mm Burr 16~18万r/min反复旋磨后，送入OCT回撤成像，结果提示钙化环断裂，钙化结节成功修饰。OCT提示钙深层钙化，3.5×12mm Shockwave球囊于LM-LAD钙化位置发放80次脉冲。

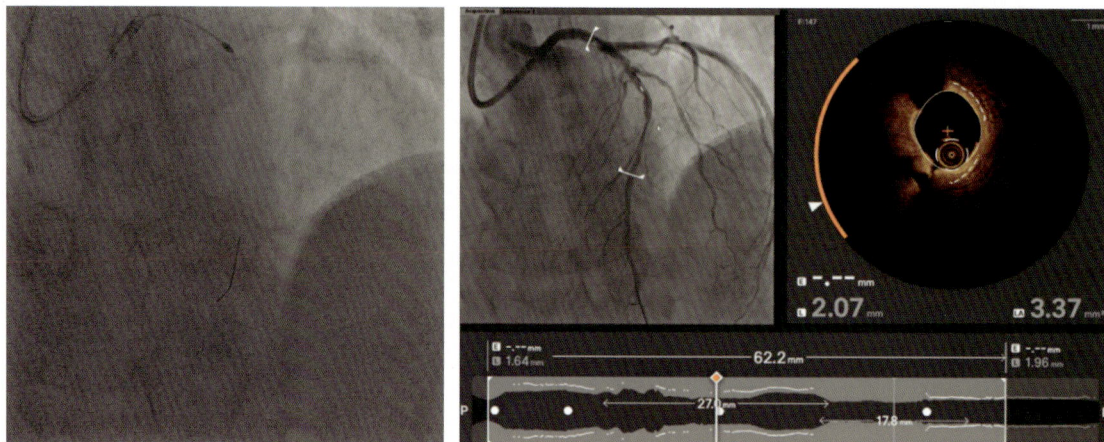

图2-6-4　手术过程

根据OCT成像结果，LAD选取3.0×29mm尺寸的支架，LM-LAD选择3.5×30mm尺寸的支架。

七、手术结果

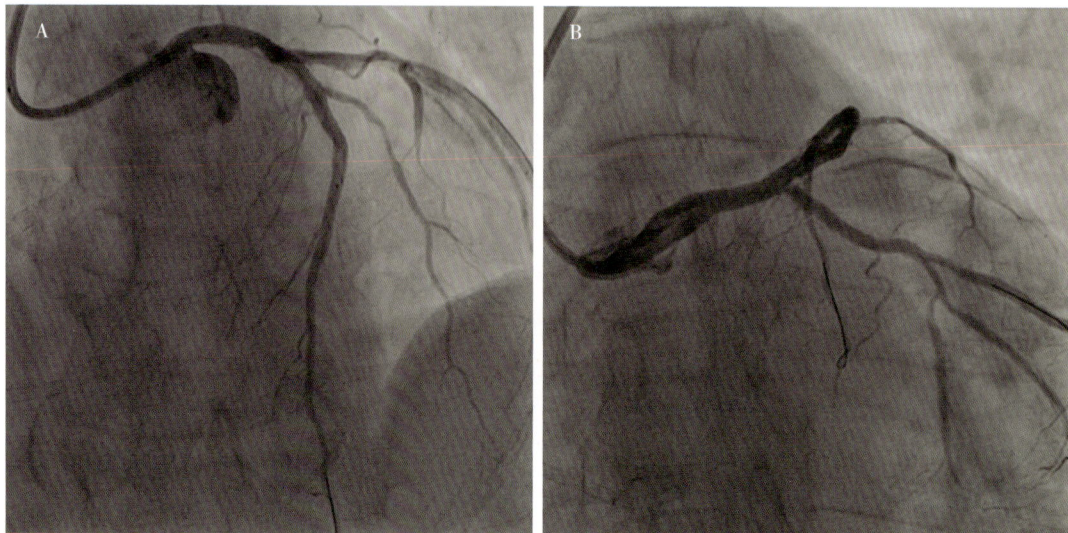

图2-6-5　支架术后

A：LAO 30°+CRA 30°；B：RAO 30°+CAU 30°

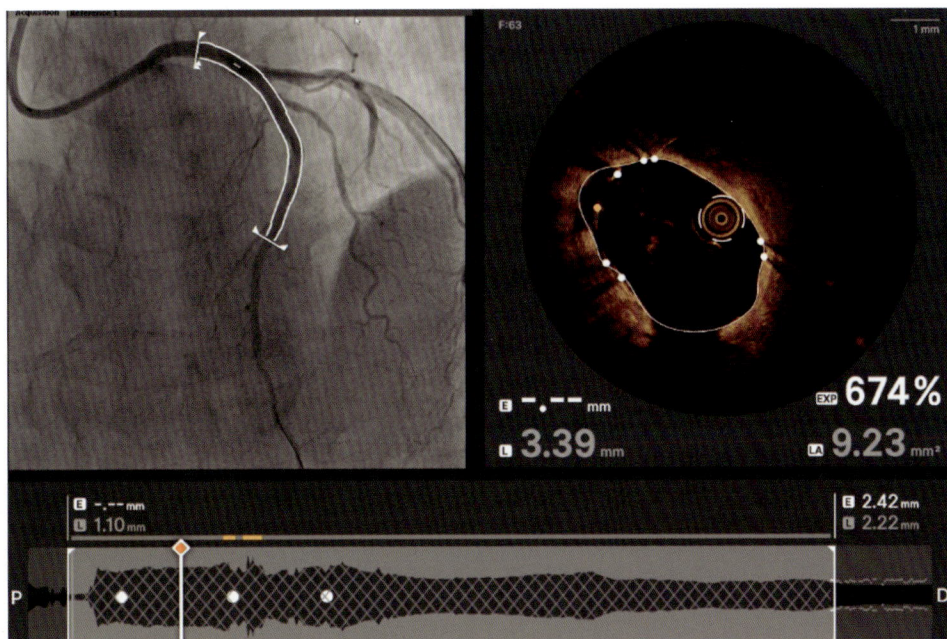

图 2-6-6　术后 OCT

八、小结

这是一例合并重度钙化并明确有钙化结节的 LM-LAD 弥漫性病变，选择了7F指引导管。对重度钙化的处理上，采用了旋磨联合 Shockwave 冲击波球囊的治疗策略。旋磨操作对钙化斑块的修饰及减容起到了非常重要的作用。Shockwave 冲击波球囊对深层钙化的处理为后续支架的顺利植入提供了便利并保证后续支架膨胀。腔内影像学的指导为选择合适尺寸的支架提供了重要参考。

（阜外华中心血管病医院）

病例七

重度钙化的粗大对角支近中段弥漫性病变合并钙化

——IVL预处理植入支架后，进一步升级冲击波球囊后处理支架膨胀不全病例

一、病史基本资料

- **患者**：孙某某，55岁男性。

- **主诉**：间断胸骨及剑突不适2年。

- **简要病史**：2年前无明显诱因出现胸骨及剑突下不适，持续约3~5分钟可自行缓解，无放射痛、大汗、头晕、黑蒙、咳嗽、咳痰等症状，就诊于中牟县人民医院：行冠脉造影检查（详见光盘），未行PCI术，给予药物治疗（具体不详），症状好转后出院，后间断发作，1月前上述症状再发，就诊于郑州大学第二附属医院，行冠脉造影检查示"三支病变"，患者及家属拒绝PCI治疗，给予药物治疗，效果欠佳，现为求进一步诊治从门诊入我院。

- **既往史**：高血压、糖尿病、高脂血症、长期吸烟、饮酒史。

- **辅助检查**

实验室检查：白细胞9.47×10^9/L，血红蛋白146g/L，血小板260×10^9/L；肌酐67μmol/L，肾小球滤过率94.57ml/min；hs-cTnT T6.02pg/ml。

超声心动图：静息状态下左室壁运动未见明显异常、三尖瓣反流（轻度）、室间隔基底段增厚、左室舒张功能减低。

心电图：

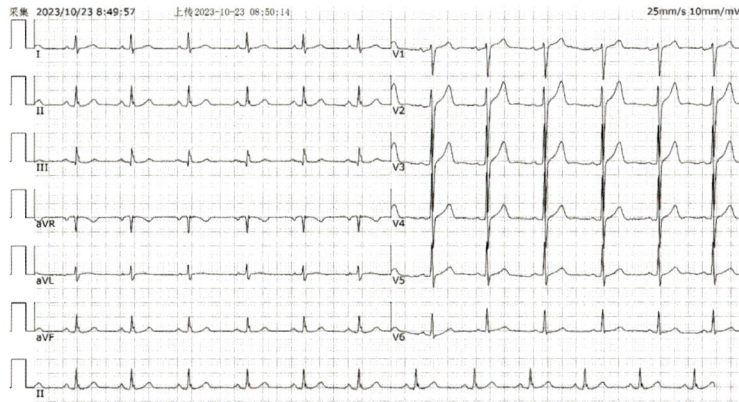

图2-7-1　心电图

二、入院诊断

1.冠状动脉粥样硬化性心脏病

　　不稳定型心绞痛

2.高血压

3.2型糖尿病

4.高脂血症

三、冠状动脉造影

LM：无明显狭窄；LAD：相对细小，近段狭窄50%~60%；D1粗大，近段狭窄80%~90%伴重度钙化，远端可见向RCA逆向供血；LCX：粗大，内膜不规则，中远段狭窄50%，远段狭窄70%~80%；RCA：细小，近段闭塞。

结论：冠心病，D1近中段弥漫性病变伴钙化，决定对D1病变行经皮冠状动脉介入治疗。

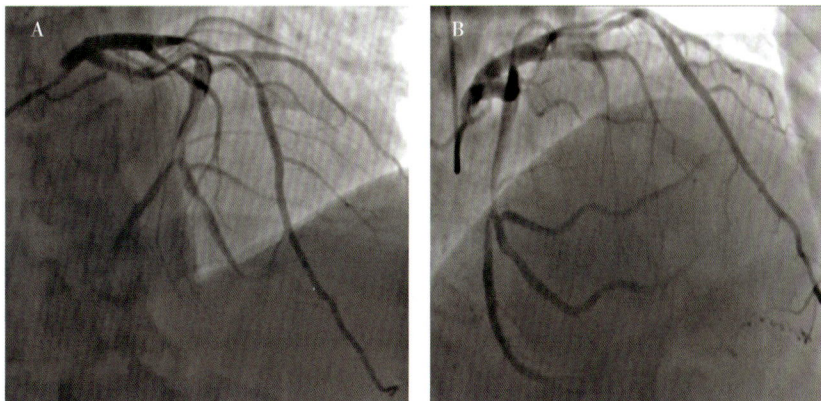

图2-7-2　冠脉造影结果

A：CRA 30°-头位造影结果；B：RAO35°+CRA25°-右头位造影结果

四、治疗策略

经右侧桡动脉入路，造影结束后。选择强支撑力量的指引导管EBU3.5，采用SION导丝通过病变到达LAD远端；应用切割球囊联合冲击波球囊预扩张病变，并植入药物洗脱支架，根据OCT影像学结果，评估支架膨胀情况，并决定后续手术方案。

五、手术过程

普通预扩张球囊扩张病变多次后，应用Shock wave IVL 3.0×12mm球囊4atm×10s进行8个周期冲击波治疗，后更换3.5×10mm切割球囊以8→12atm对病变再次扩张，于D1远段至开口由远及近串联植入3.0×24mm、3.5×23mm支架，并进行相应后扩张。OCT提示支架内最小管腔面积为3.65mm^2，支架膨胀率仅为27%。升级冲击波球囊大小，选择3.5×12mm冲击波球囊以4→6atm×8个序列处理病变，最后应用3.5×12mm，4.0×12mm后扩张球囊进行后扩张，直至支架膨胀贴壁良好。

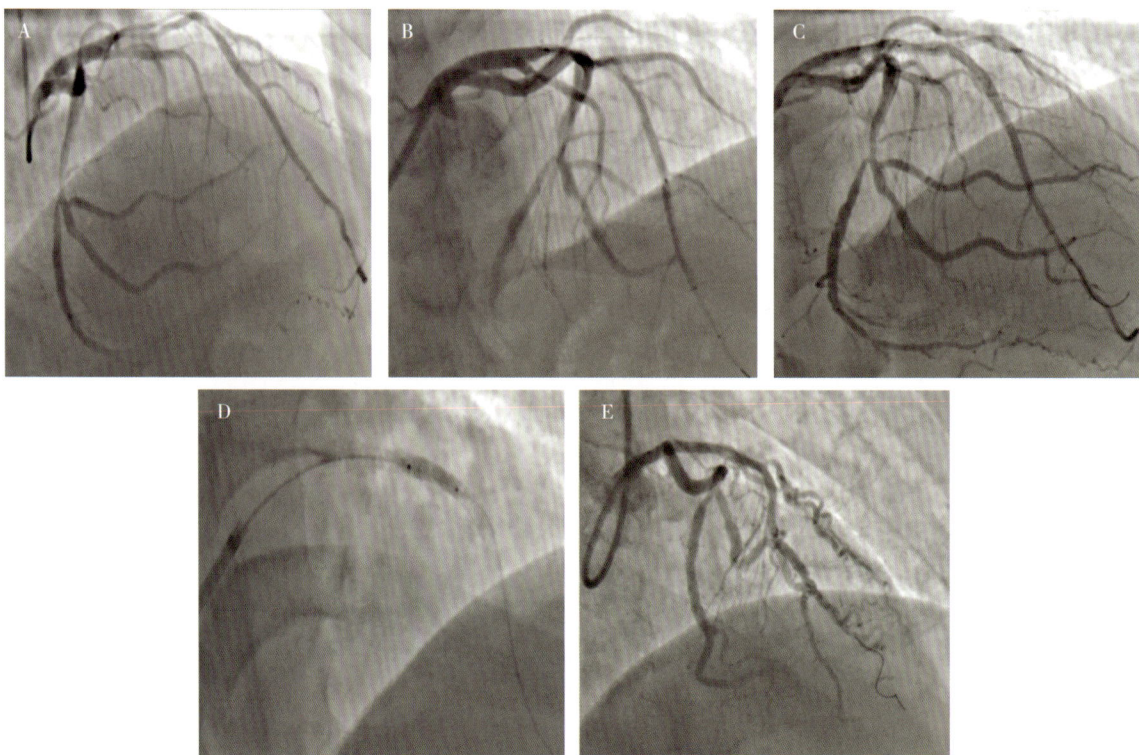

图2-7-3 手术过程

A：术前造影结果，RAO35°+CRA25°-右头位造影结果；B：初次冲击波球囊后，CRA 30°-头位；C：支架膨胀不良，CRA34°-头位；D：再次冲击波球囊碎石，CRA30°-头位；E：成功开通血管，RAO29°+CRA21°-右头位

六、手术结果

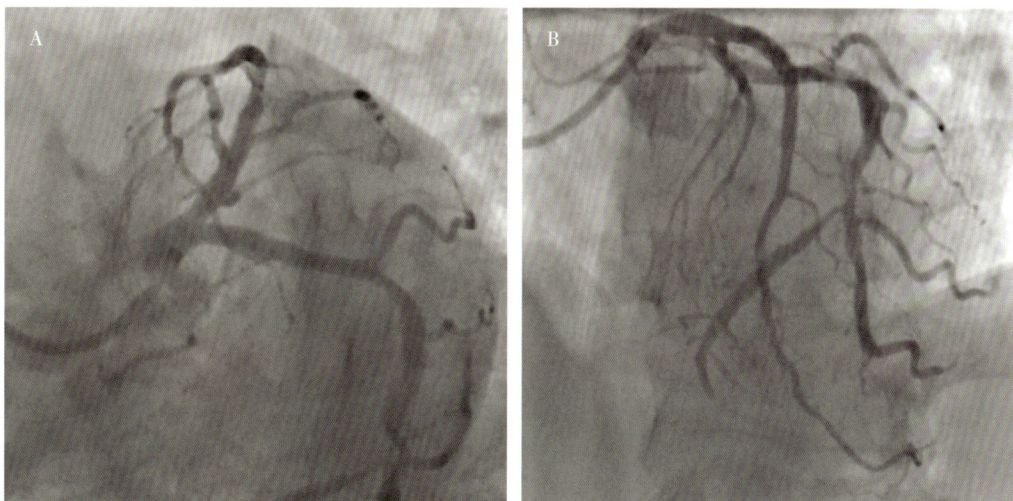

图2-7-4　成功开通LAD病变

A：LAO50°+CAU25°-蜘蛛位；B：LAO30°+CRA30°-左头位

七、腔内（IVUS/OCT）影像学评估

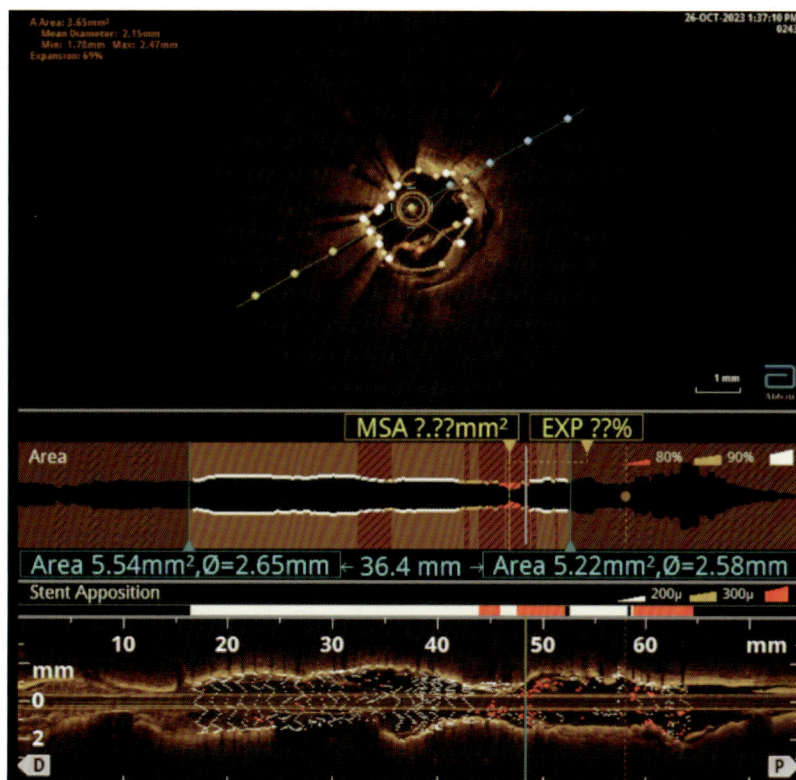

图2-7-5　植入支架后，支架内OCT图像

OCT提示支架前段偏心钙化，支架内最小管腔面积为3.65mm^2

术后OCT

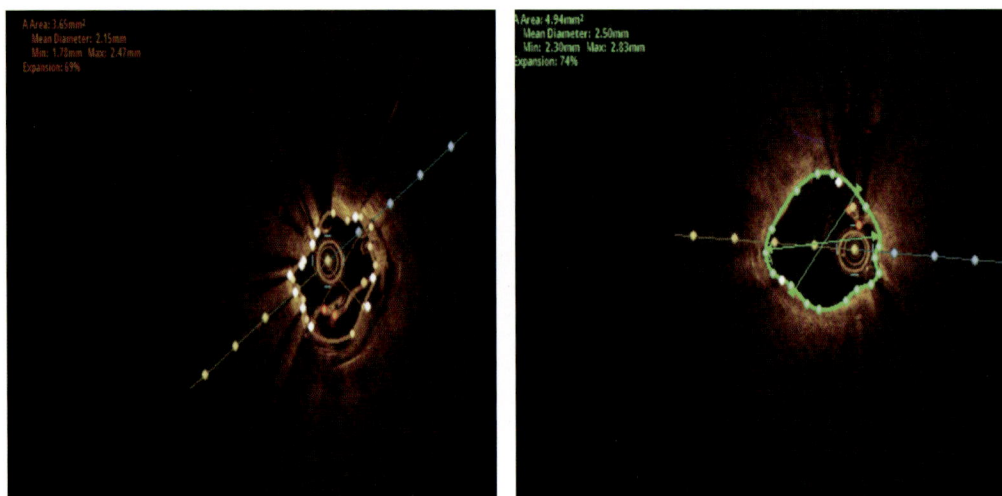

图2-7-6　升级冲击波球囊治疗前后OCT图像对比

升级冲击波球囊及后扩张球囊处理后复查IVUS示：支架膨胀、贴壁良好

八、小结

这是一例合并重度钙化的粗大对角支近中段弥漫性病变合并钙化。虽然计划性应用冲击波球囊，但是支架植入后仍然扩张不良，造影及OCT均可发现管腔获得欠佳，OCT提示支架膨胀不良，需进行进一步治疗，改善支架贴壁情况。

术中出现的支架贴壁不良常见于严重钙化病变的PCI治疗，由于钙化存在，药物洗脱支架无法顺利膨胀扩张，不仅降低了有效腔内面积，同时由于局部血流动力学的紊乱，更容易导致血栓生成与支架内再狭窄。

根据支架贴壁不良的原因，可选择对应方式处理。若考虑为纤维环因素导致支架扩张不良，可应用高压球囊进行扩张。在本例病例中，根据OCT检查结果，考虑支架扩张不良系钙化所致，故决定升级冲击波球囊大小，进一步对管壁进行处理。

本例术中，我们升级冲击波球囊大小，应用3.5×12mm冲击波球囊以4→6atm×8个序列进行碎石治疗，并应用较大的后球囊后扩张病变段支架，直至OCT提示支架膨胀贴壁良好。

（阜外华中心血管病医院）

病例八

合并重度钙化的左前降支近中段弥漫性病变IVL预处理后应用药物球囊

一、病史基本资料

- **患者**：田某某，63岁男性。
- **主诉**：间断胸闷1年余，再发7个月，加重6小时。
- **简要病史**：1年余前患者间断出现活动后胸闷症状，发作时伴心前区烧灼感及肩部酸沉感，无头晕、晕厥，无咳嗽、咯血、呼吸困难等，活动耐量明显下降，步行数十米即出现胸闷症状，持续数分钟，休息后可自行缓解，遂到商丘市第四人民医院就诊，查冠脉CTA提示：冠脉三支病变。给予口服药物治疗，以上症状好转，随后自行停药，改服中药（具体不详）；7个月前症状再发，性质同前，为进一步诊疗来我院，急诊入住我科，完善冠脉造影提示：RCA粗大，迂曲，血管走行区域可见明显钙化影像，近段30%~50%狭窄，近中段80%狭窄，PDA粗大，近段50%狭窄。LM粗大，可见轻度狭窄合并钙化，LAD近段闭塞合并严重钙化，远段可见来自RCA良好侧支血供，LCX粗大，近段30%狭窄，中段50%狭窄，开通闭塞LAD并应用1个药物球囊扩张治疗。4小时前劳累后上述症状突发加重，性质同前，持续不缓解，急来我院就诊。
- **既往史**：无特殊。
- **辅助检查**

实验室检查：血常规+CRP：红细胞4.00×10^{12}/L，血红蛋白127g/L，红细胞压积38.30%，肝肾功：天冬氨酸氨基转移酶14.7u/l，乳酸脱氢酶117U/L，同工酶比值0.31，葡萄糖4.05mmol/L；甘油三酯2.2mmol/L，心肌梗死标记物未见明显异常，余生化指标未见明显异常。

超声心动图：静息状态下室壁运动未见明显异常，主动脉瓣退行性变并反流（轻度），二尖瓣反流（轻度），室间隔增厚。

心电图：

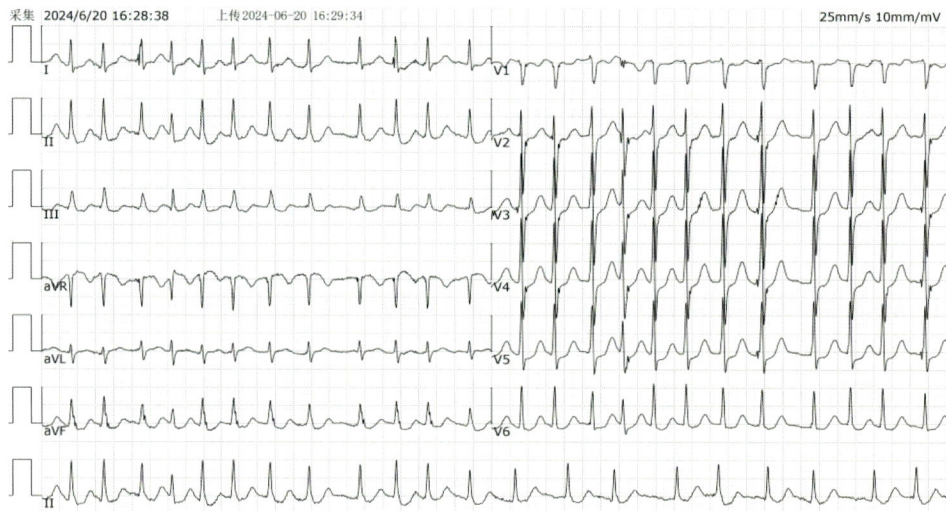

图 2-8-1　心电图

二、入院诊断

1.冠状动脉粥样硬化性心脏病

　　急性冠脉综合征

　　不稳定型心绞痛

　　冠状血管成形术后状态

　　心功能不全

2.慢性支气管炎伴肺气肿

三、冠状动脉造影

冠状动脉起源正常，呈右优势型；RCA 粗大、迂曲，全程弥漫性病变伴钙化，近段最重狭窄约 30%~50%，近中段最重狭窄约 80%，远段最重狭窄约 20%，PDA 粗大，开口-近段局限狭窄约 50%~60%，PLA 开口狭窄约 50%；LM 粗大，见钙化影，体部狭窄约 10%~20%；LAD 近中段弥漫性病变伴钙化，最重狭窄约 80%~90%，D1 开口狭窄约 50%~60%；LCX 粗大，开口-近段局限狭窄约 20%~30%，中远段弥漫性狭窄约 40%~50%，OM 开口-近端局限狭窄约 20%~30%；

结论：冠心病，LAD 近中段弥漫性病变伴钙化，决定对 LAD 病变行经皮冠状动脉介入治疗。

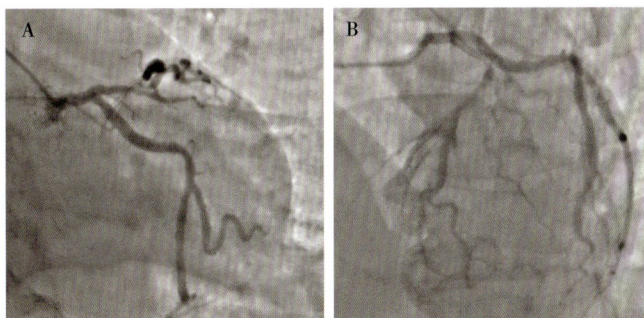

图2-8-2　冠脉造影结果

A：CAU30°，足位造影结果；B：LAO30°+CRA30°，左头位造影结果

四、治疗策略

经右侧桡动脉入路，造影结束后。选择强支撑力量的指引导管XB3.5，应用SION导丝及SION-Blue导丝通过病变到达LAD及D1远端作为保护；应用冲击波球囊预扩张病变，并应用药物球囊治疗，根据OCT影像学结果，评估血管扩张情况，并决定后续手术方案。

五、手术过程

选择2.5×15mm球囊对LAD近中段病变以4→8atm多次预扩张，选择Shaockwave IVL 3.0×12mm冲击波球囊对LAD近中段钙化病变以4atm，10s/次，冲击扩张8次；复查OCT见：LAD近中段管腔明显扩大，钙化环断裂，见斑块小夹层，未累及中膜；先后选择2.75×38mm、3.0×24mm药物球囊送至LAD近中段病变由远及近准确定位后分别以8atm释放90s；

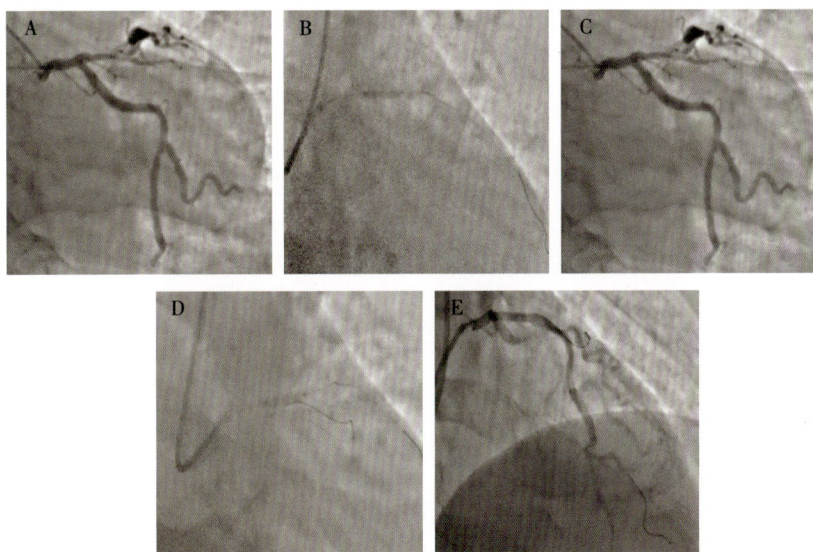

图2-8-3　手术过程

A：术前造影结果，AP-足位；B：球囊扩张，RAO30°+CAU25°-右足位；C：扩张不充分，RAO30°+CRA25°-右头位；D：冲击波球囊碎石，AP-足位；E：成功开通血管，RAO20°+CRA20°-右头位

六、手术结果

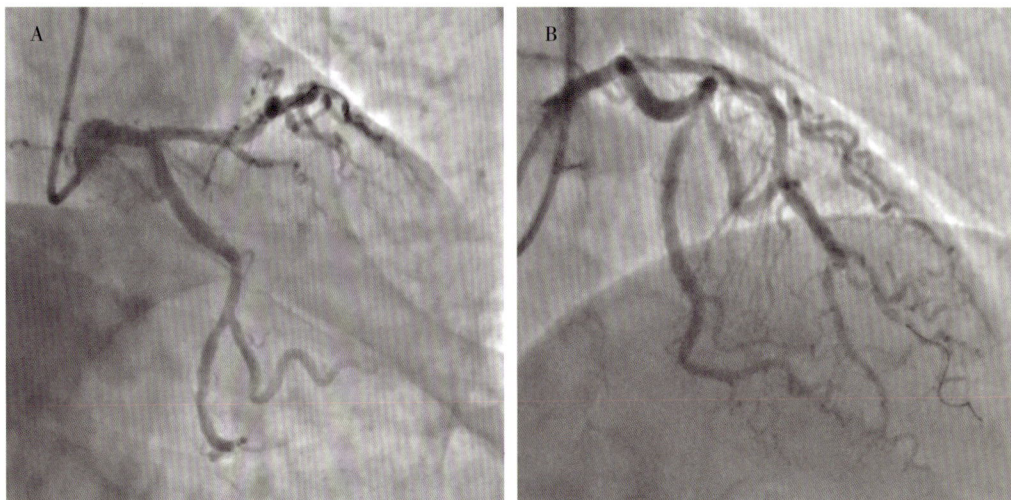

图2-8-4　成功开通LAD病变

A：RAO25°+CAU40°-右足位；B：RAO30°+CRA20°-右头位

七、腔内（IVUS/OCT）影像学评估

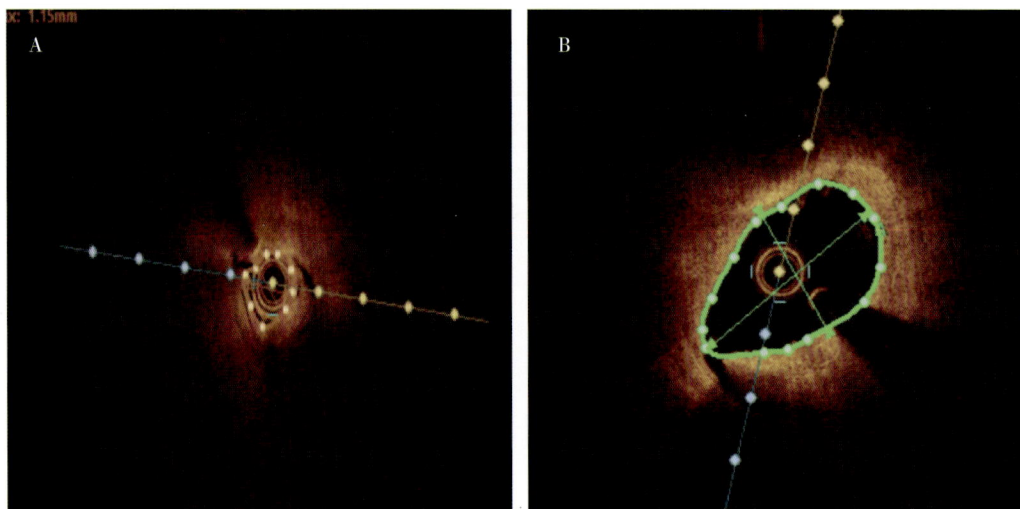

图2-8-5　术前术后OCT图像

OCT提示前降支病变处弥漫性病变，全程钙化，术后最小管腔面积为5.18mm²

八、小结

这是一例合并重度钙化的左前降支近中段弥漫性病变。由于严重钙化的存在，术前计划应用冲击波球囊处理，处理效果良好，处理后可见钙化环断裂。严重钙化病变（尤其是超过270°的环形钙化）会形成坚硬的"外壳"，显著限制球囊或支架的扩张。钙化环的断裂是严重钙化病变支架成功植入的前提。若未经充分预处理，高压扩张可能因钙化阻力而失败，并且可能会导致血管夹层、穿孔等并发症，进而影响即刻手术效果与远期预后。本病例预处理过程中计划性启动冲击波球囊（3.0×12mm 冲击波球囊4atm，8个序列），实现钙化环的断裂，能够从根本上改善血管壁的机械特性：断裂后的钙化环释放了血管的刚性束缚，使球囊扩张时压力更均匀地传递，从而减少"西瓜籽效应"（球囊滑动），确保血管充分扩张，并且通过降低扩张所需的压力，减少了血管夹层、穿孔等医源性损伤的发生率，最终于病变处应用药物球囊治疗，获得了较好的血管管腔。

（阜外华中心血管病医院）

病例九

IVL 治疗 RCA 远端钙化病变 +DCB

一、病史基本资料

· **患者**：王某某，75岁女性。

· **主诉**：发作性胸痛胸闷半月。

· **简要病史**：半月前晨起后无明显诱因出现胸痛、胸闷，位于心前区胸骨后，呈憋闷感，伴后背部放射痛、头晕、恶心、呕吐，无黑蒙、意识障碍、咳嗽、咯血、呼吸困难等其他不适，以上症状持续存在不能缓解，次日就诊于当地医院，行心电图检查提示急性心肌梗死，急行冠脉造影提示冠脉三支严重狭窄，并应用药物球囊治疗梗死闭塞病变（具体不详），术后给予药物治疗，相关症状好转出院。5天前夜间休息时再次出现胸闷症状，伴双下肢水肿，为求系统诊治入院。拟择期复查冠脉造影。

· **既往史**：高脂血症。

· **辅助检查**

实验室检查：hs-cTn T193.80pg/ml，NT-proBNP 1270.00pg/ml。余血常规、肝肾功、电解质、凝血功能等未见明显异常。

超声心动图：节段性左室壁运动异常、二尖瓣退行性变并反流（中度）、主动脉瓣退行性变并反流（轻度）、左房增大、左室收缩及舒张功能减低；心包积液（少量）。

心电图：

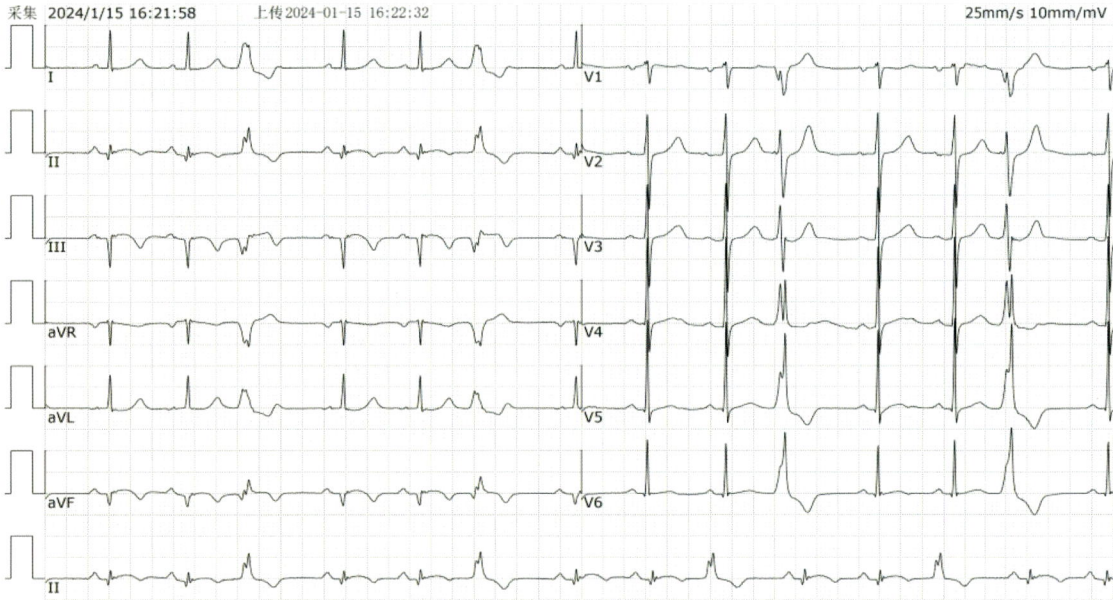

图 2-9-1　心电图

二、入院诊断

1.冠状动脉粥样硬化性心脏病

　　急性下壁心肌梗死

　　心律失常

　　室性期前收缩

　　心力衰竭

2.高脂血症

三、冠状动脉造影

RCA 粗大，近中段弥漫性 30% 左右狭窄合并钙化，远段 80% 偏心性狭窄合并钙化（1 周前急性下壁心肌梗死处闭塞后 PTCA 术治疗术后），PDA 中段弥漫性病变合并钙化，最重 80% 狭窄，PLA 粗大，轻度动脉粥样硬化；LM 粗大，远段动脉粥样硬化合并钙化；LAD 近中段弥漫性病变合并钙化成角，最重 90% 狭窄，中段可见心肌桥形成；D1 及 D2 近段 90% 狭窄；LCX 发育小，近中段 90% 狭窄合并严重钙化。结论：冠心病，经与患者及家属沟通后在 OCT 指导下以冲击波球囊血管成形术辅助下应用药物球囊治疗 RCA 远段病变。稳定后择期再干预左冠状动脉病变。

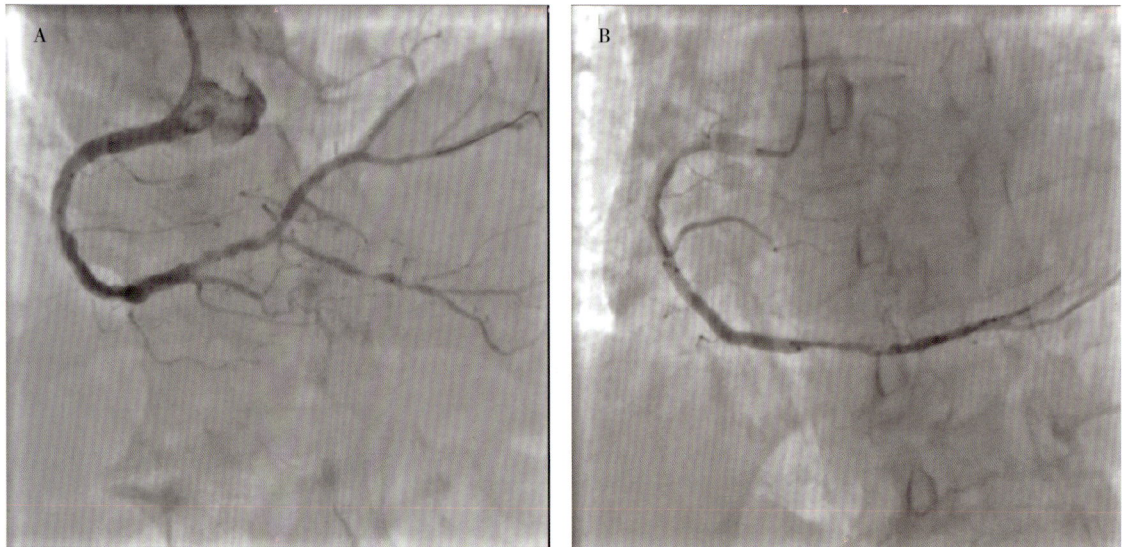

图2-9-2　冠脉造影结果

A：LAO-头位造影结果；B：LAO-足位造影结果

四、治疗策略

经右侧桡动脉入路，造影结束后。更换为7F鞘管，选择SAL1.0指引导管，将SION-blue导丝通过病变到达RCA-PLA远端，应用OCT检查评估局部病变情况，并指导制定后续治疗方案。

五、手术过程

导丝通过病变到RCA-PLA远端，进入OCT检查PLA近段至RCA近段病变提示：RCA远段纤维脂质钙化病变，钙化角度大于180°，最小管腔面积2.54mm^2，可见局部斑块破裂以近夹层以及附壁血栓等，RCA中段至近段可见纤维脂质钙化病变，经与患者及家属沟通后决定启动冲击波球囊血管成形术预处理严重钙化病变，遂应用3.0mm冲击波球囊扩张治疗RCA远段病变共六个序列后，在OCT指导下应用3.0×30mm药物球囊8atm×90s扩张治疗，术后复查OCT提示：RCA远段最小管腔面积5.7mm^2，可见局限性斑块内夹层。经多个体位投照未发现撕裂、造影剂滞留，前向血流TIMI 3级，结束手术。

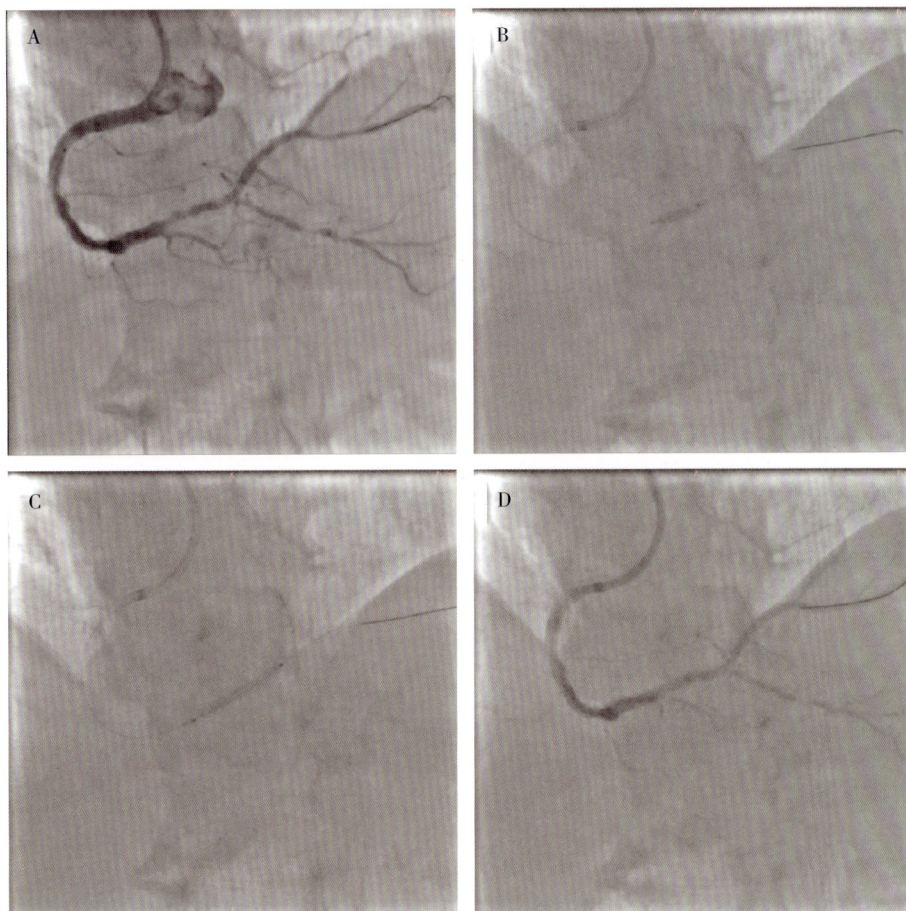

图 2-9-3　手术过程（LAO- 头位）

A：术前造影结果；B：冲击波球囊治疗；C：药物球囊扩张；D：成功开通血管

六、手术结果

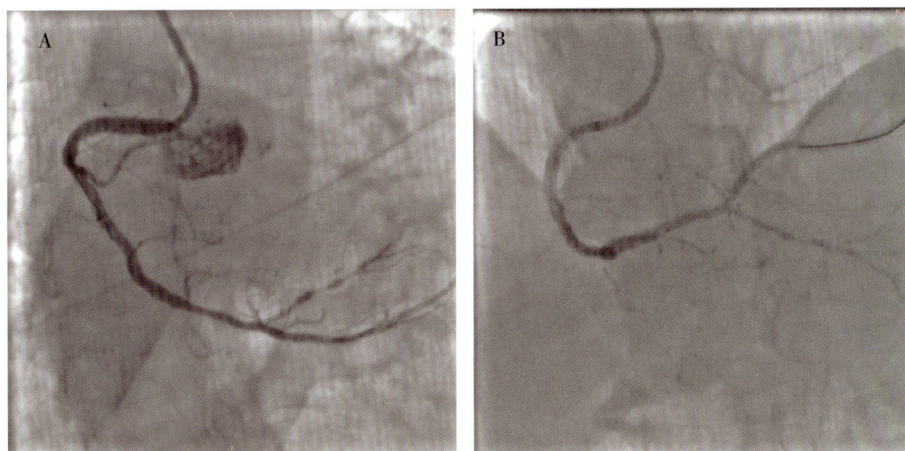

图 2-9-4　成功开通 LAD 病变

A：LAO- 足位；B：LAO- 头位

七、腔内（IVUS/OCT）影像学评估

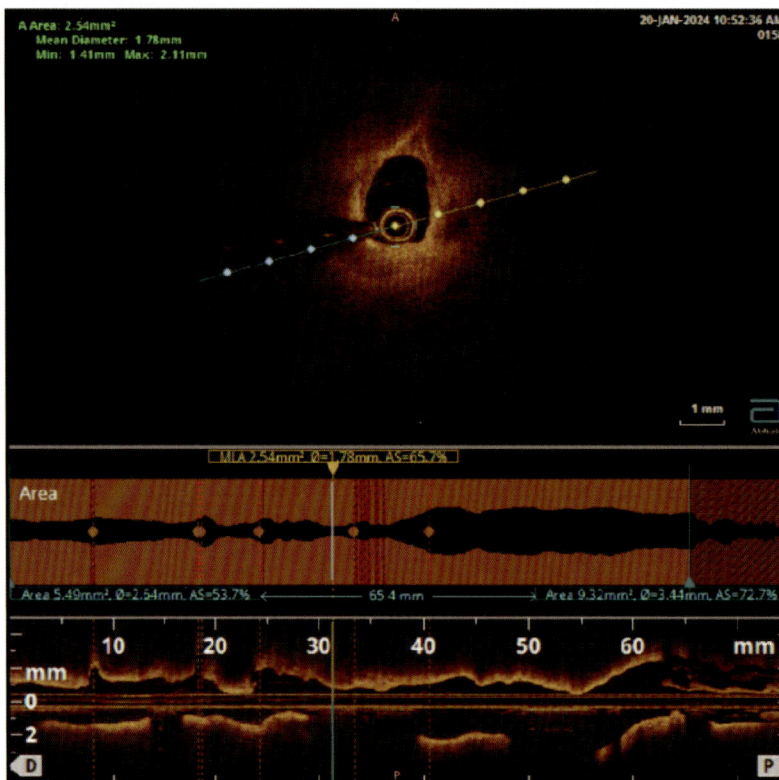

图2-9-5　术前OCT影像评估

RCA远段纤维脂质钙化病变，钙化角度大于180°，最小管腔面积2.54mm^2

术后OCT

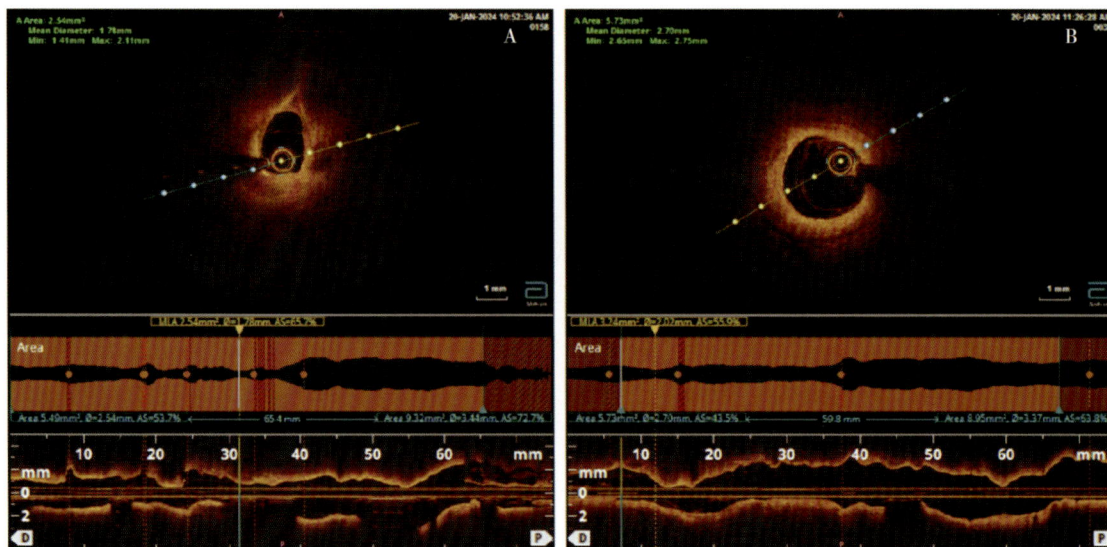

图2-9-6　冲击波球囊治疗前后OCT图像对比

冲击波球囊处理后复查OCT示：成功开通狭窄病变，RCA远段最小管腔面积5.7mm^2

八、小结

由于 OCT 等腔内影像学检查措施的应用，使得我们能更加准确地识别斑块性质、钙化性病变的类型和范围，因此对于指导术中具体治疗策略的制定与实施具有重要意义。

本例患者系二次介入治疗患者，其曾于院外行冠脉介入治疗，因术中未行相关腔内影像学检查，仅对病变行单纯药物球囊扩张治疗，术后患者症状不能完全缓解，复查造影检查发现 RCA 狭窄病变较重。通过 OCT 检查，我们发现存在大于 180° 的钙化，考虑单纯应用药物球囊扩张效果差，因此选择应用冲击破球囊治疗，手术效果理想。

（阜外华中心血管病医院）

病例十

OCT指导下IVL处理重度钙化的
左前降支支架内再狭窄病变

一、病史基本资料

- **患者**：薛某某，79岁女性。

- **主诉**：间断胸痛5个月余，再发加重1小时。

- **简要病史**：5个月余前出现无明显诱因间断胸痛，呈压榨感，伴乏力，双下肢水肿，无胸闷，无放射痛，无头痛头晕，无恶心呕吐等不适症状，口服丹参滴丸后可部分缓解，活动耐力差，后发作频率较前增加，至当地医院，诊断为"冠心病"，完善冠脉造影提示冠脉三支病变，LAD、RCA行PCI治疗，院外规律口服药物对症支持治疗，效果尚可，但仍可偶发胸痛，性质同前，偶伴右上肢、左下肢麻木，未规律诊治。1小时前再次出现胸痛，伴恶心，右上肢、左下肢麻木，渐加重，持续不缓解，急来我院，急诊以"冠状动脉粥样硬化性心脏病，急性冠脉综合征，冠状动脉支架植入后状态，心功能不全，高血压，2型糖尿病"为诊断收入我科。发病以来，神志清，精神可，饮食睡眠可，体重无明显改变，大小便无明显异常。

- **既往史**：高血压、糖尿病病史。

- **辅助检查**

- **实验室检查**：甲状腺功能：游离三碘甲状原氨酸3.140pmol/L，游离甲状腺素11.800pmol/L，糖化血红蛋白8.94%。

- **超声心动图**：节段性左室壁运动异常，二尖瓣反流（轻度），三尖瓣反流（轻度），左室舒张功能减低。

· 心电图：

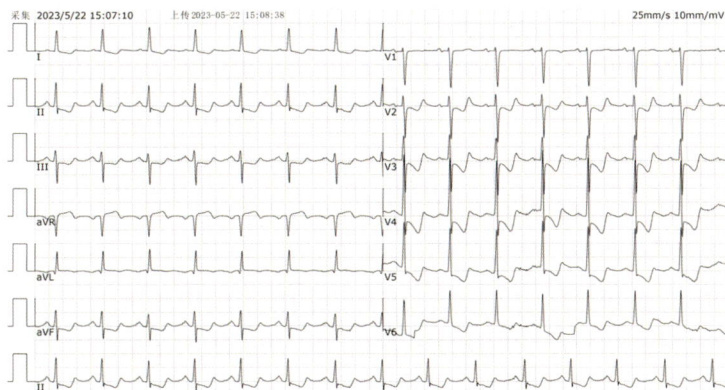

图2-10-1　冠脉造影结果

二、入院诊断

1. 冠状动脉粥样硬化性心脏病

　　急性冠脉综合征

　　冠状动脉支架植入后状态

　　心功能不全

2. 高血压

3. 2型糖尿病

三、冠状动脉造影

LM：无明显狭窄；LAD：全程弥漫钙化狭窄，支架内再狭窄近段99%，中段30%，远端80%；LCX：近中段钙化狭窄最重90%，远端80%，OM2近段钙化狭窄30%，远端80%~90%；RCA：近段支架内膜增生，支架以远狭窄约60%，远端狭窄60%。

结论：冠心病，LAD支架内再狭窄伴严重钙化，决定对LAD病变行经皮冠状动脉介入治疗。

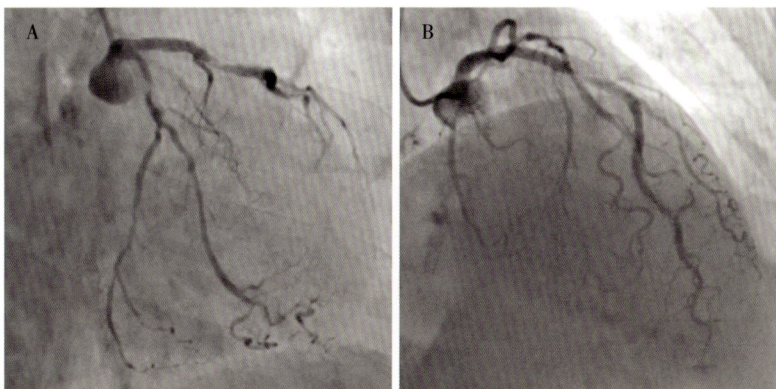

图2-10-2　冠脉造影结果

A：RAO 30°+CAU30°- 右足位；B：RAO 30°+CRA30°- 右头位

四、治疗策略

经右侧桡动脉入路，造影结束后，选择强支撑力量的指引导管6F EBU3.0，采用SION-blue导丝通过病变到达LAD远端，根据OCT影像学结果，评估血管情况，并决定后续手术方案。

五、手术过程

应用2.5×20mm球囊预扩张近段病变，12→16atm×10s扩张多次。行OCT检查示环形钙化病变，MSA：1.76mm^2，近段支架内钙化，少量血栓，送入3.0×10mm切割球囊至近段支架内再狭窄处以6→12atm扩张多次，由于近段钙化病变较重，先后送入CTO2.25×12mm/CTO2.5×12mm/2.75×12mm/3.0×12mm/2.5×12mm/3.0×12mm球囊扩张支架内，8→22atm×10s扩张多次，复查OCT示近中段钙化病变较重，支架膨胀不良，遂行Shockwave冲击波球囊治疗，4atm×10s冲击波治疗8个周期，复查OCT示钙化狭窄减轻，近中段MSA：5.0mm^2，近段、中段支架内串联植入2.5×30mm、2.75×30mm、3.0×30mm药物球囊，6atm×90s扩张释放，经多个体位投照未发现撕裂、血栓及夹层，TIMI血流3级。

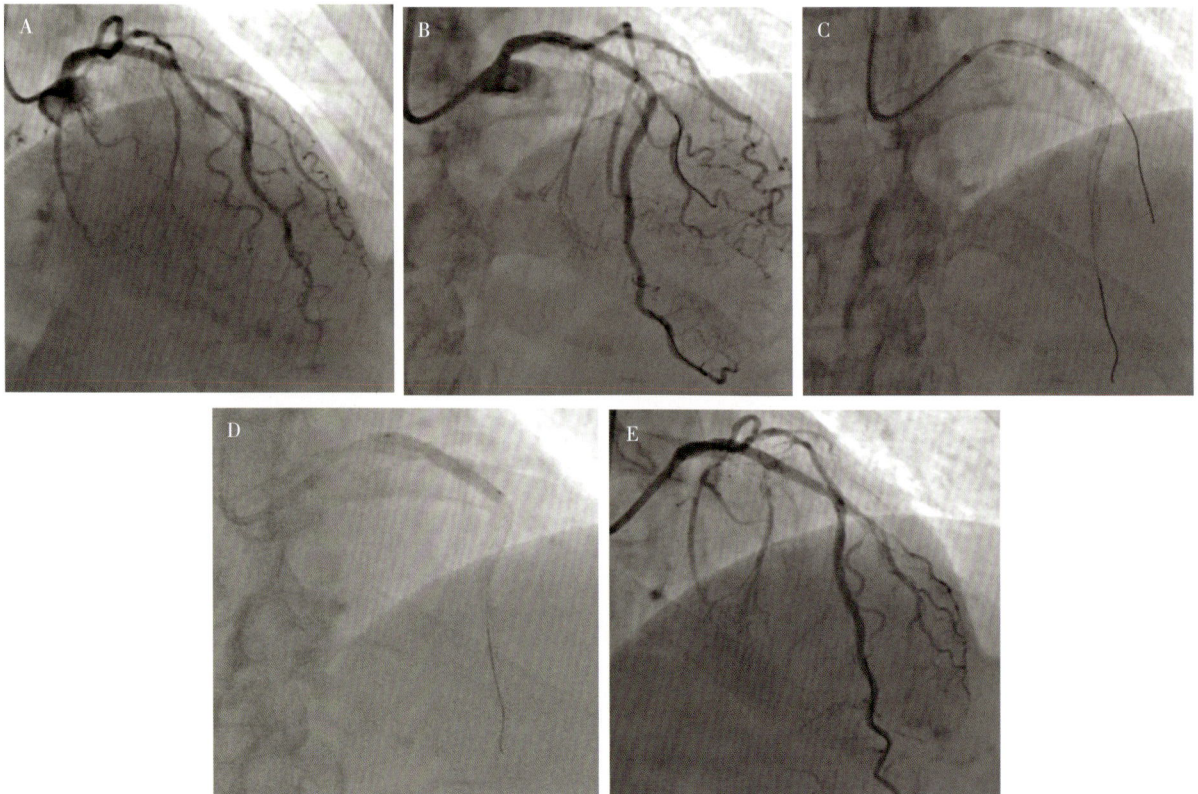

图2-10-3　手术过程

A：术前造影结果，RAO30°+CRA30°-右头位；B：反复高压力球囊扩张后，CRA30°-头位；C：冲击波碎石术，CRA30°-头位；D：应用药物球囊，CRA30°-头位；E：成功开通血管，CRA30°-头位

六、手术结果

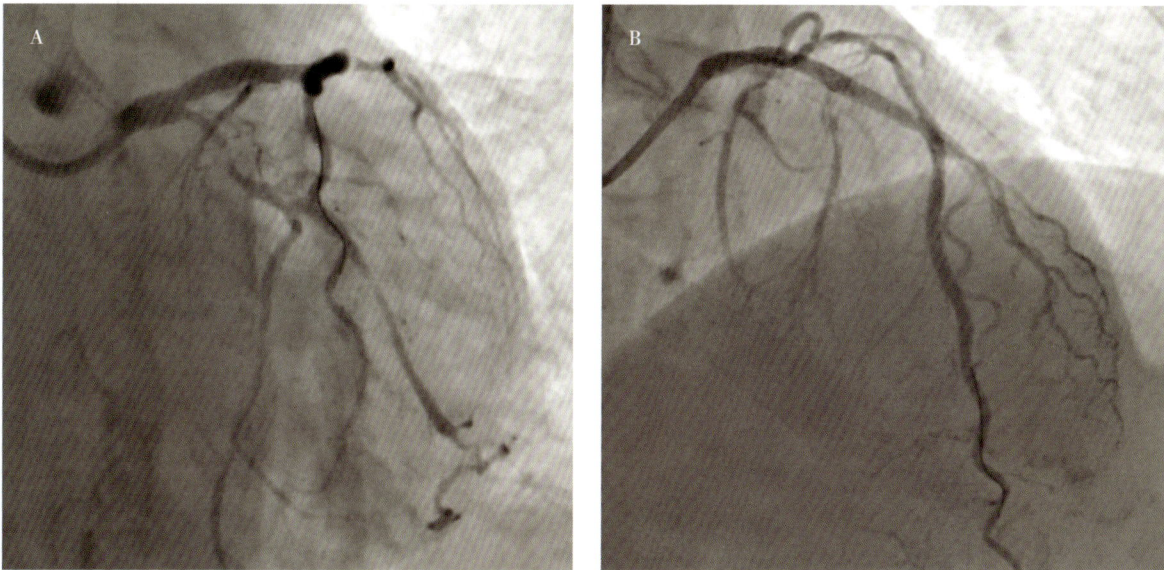

图2-10-4　成功开通 LAD 病变

A：CAU30°-足位；B：CRA30°-头位

七、腔内（IVUS/OCT）影像学评估

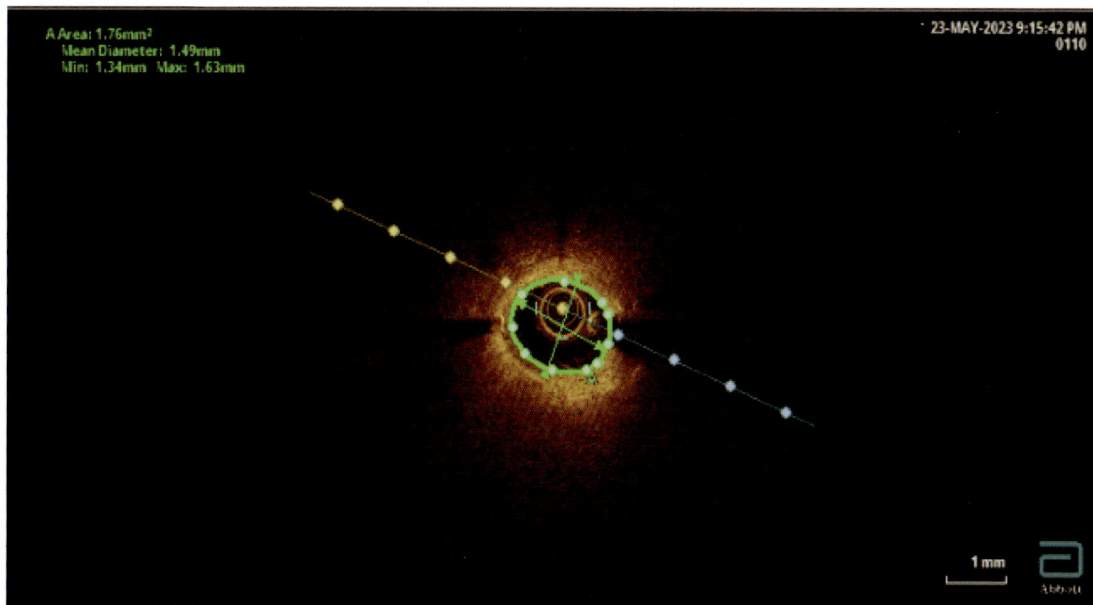

图2-10-5　术前 OCT 检查

纤维钙化病变，MSA：1.76mm²，近段支架内纤维钙化，少量血栓

术后OCT

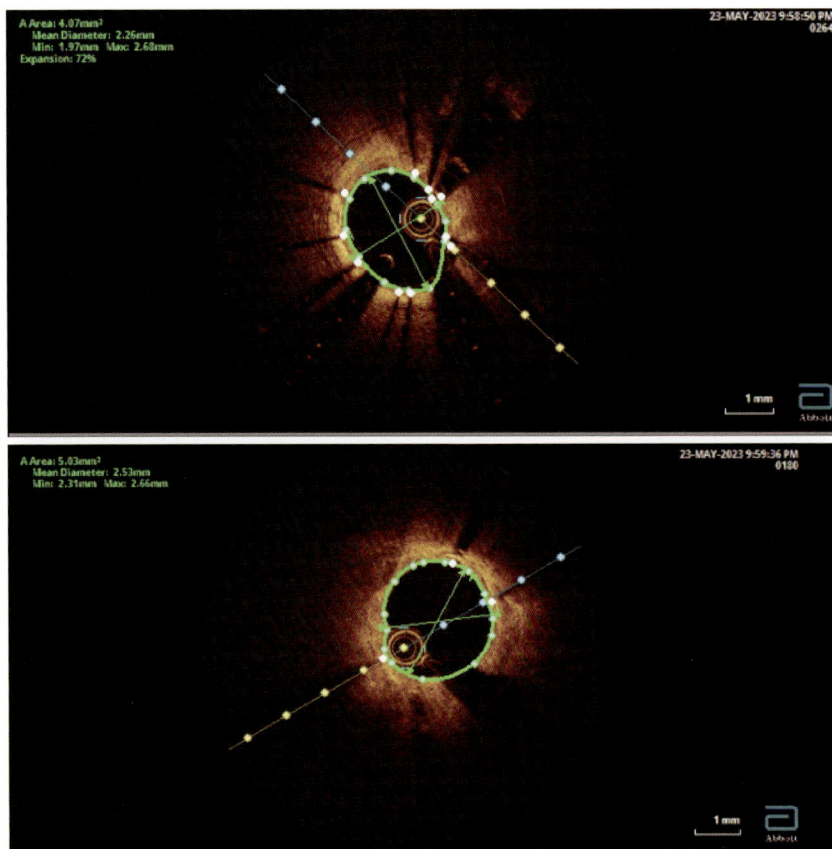

图2-10-6　冲击波球囊治疗前后近、中段支架内OCT图像对比

冲击波球囊处理后复查OCT示：钙化狭窄减轻，近、中段MSA：5.0mm^2

八、小结

这是一例合并重度钙化的左前降支支架内再狭窄病变。应用OCT评估发现不仅发现前降支原支架内再狭窄严重，同时支架膨胀不良，需进行进一步治疗，改善支架贴壁情况。

根据支架贴壁不良的原因，可选择对应方式处理。若考虑为纤维环因素导致支架扩张不良，可应用高压球囊进行扩张。在本例病例中，根据OCT检查结果，考虑支架扩张不良系钙化所致，故决定选择冲击波球囊治疗。

由于新生斑块主要为纤维钙化斑块，所以选择了冲击波碎石术，该技术不仅可以对新生钙化病变进行处理，还有可能对原病变再度修饰，增加血管弹性，在此基础上，应用药物涂层球囊对支架内进行治疗，术后管腔获得良好。

（阜外华中心血管病医院）

病例十一

IVL治疗前降支重度钙化病变

一、病史基本资料

- **患者**：男性，61岁，体重65kg。
- **主诉**：间断胸闷4年，再发加重伴胸痛1天。
- **现病史**：患者4年前活动后出现胸闷，范围约手掌大小，程度可忍受，休息2分钟后自行缓解，发作频率约1次/周，于当地医院就诊，查冠脉CTA示血管狭窄65%（具体不详），诊断为不稳定型心绞痛，予冠心病二级预防治疗，患者症状缓解。3个月后患者自行停用阿司匹林。患者1天前无明显诱因再发胸闷，伴心前区胀痛，范围约手掌大小，程度较前加重，休息2分钟后自行缓解，近1天发作3次。为求进一步诊疗于我科门诊就诊，以"不稳定型心绞痛"收入我科病房。
- **既往史**：高胆固醇血症1年，未治疗；2型糖尿病1年，未治疗；高血压病4年，最高血压150/98mmHg，口服苯磺酸氨氯地平5mg qd降压治疗，平素未监测血压；吸烟史30年，每日约10支，未戒烟。
- **辅助检查**

实验室检查：hs-cTnT：0.007ng/ml；CK-MB：1.02ng/ml；NT-proBNP：105pg/ml；Scr：87μmol/L；K^+：4.3mmol/L；WBC：6.55×10^9/L，N：67.2%，HGB：133.10g/L。

心电图

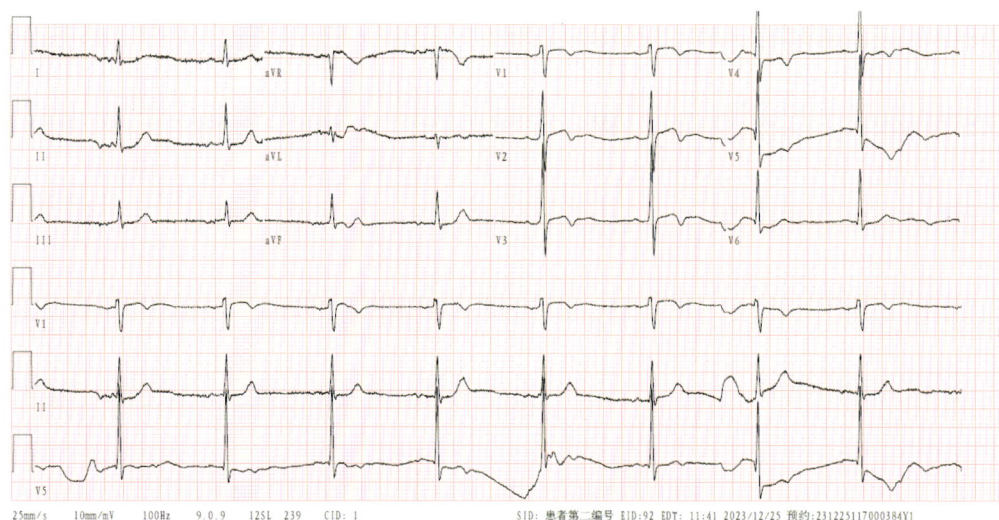

图2-11-1　心电图

二、入院诊断

1.冠状动脉粥样硬化性心脏病

  不稳定型心绞痛

  窦性心律

  心界不大

  心功能I级（NYHA分级）

2.高血压病1级（极高危）

3.高胆固醇血症

4.2型糖尿病

三、冠状动脉造影结果

1.左冠状动脉：LAD近中段：狭窄90%~99%，病变呈弥漫性，TIMI 3级，有钙化；钙化（重度）；D1：狭窄程度30%~50%，TIMI 3级，LCX远段：狭窄程度30%~50%，TIMI 3级，血管直径＜1.5mm；

2.右冠状动脉：RCA近段：狭窄30%~50%，TIMI 3级。

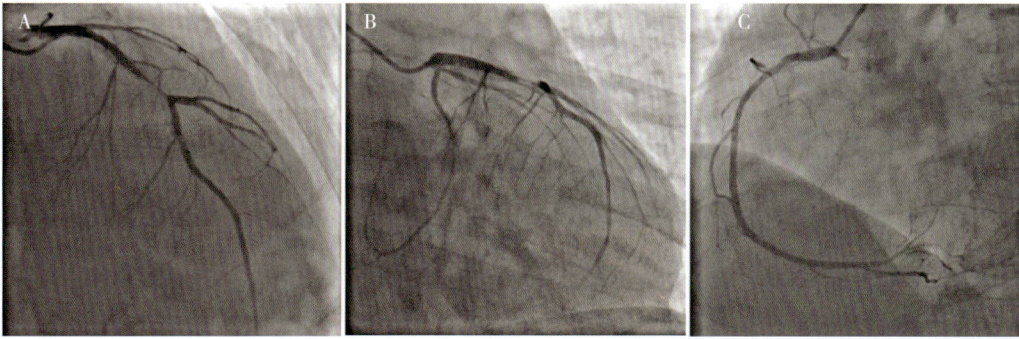

图2-11-2　冠状动脉造影结果

A：左冠右头位；B：左冠右足位；C：右冠左前斜位

四、治疗策略

1.进行PCI手术，患者冠脉病变严重，钙化程度高，使用切割球囊及非顺应性球囊均无法完全扩张，治疗效果欠佳（图2-11-3至4），进行OCT检查评估钙化情况。

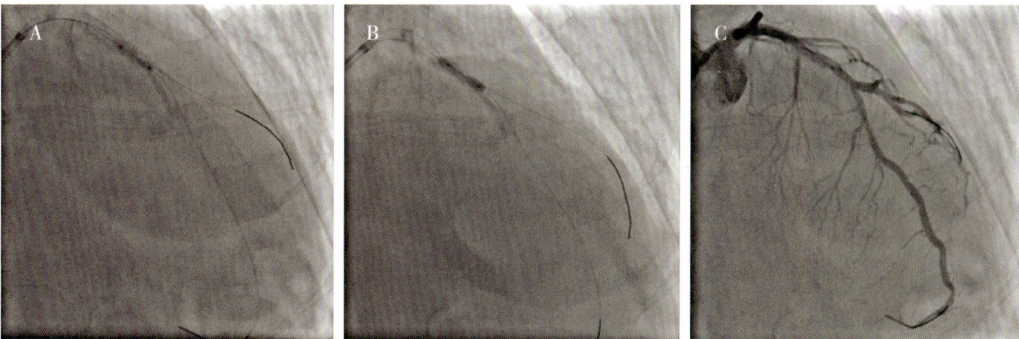

图2-11-3　切割球囊（左）、非顺应性球囊（中）均无法完全扩张，后行OCT检查（右）

A：切割球囊；B：NC球囊；C：扩张后造影

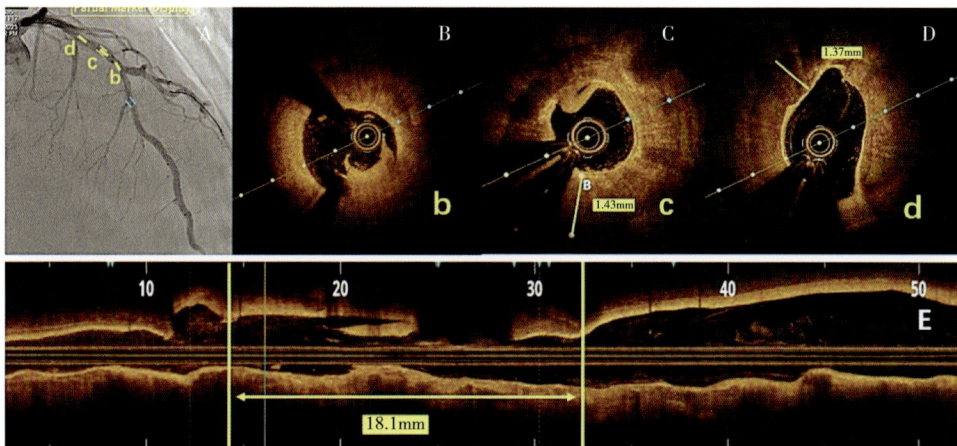

图2-11-4　OCT检查

A：LAD造影融合定位像；B：LAD b点钙化；C：LAD c点环形钙化钙化厚度1.43mm；D：LAD d点环形钙化钙化厚度1.37mm；E：LAD管腔长轴Lumen影像钙化病变长度18.1mm

根据指南和共识，对FDA批准的Shockwave C2冠状动脉IVL系统适应证—严重钙化、狭窄的原发冠状动脉病变进行碎石和低压球囊扩张，采用IVL技术进行钙化治疗。

2.IVL预处理：使用3.0×12mm Shockwave震波球囊，IVL治疗后，钙化环断裂，管腔显著扩大。（图2-11-5）

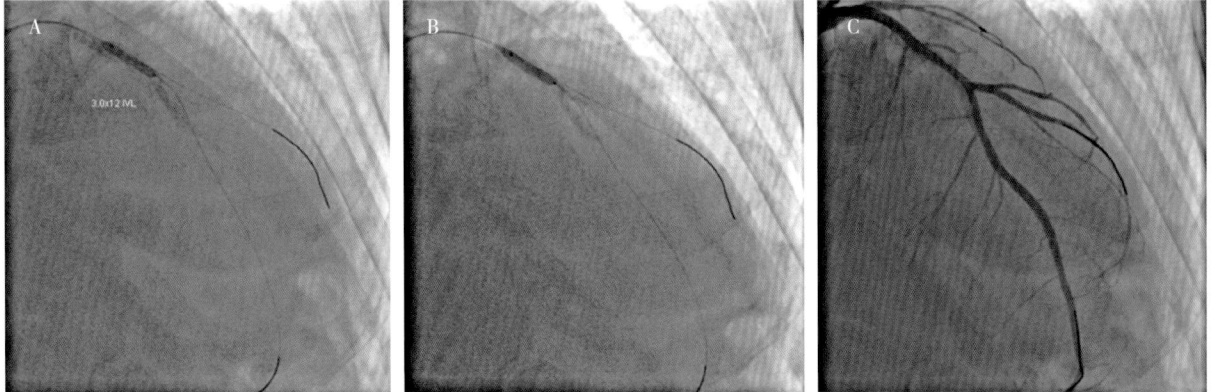

图2-11-5　3.0mm×12mm振波球囊完全扩张

A：病变近端IVL；B：病变最狭窄处IVL；C：IVL后造影

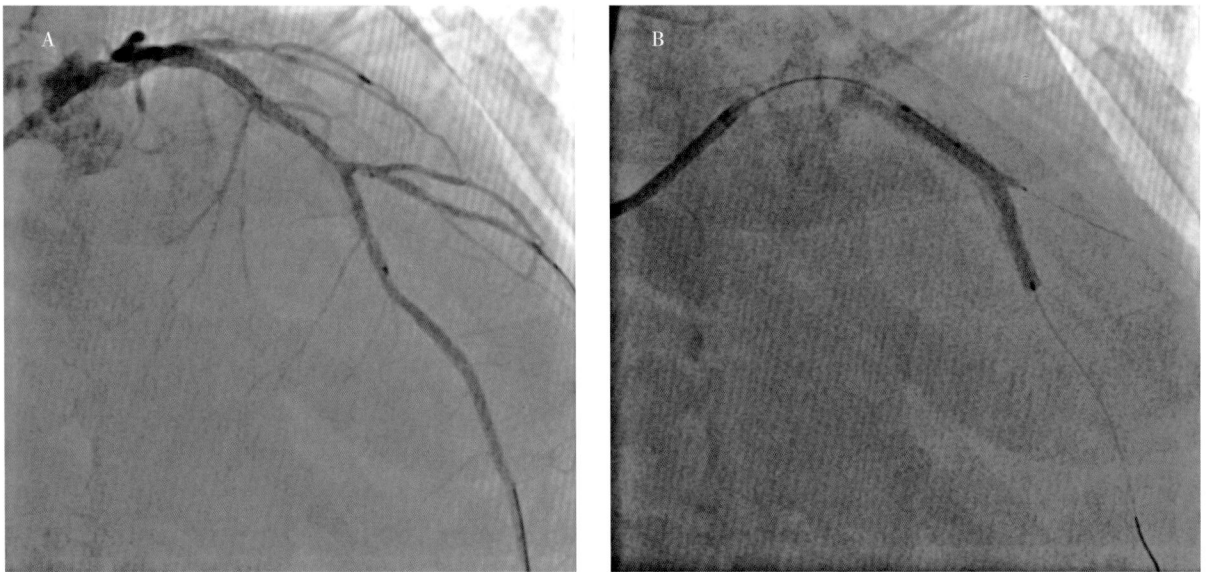

图2-11-6　LAD植入支架，Dia主动拘禁球囊技术保护对角支

A：支架和球囊定位；B：支架和球囊同步扩张

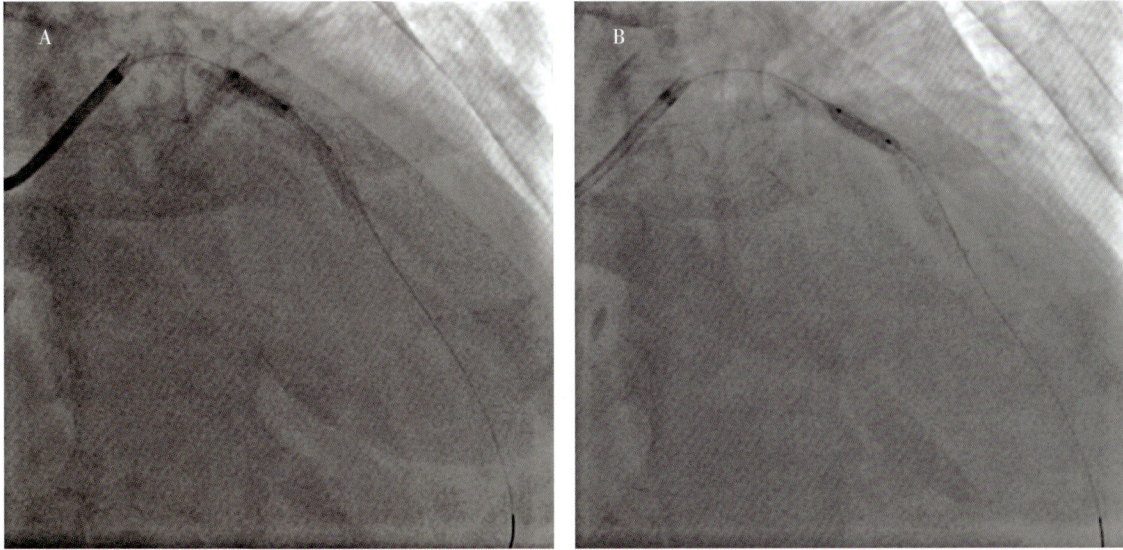

图 2-11-7　非顺应性球囊行后扩张

A：支架及病变近端后扩；B：最狭窄处后扩

五、手术结果

1. 术后冠脉造影

左冠状动脉前降支：LAD 近段支架通畅，无残余狭窄。（图 2-11-8）

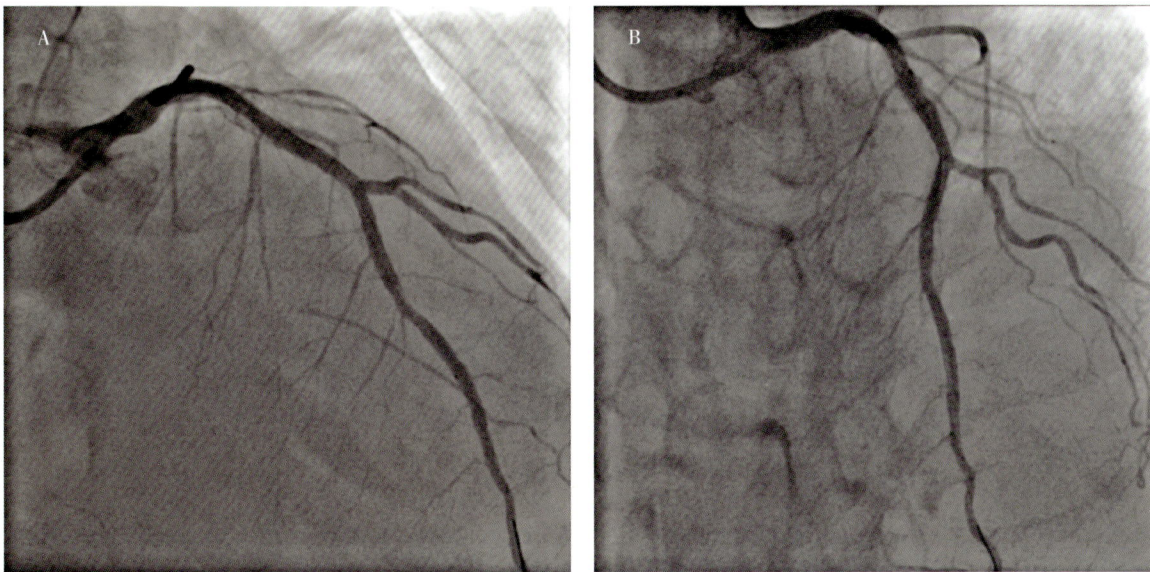

图 2-11-8　2023 年 2 月左冠状动脉前降支术后造影

A：右头位；B：正头位

2.术后腔内影像

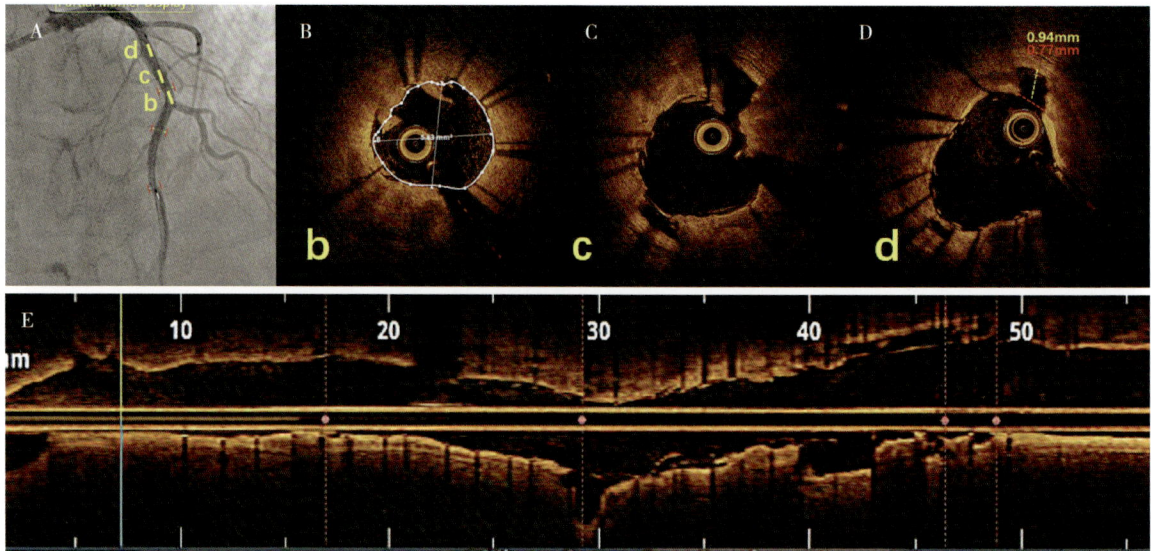

图2-11-9 左冠状动脉前降支术后OCT

A：LAD造影融合定位像；B：LAD MSA 5.83mm^2；C：c点钙化断裂；D：d点钙化断裂宽度及深度；E：LAD长轴Lumen像

六、小结

1.该患者前降支存在严重钙化病变，传统介入方法包括冠脉旋磨，IVL技术较为简单，年轻医师容易掌握，为严重钙化病变提供了新的解决方案。

2.IVL通过碎石机制，能够有效断裂钙化环，显著改善管腔面积，为后续支架植入创造条件。

3.IVL治疗后，结合OCT评估，确保支架贴壁良好，无明显残余狭窄，手术效果满意。

4.IVL技术在切割球囊和非顺应性球囊无法完全扩张的严重钙化病变中的应用，为复杂冠脉介入治疗提供了新的思路和方法。

（阜外华中心血管病医院）

病例十二

OCT指导IVL处理复杂左主干真分叉钙化病变

一、病史基本资料

- **患者**：男性，54岁，体重62kg。
- **主诉**：间断胸痛12年，再发加重5天。
- **现病史**：患者12年前无明显诱因出现剑突下疼痛，疼痛性质为闷痛，伴紧迫感，范围约拳头大小，持续数分钟不缓解，伴胸闷、出汗，行冠脉造影检查并于右冠植入支架（具体不详），术后规律口服冠心病二级预防药物治疗，无胸闷、胸痛等不适。患者5天前大便用力时出现剑突下疼痛，性质为闷痛，伴紧迫感，无放射痛，持续30分钟不缓解。
- **危险因素**：高血压、糖尿病、高脂血症多年，长期吸烟史，未戒烟。
- **辅助检查**

实验室检查：CK 78U/L，CK-MB 12.4ng/ml，NT-Pro BNP 10811pg/ml，hs-TnT 0.270ng/ml。

心电图：

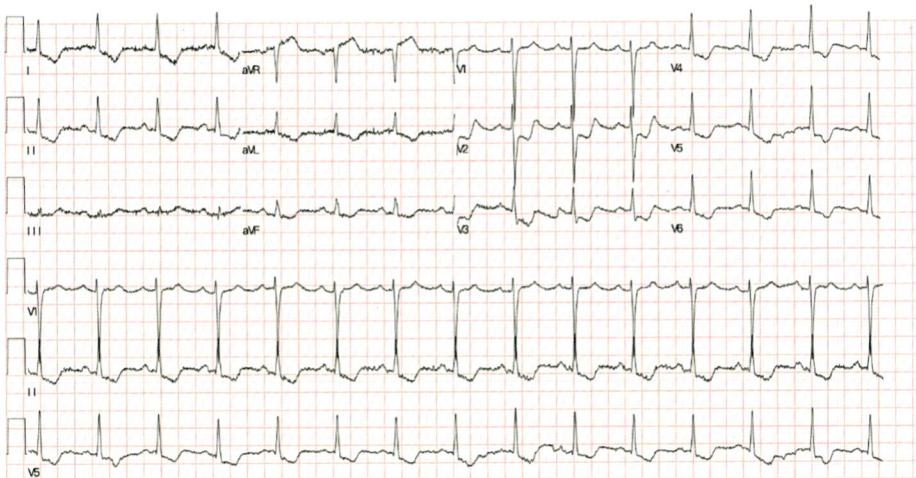

图2-12-1　心电图

141

二、入院诊断

1.冠状动脉粥样硬化性心脏病

　　急性非ST段抬高型心肌梗死

　　陈旧性心肌梗死

　　窦性心律

　　心功能I级（Killip分级）

　　冠状动脉支架植入术后状态

2.高血压病3级（很高危）

3.2型糖尿病

4.高脂血症

三、冠状动脉造影结果

1.左冠状动脉：LM体尾部50%~70%狭窄伴钙化，LAD近段至远段严重钙化，狭窄70%~90%，D1开口至近段50%~70%狭窄；LCX开口至近段50%~80%狭窄伴钙化，LM/LAD/LCX Medine分型：1.1.1。

2.RCA：开口至近中段可见支架影，支架内血流通畅。

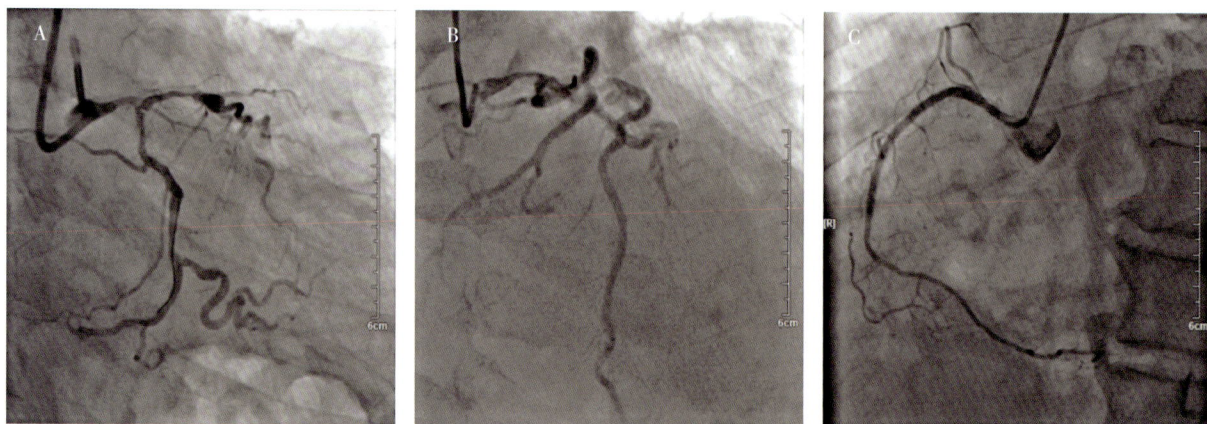

图2-12-2　冠状动脉造影结果

A：RAO 30°+CAU 20°；B：RAO 30°+CRA 20°；C：LAO 45°

四、治疗策略

造影提示严重钙化病变，根据指南和共识，IVL适用对严重钙化、狭窄的原发冠状动脉病变进行碎石和低压球囊扩张，拟采用IVL技术进行钙化病变预处理。

患者LM分叉病变，Medine分型：1.1.1（图2-12-3），拟使用DK-CRUSH双支架技术。

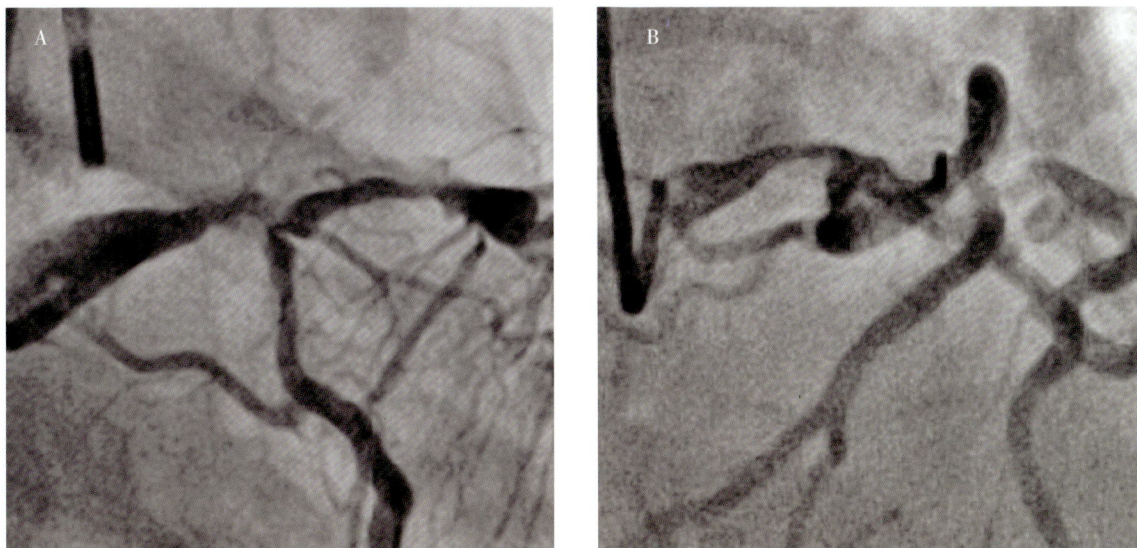

图 2-12-3　LM分叉病变

五、器械准备

1.桡动脉入路，7F EBU 3.5指引导管、Runthrough导丝、6F Telescope延长导管。

2.IVL系统（Shockwave C2冠状动脉 IVL 系统）、OCT导管。

3.半顺应性球囊、非顺应性球囊（NC球囊）、切割球囊、支架（DES）。

六、手术过程

（一）左冠状动脉LAD病变治疗

1.OCT评估LAD-LM

OCT显示LAD到LM均为钙化病变，钙化积分4分，长度20.9mm，最小管腔面积1.52mm²，钙化最厚1.90mm。（图2-12-4）

2.IVL预处理LAD-LM

LCX保护，预扩张球囊2.5×15mm 12atm进行扩张后，3.5mm Shockwave无法通过，使用IVL-Shockwave 3.0×12mm进行扩张LM及LAD，50个脉冲后，使用3.5×12mm Shockwave对LM进行扩张，复查造影可见钙化斑块体积减少。（图2-12-5，2-12-6）

3.IVL后OCT评估LAD-LM

OCT显示钙化斑块破裂，管腔面积显著扩大。（图2-12-7）

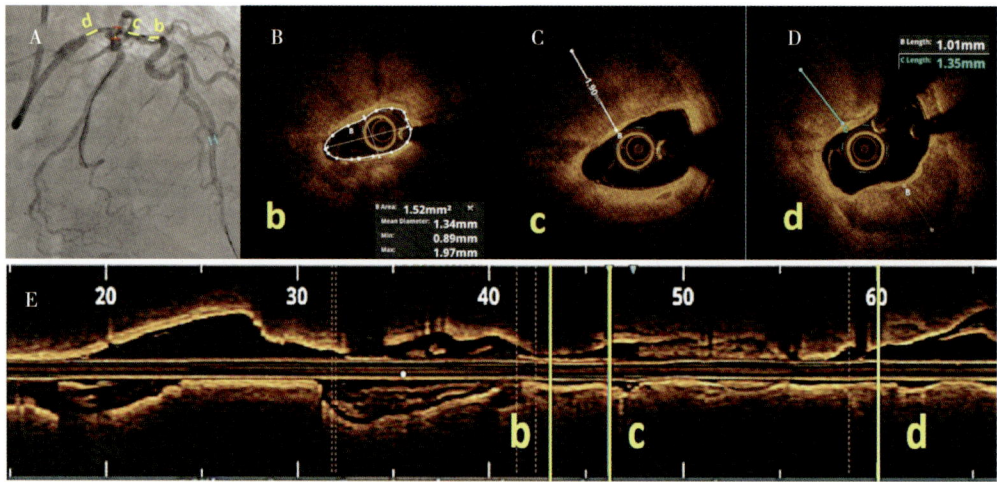

图2-12-4　LAD术前OCT检查及图像分析

A：LAD-LM造影融合定位像；B：b点横截面360°钙化MLA=1.52mm²；C：c点横截面钙化厚度1.90mm；D：d点横截面钙化厚度：1.35mm；E：血管管腔长轴Lumen像及横截面定位参考点

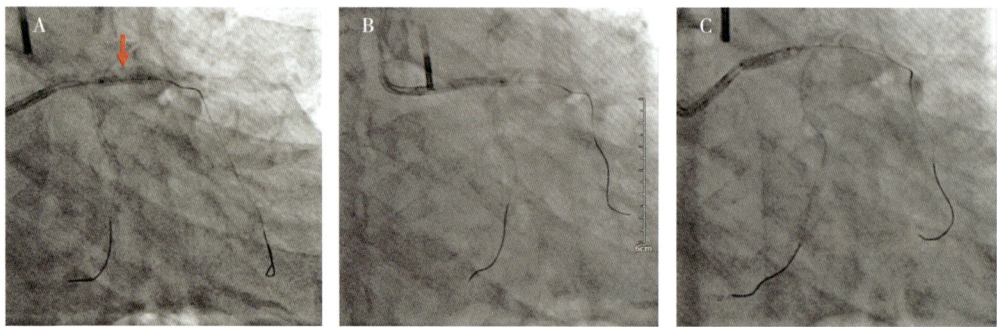

图2-12-5　IVL处理LAD-LM钙化病变

A：LAD 2.5mm×15mm 12atm扩张球囊不能完全膨胀（红色箭头指示处）；B：LAD 3.0mm×12mm IVL、球囊完全膨胀；C：LM 3.5mm×12mm IVL球囊完全膨胀

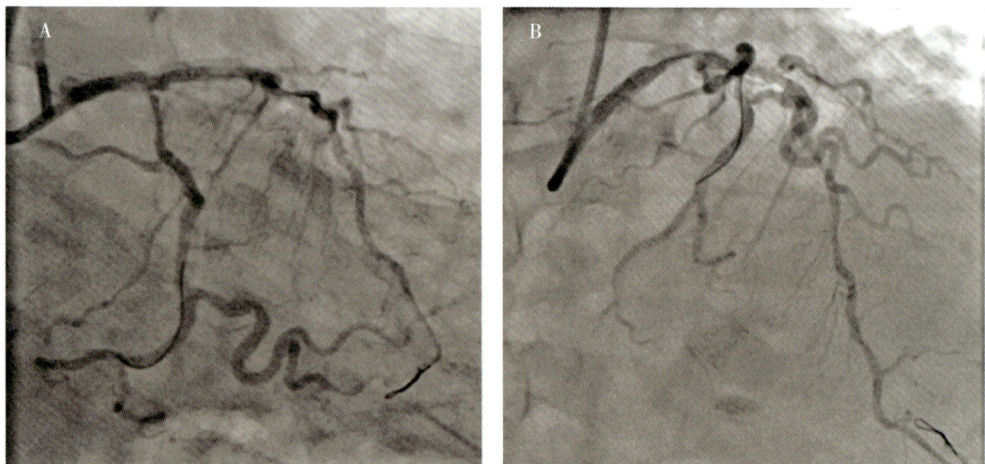

图2-12-6　IVL处理后复查冠脉造影

A：RAO 30°+CAU 20°；B：RAO 30°+CRA 20°

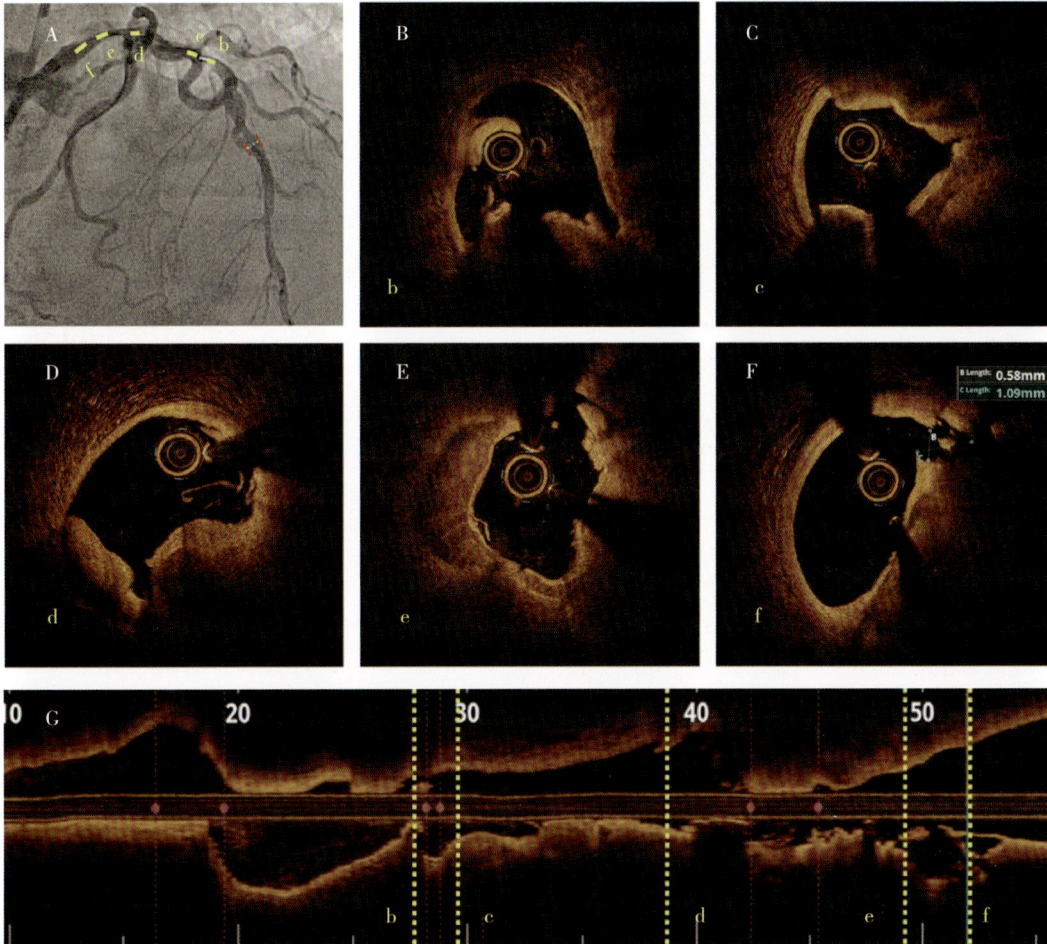

图 2-12-7 LAD IVL 处理后 OCT 检查及图像分析

A：LAD-LM 造影融合定位像；B：b 点横截面；C：c 点横截面；D：d 点横截面钙化；E：e 点横截面钙化断裂、纤维内膜撕裂；F：LM 钙化边缘撕裂；G：管腔长轴 Lumen 像

（二）左冠状动脉 LCX 病变治疗

（1）IVL 预处理 LCX-LM：对 LCX 进行预扩张，并进行 3.0×30mm Shockwave 球囊 IVL 治疗 LM-LCX，30 个脉冲（图 2-12-8）。

（2）IVL 治疗后 OCT 评估 LCX-LM：OCT 显示钙化斑块破裂，管腔面积显著扩大（图 2-12-9）。

（3）支架植入：6F Telescope 支撑下进行 DK-CRUSH 技术完成 LAD 3.0×18mm DES 拘禁保护，LCX 植入 3.0×18mm DES，造影观察；LAD 3.0×18mm DES 后造影观察，LM 植入 3.5×15mm DES 10atm 扩张；球囊对吻扩张并 POT（图 2-12-10 至 12）。

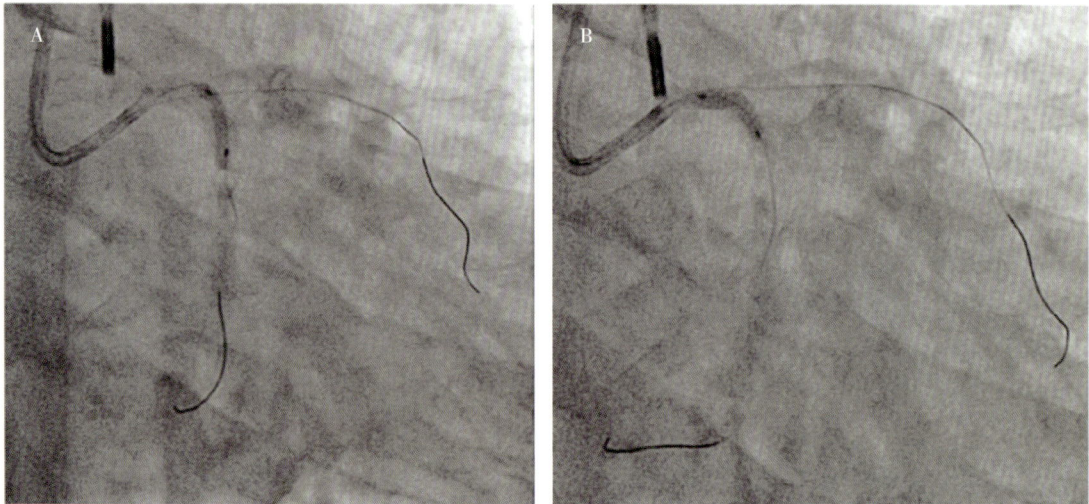

图2-12-8　IVL处理LCX-LM

A：3.0mm×12mm IVL处理LCX开口；B：3.0mm×12mm IVL处理LCX-LM

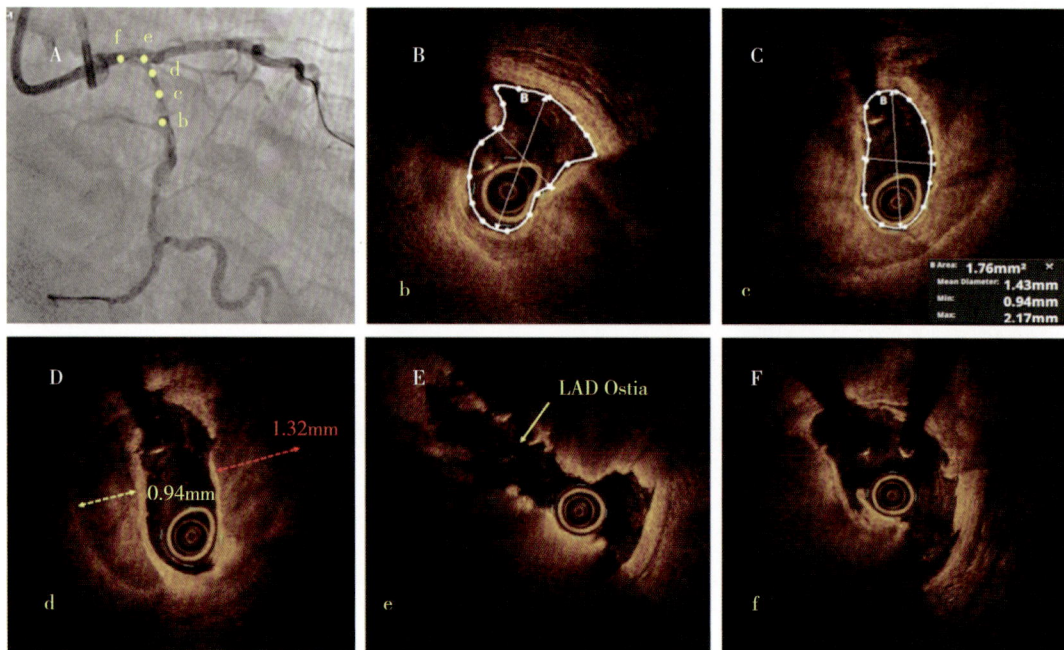

图2-12-9　LCX-LM IVL处理后OCT检查及图像分析

A：LCX-LM造影融合定位像；B：b点LCX横截面；C：c点横截面360°钙化、最小管腔面积、直径；
D：d点横截面钙化厚度；E：e点横截面、钙化结节、LCX开口内膜撕裂；F：f点横截面LM IVL后管腔

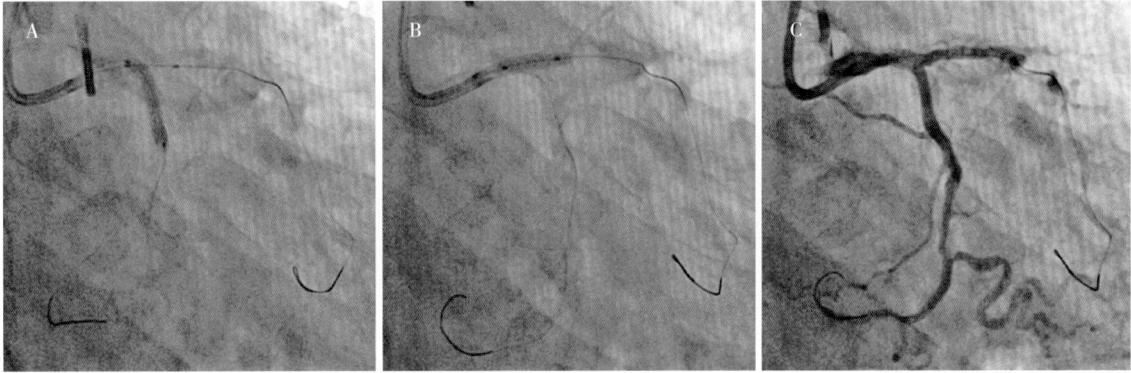

图2-12-10 LCX植入支架

A：LCX植入3.0mm×18mm DES；B：LAD Crush；C：LCX支架后造影

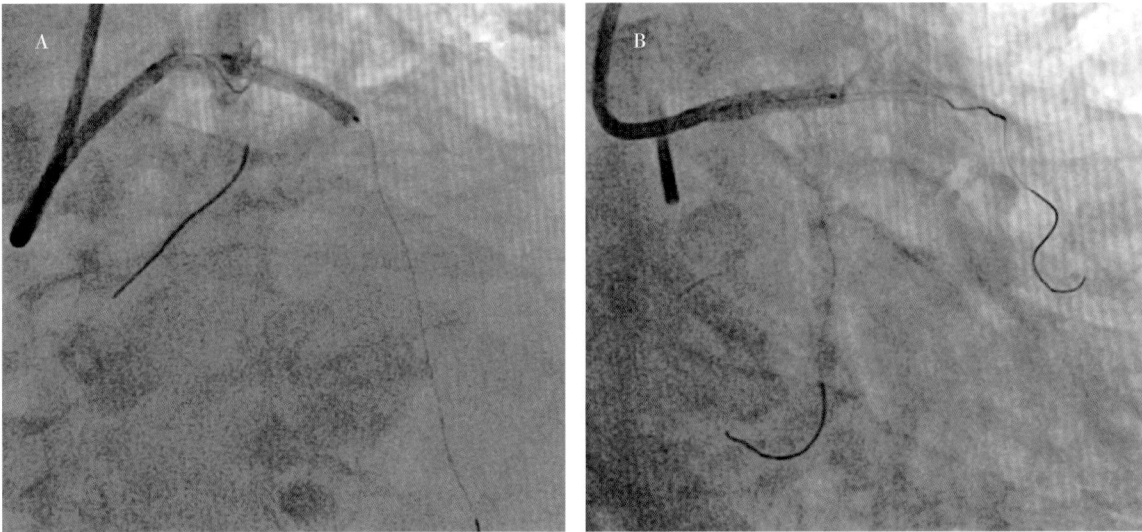

图2-12-11 LAD-LM植入支架

A：LAD植入3.0mm×18mm DES；B：LAD-LM植入3.5mm×15mm DES

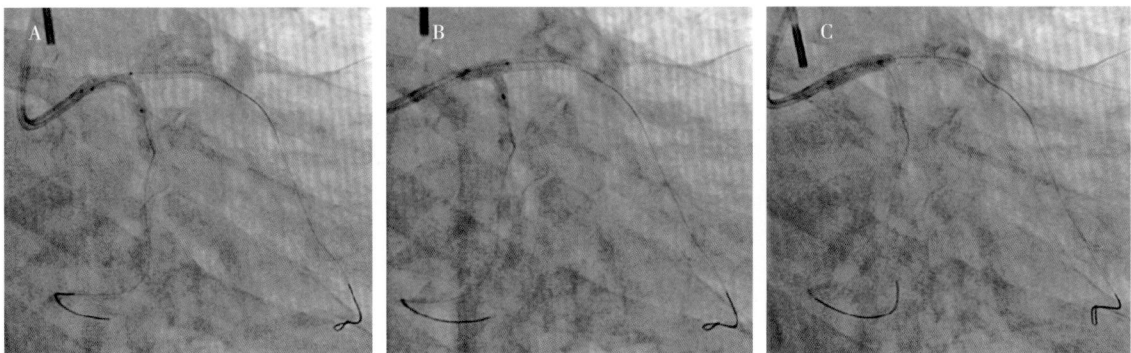

图2-12-12 KISSING和POT

A：KISSING；B：POT；C：LAD-LM NC扩张

147

（三）术后评价

1.冠脉造影：左冠状动脉LM、LAD和LCX：支架通畅，贴壁良好，无残余狭窄（图2-12-13）。

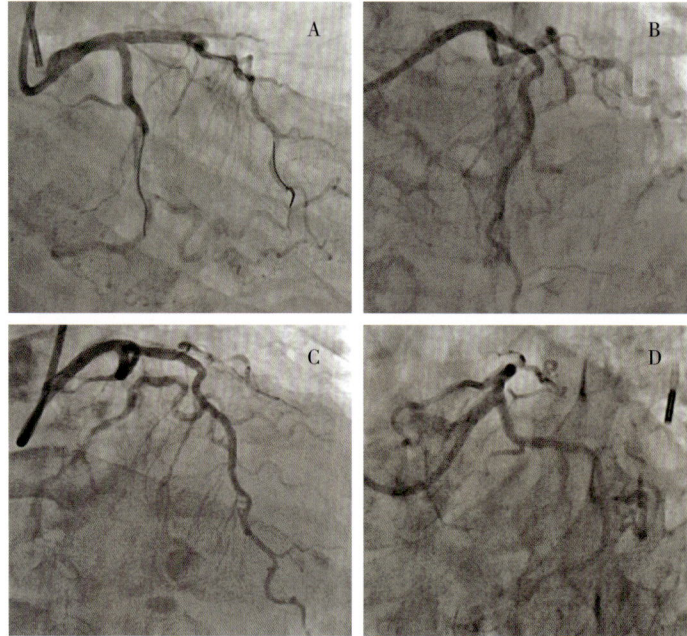

图2-12-13　术后造影

A：RAO+CAU；B：CRA；C：RAO+CRA　D：Spider

2.术后腔内影像：支架膨胀良好，无夹层。（图2-12-14）

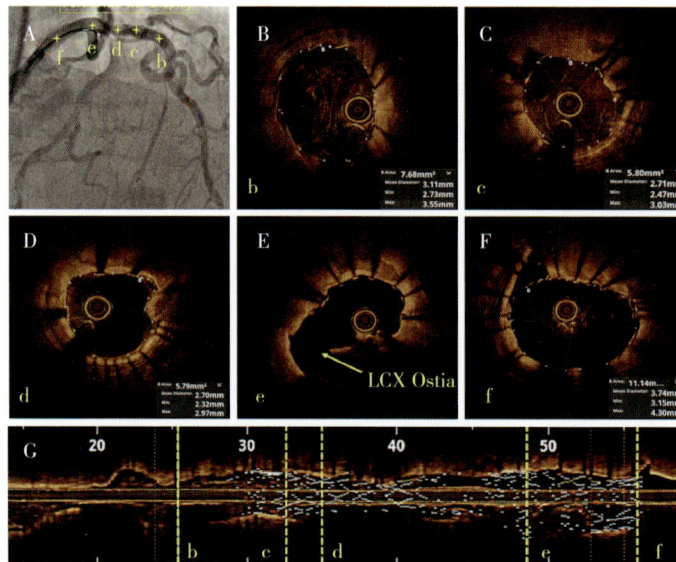

图2-12-14　术后LAD-LM OCT检查及图像分析

A：LAD-LM造影融合定位像；B：b点面积、支架远端出口支架贴壁完整；C：c点面积；D：d点LAD术后MSA；E：e点LCX开口；F：f点LM近端入口支架贴壁完情况及面积

七、小结

本病例通过 IVL 碎石、OCT 导航及 DK-CRUSH 双支架技术的综合应用，成功处理 LM 真分叉复杂钙化病变，体现了多模态影像指导与新型介入器械的协同优势，为类似高危复杂病变的介入治疗提供了重要范例。

经验与启示：

1.IVL 联合 OCT 的协同价值

IVL 通过冲击波定向碎石，突破传统球囊对环形钙化的扩张局限；OCT 提供高分辨率影像，精准识别钙化深度及范围，优化预处理策略。

2.分叉病变处理技术选择

DK-CRUSH 双支架技术结合 POT，降低分支闭塞风险，尤其适用于 LM 等高危分叉病变。

3.多模态影像的临床意义

OCT 的动态评估贯穿术前规划、术中决策及术后验证，是实现个体化治疗、提高手术安全性的核心工具。

（阜外华中心血管病医院）

病例十三

IVL预处理合并重度钙化的左主干、前降支近中段弥漫性病变

一、病史基本资料

- **患者**：曹某某，73岁女性。
- **主诉**：间断心前区不适10年，再发加重3小时。
- **简要病史**：10年余前无明显诱因出现心前区不适，间断发作，发作时持续5~10分钟，休息后缓解，无头晕、头痛，无恶心、呕吐，无发热、呼吸困难、咳嗽、咳痰，就诊于当地医院，给予抗血小板、降心率、降压、营养心肌治疗，症状缓解。3小时前患者无明显诱因再次出现心前区不适，症状加重，发作频繁，就诊于当地医院行冠脉造影术（详见光盘）。术后给予"阿司匹林、阿托伐他汀"等药物应用，症状缓解差，遂急诊至我院就诊，以"冠状动脉粥样硬化、急性冠脉综合征"收治入院。
- **既往史**：高血压病史。
- **辅助检查**

  实验室检查：血常规：白细胞10.92×10^9/L，中性粒细胞计数7.62×10^9/L，甲状腺功能：促甲状腺激素5.130mIU/L；余肝肾功、NT-proBNP、心肌酶、凝血功能等未见明显异常。

  超声心动图：静息状态下左室壁运动未见明显异常。

心电图：

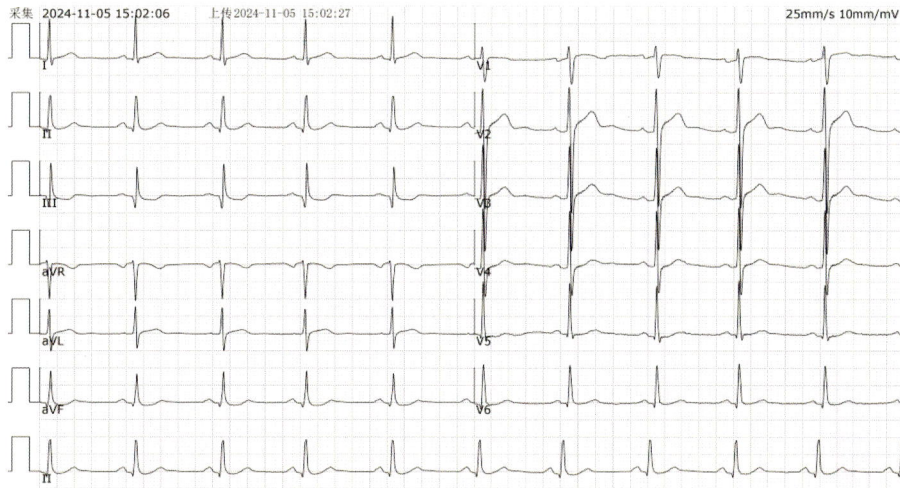

图2-13-1 心电图

二、入院诊断

1.冠状动脉粥样硬化性心脏病

　　不稳定型心绞痛

2.高血压

三、冠状动脉造影

LM：70%狭窄伴钙化；LAD：近中段弥漫性病变伴严重钙化，最重80%狭窄，远段心肌桥；LCX：近段80%狭窄伴钙化，中远段60%狭窄，OM2开口50%狭窄；RCA：近段80%狭窄伴钙化，中段50%狭窄，远段80%狭窄伴钙化。结论：冠心病，LM-LAD近中段弥漫性偏心钙化，决定对LM-LAD病变行经皮冠状动脉介入治疗。

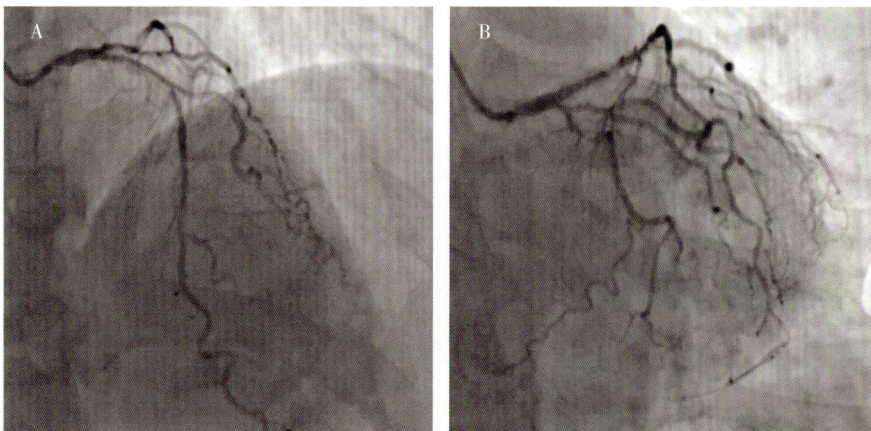

图2-13-2 冠脉造影结果

A：CRA 30°-头位造影结果；B：CAU 30°-足位造影结果

四、治疗策略

经右侧桡动脉入路，造影结束后。选择强支撑力量的指引导管EBU3.5，采用SION导丝及SION-blue导丝通过病变到达LAD及LCX远端作为保护，根据IVUS影像学结果，评估血管情况，并决定后续手术方案。

五、手术过程

IVUS检查后应用2.5×12mm预扩张球囊扩张左主干开口后选择3.5×12mm Shockwave球囊于左主干开口处，以4atm×10s扩张，6atm×10s维持，治疗2次，扩张后于左主干开口至末端病变处选择3.5×10mm支架，以10atm×10s扩张释放，选择3.5×8mm/4.0×8mm后扩张球囊扩张左主干支架，复查IVUS：左主干支架贴壁良好，MSA10.mm^2。前降支开口以远超声导管不能通过，考虑钙化结节。在延长导丝的辅助下将微导管送至前降支远段，交换旋磨导丝至前降支远段。选择1.25mm旋磨头/1.75mm旋磨头，以15万~18万r/min旋磨3次，约60s，复查造影可见D1以远血肿，D1近段夹层。选择2.25×23mm支架于前降支血肿以远5mm处，以6atm×10s扩张释放。选择SION blue导丝至D1远段，选择1.5×5mm球囊/2.0×20mm球囊扩张D1近段病变。选择3.0×10mm切割球囊于前降支近段病变处，9→12atm×10s扩张多次。于左主干末端至D1以远串联植入2.75×18mm支架/3.0×38mm支架，后扩张后复查IVUS：D1以远支架边缘出现血肿，再次于血肿以远5mm应用2.25×16mm支架，后复查IVUS：支架贴壁良好，未见明显夹层，血肿。

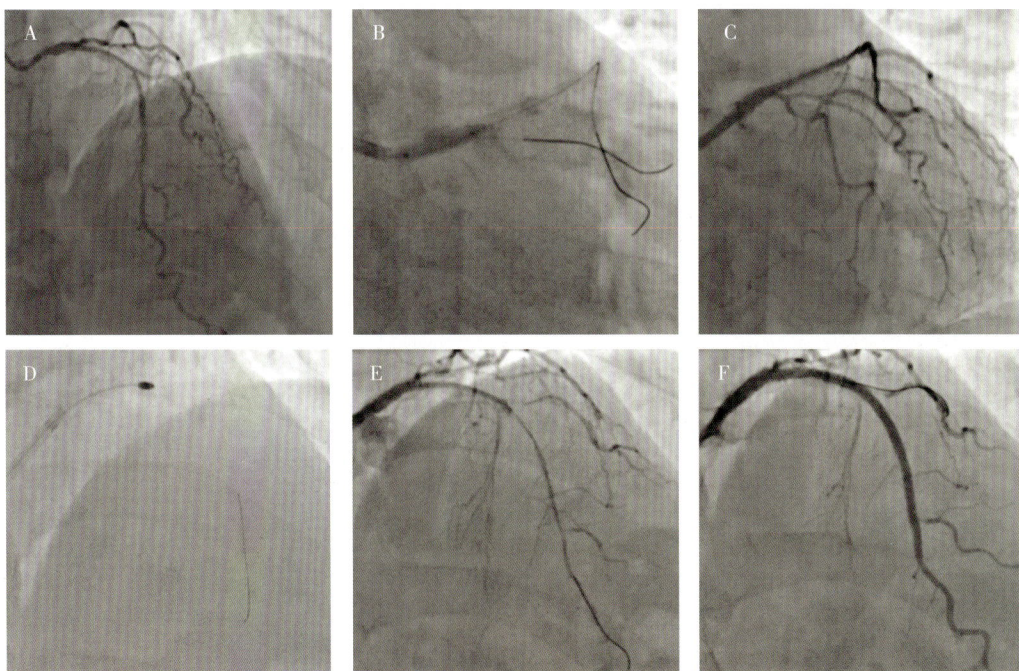

图2-13-3　手术过程

A：术前造影结果，CRA 30°-头位造影结果；B：冲击波球囊碎石，CAU 30°-足位；C：冲击波球囊碎石，CAU 30°-足位；D：前降支旋磨治疗，CRA 30°-头位；E：旋磨治疗前降支内可见明显血管夹层，RAO 10°+CRA 30°-右头位；F：介入治疗术后，RAO 10°+CRA 30°-右头位

六、手术结果

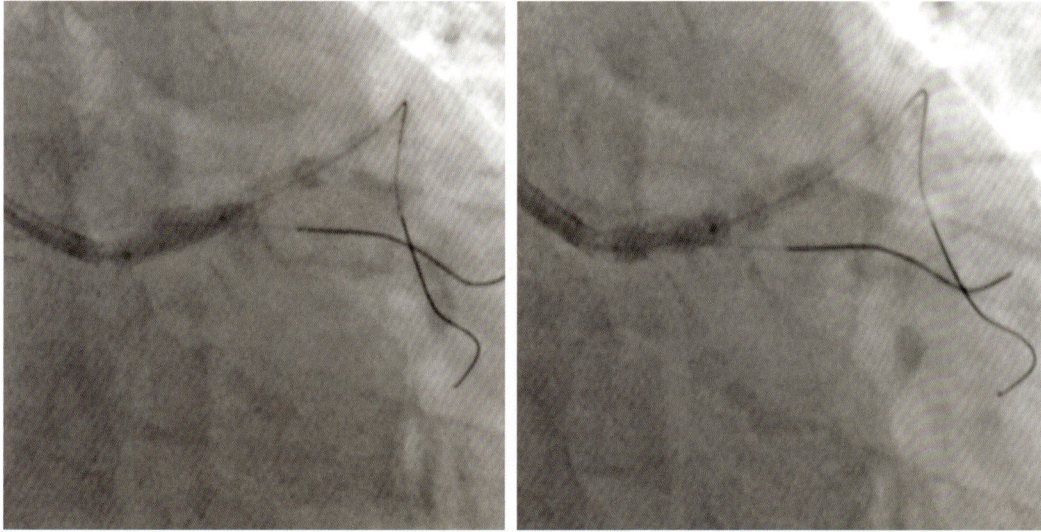

图2-13-4　超声波碎石治疗前后左主干内球囊形态对比

七、腔内（IVUS/OCT）影像学评估

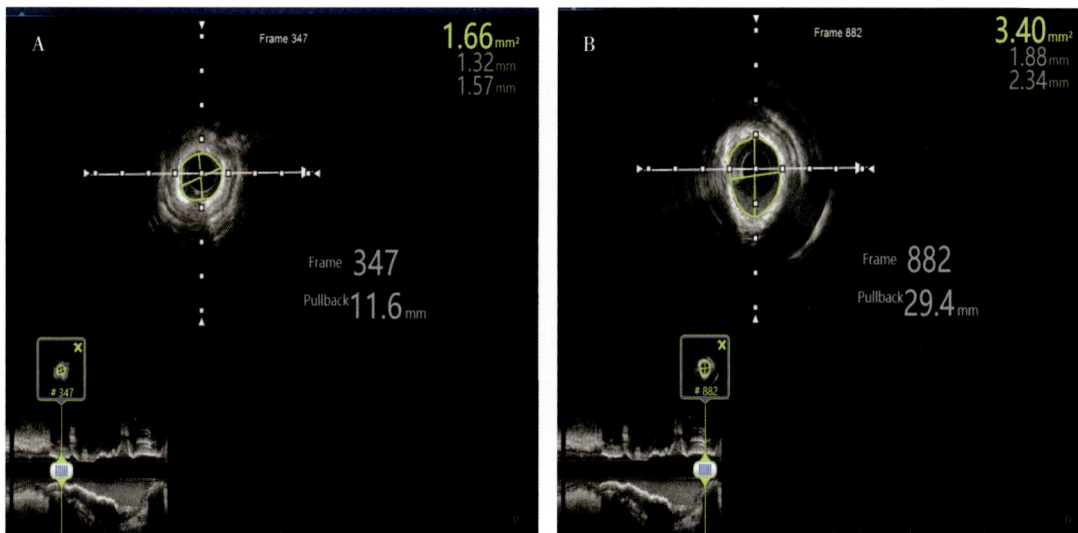

图2-13-5　术前IVUS检查：A前降支环形钙化　B左主干内环形钙化

　　左主干开口可见360°钙化，前降支开口以远可见环形钙化，前降支开口环形钙化以远，超声导管无法通过

术后IVUS

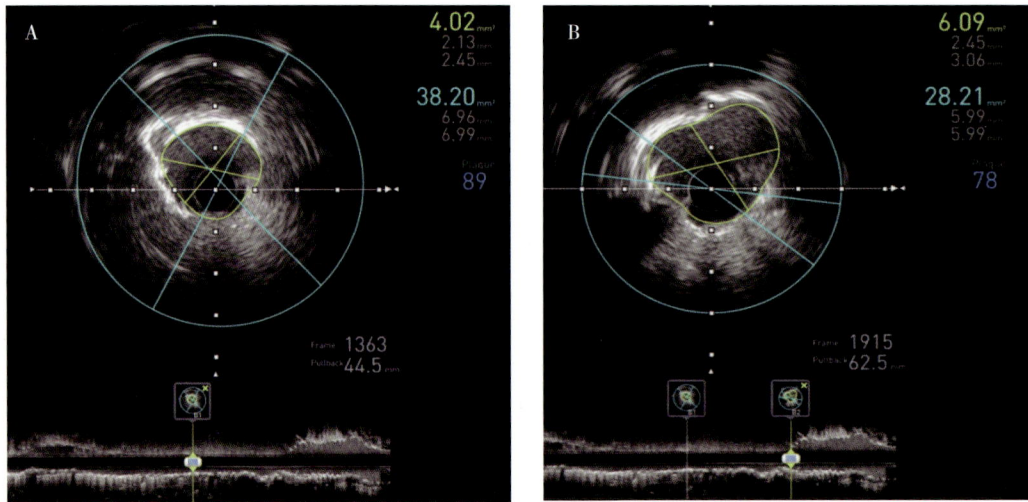

图2-13-6　A前降支内术后　B左主干内术后

冲击波球囊处理后复查IVUS示：支架膨胀、贴壁良好

八、小结

这是一例合并重度钙化的左主干、前降支近中段弥漫性病变。预处理前应用IVUS评估发现管腔面积小，钙化严重，需要强度较大的预处理措施，比如冠状动脉旋磨术、冲击波碎石术等。

目前认为冲击波球囊通过声压波纵向传递能量，可规避旋磨术对血管中膜的机械牵拉损伤，显著降低血管穿孔及夹层风险，此特性在血管成角、迂曲或左主干等高风险解剖区域更具临床价值。其无热损伤效应，亦减少血管痉挛及炎症反应发生，为弥漫性钙化病变提供了更为安全的预处理范式。

本例术中对于左主干病变选择了更为安全的冲击波碎石术，整体处理过程顺利，未见明显血肿、夹层，手术顺利。对于前降支的弥漫性病变，启动计划性旋磨，但仍出现了较为明显的血管夹层及血肿，后予以支架植入覆盖，治疗效果较好。

（阜外华中心血管病医院）

病例十四

IVL 处理左前降支开口-近中段支架内再狭窄伴弥漫性钙化病变

一、病史基本资料

- **患者**：程某某，79岁男性。
- **主诉**：间断胸痛20余年，再发10天。
- **简要病史**：20余年前无明显诱因出现胸痛，疼痛位于心前区，为压榨性，可放射至左肩部，伴大汗，持续数分钟，休息后缓解，就诊于当地医院，诊断为"心肌梗死"，植入支架3枚，好转后出院。后规律复查，10年前上述症状再发，就诊于外院，诊断为"心肌梗死"，植入支架2枚，好转后出院，后规律复查。7年前因冠脉钙化行"冠脉旋磨术"后植入支架1枚，间断复查至今。10天前无明显诱因出现心前区疼痛，性质较前稍轻，无发热、头晕头痛、腹痛腹泻等不适，现为进一步治疗来我院就诊，门诊以"冠状动脉粥样硬化性心脏病"为诊断收入我院，发病来，神志清，精神可，饮食一般，睡眠差，大小便正常，近期体重未见明显变化。
- **既往史**：高血病病史。
- **辅助检查**

实验室检查：D-二聚体测定1.11mg/L FEU，甲状腺功能：游离三碘甲状原氨酸3.600pmol/L，游离甲状腺素8.490pmol/L，促甲状腺激素38.200mIU/L。

超声心动图：左室壁运动异常。

心电图：

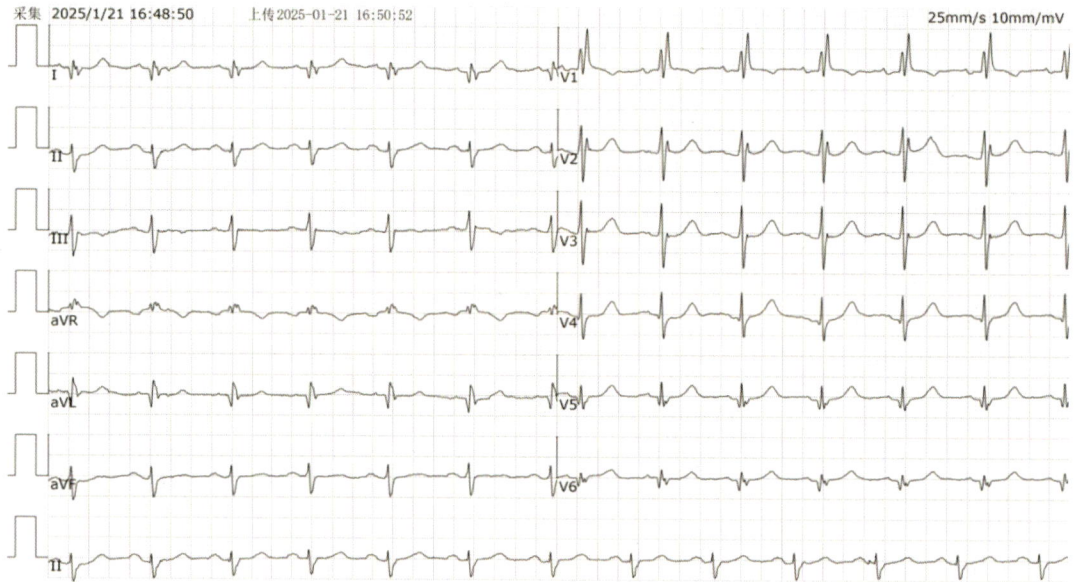

图 2-14-1　心电图

二、入院诊断

1.冠状动脉粥样硬化性心脏病

　　不稳定型心绞痛

　　陈旧性心肌梗死

2.高血压病 2 级（很高危）

三、冠状动脉造影

冠脉开口正常，冠脉呈均衡型，LM：无明显狭窄；LAD：开口至近段弥漫性病变伴钙化，最重处狭窄 90%，近中段可见支架影，支架内弥漫性病变，最重处狭窄 70%~80%，中段可见心肌桥，D1 近段 60%~70% 狭窄，D2 近中段 70% 狭窄；LCX：开口狭窄 30%~40%，近中段可见支架影，支架内可见内膜增生，支架中段狭窄 30%~40%，远段狭窄 40%~50%，OM 未见明显狭窄；RCA：中段弥漫性病变，最重处狭窄 70%，自中段以远闭塞，远端可见支架影，末梢可见左冠状动脉少量侧支血供。

结论：冠心病，LAD 近中段弥漫性病变伴钙化，决定对 LAD 病变行经皮冠状动脉介入治疗。患者高龄，RCA 中远段闭塞病变，可结合患者症状，再做下一步治疗方案。

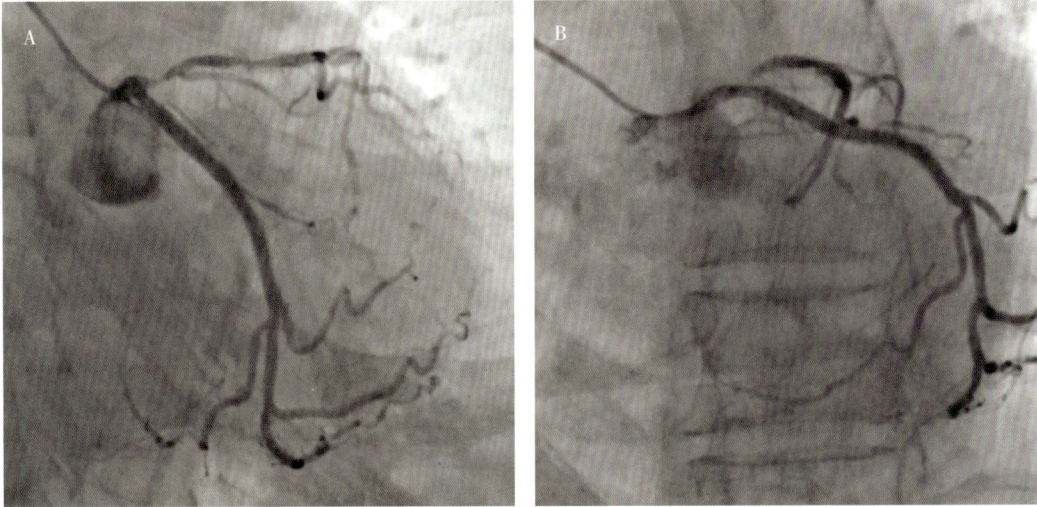

图2-14-2　冠脉造影结果

A：CAU 30°－足位造影结果；B：LAO 30°－左前斜

四、治疗策略

经右侧桡动脉入路，造影结束后，更换7F鞘管，选择强支撑力量的指引导管7F EBU3.5，采用SION 导丝及SION blue 导丝通过病变到达LAD 及LCX 远端作为保护，根据IVUS影像学结果，评估血管情况，并决定后续手术方案。

五、手术过程

选择2.5×25mm球囊预扩张LAD开口至近中段病变，8→12atm×10s扩张3次；对LAD/LM行IVUS检查：LAD中段可见心肌桥，近中段支架内纤维斑块伴钙化，支架部分膨胀不良，支架内近端呈环形钙化，LAD近段部分呈270°~360°钙化，选择3.0×12mm后扩张球囊预扩张LAD近段及支架内病变，8→12atm×10s扩张3次，于LAD近段及近中段支架内应用冲击波球囊3.0×12mm 4→6atm×10s扩张8次，于LM-LAD近段病变选择3.5×26mm支架于LM开口-LAD近段与原支架串联，10atm×10s扩张1次，选择药物球囊3.0×30mm扩张LAD近中段支架病变，8atm×60s扩张1次；先后选择NC TREK3.5×12mm/NC TREK4.0×12mm球囊后扩张LAD近段至LM开口支架，12→24atm×10s扩张多次，对LM-LAD/LCX近段行IVUS检查：LAD近段支架贴壁膨胀定位良好，支架近端出LM开口小于1mm，LCX开口纤维斑块伴钙化，管腔面积4.7mm^2。

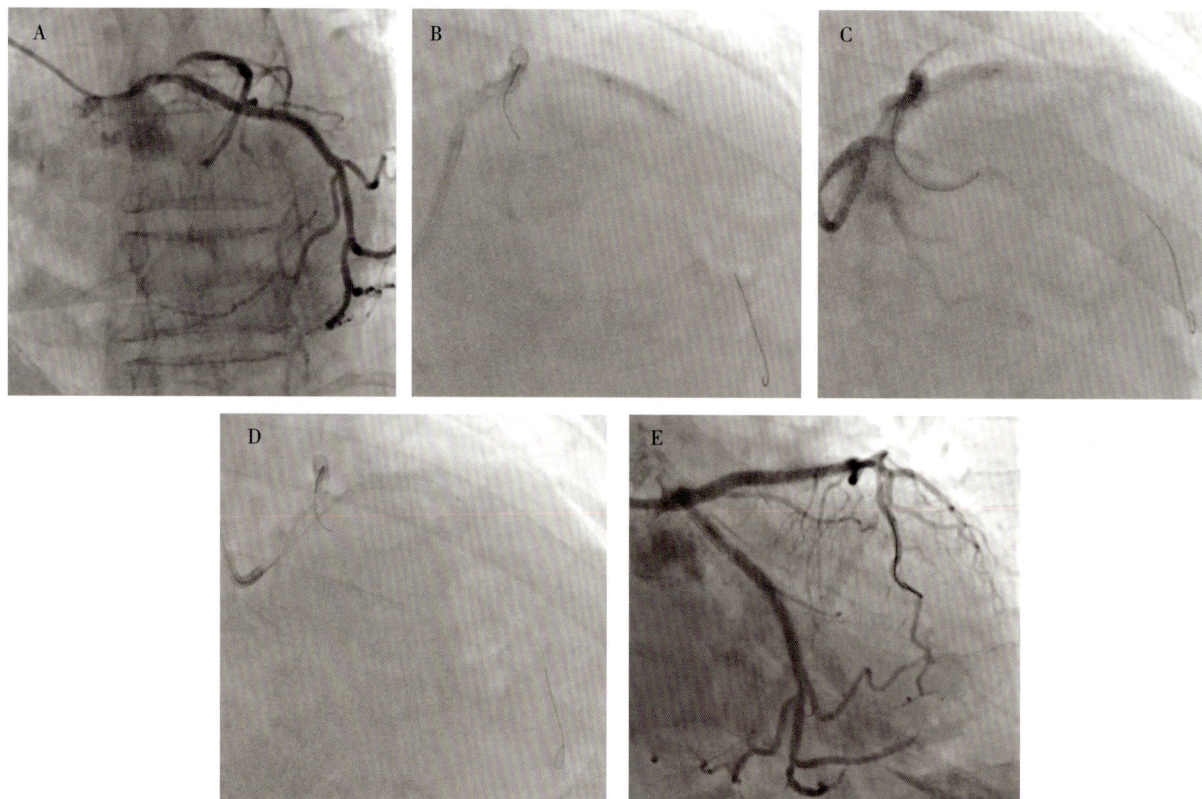

图2-14-3　手术过程

A：术前造影结果，LAO 30°–左前斜；B：应用冲击波球囊，RAO30°+CRA 30°–右头位；C：植入支架，RAO30°+CRA 30°–右头位；D：应用药物球囊，RAO30°+CRA 30°–右头位；E：成功开通血管，CAU 40°–足位

六、手术结果

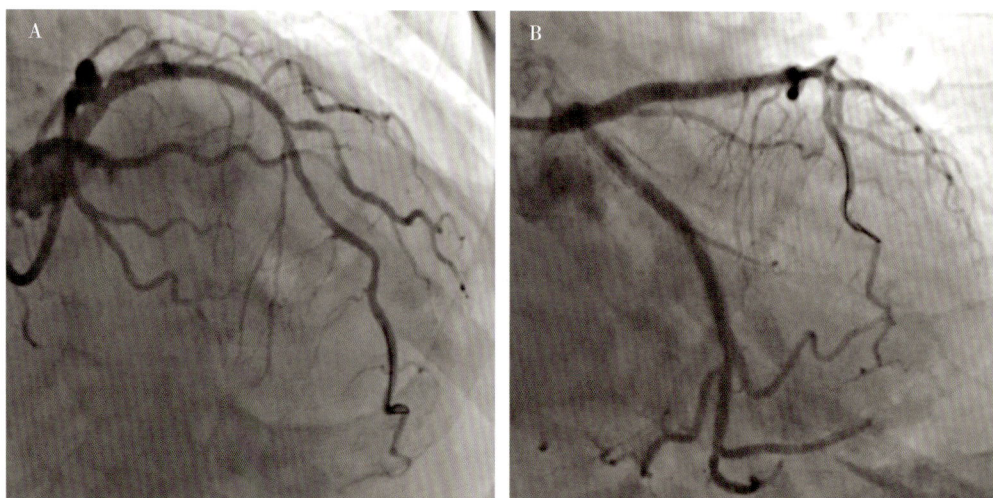

图2-14-4　成功开通LAD病变

A：LAO40°+CAU 25°–左足位；B：CAU 40°–足位

七、腔内（IVUS/OCT）影像学评估

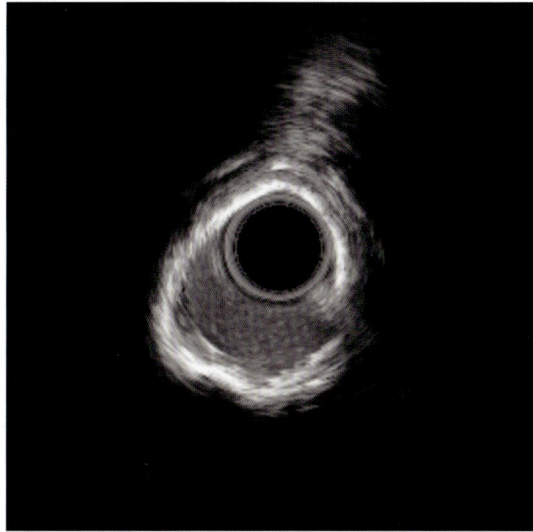

图2-14-5　术前IVUS检查前降支环形钙化

LAD中段可见心肌桥，近中段支架内纤维斑块伴钙化，支架部分膨胀不良，支架内近端呈环形钙化，LAD近段部分呈270°~360°钙化

术后IVUS

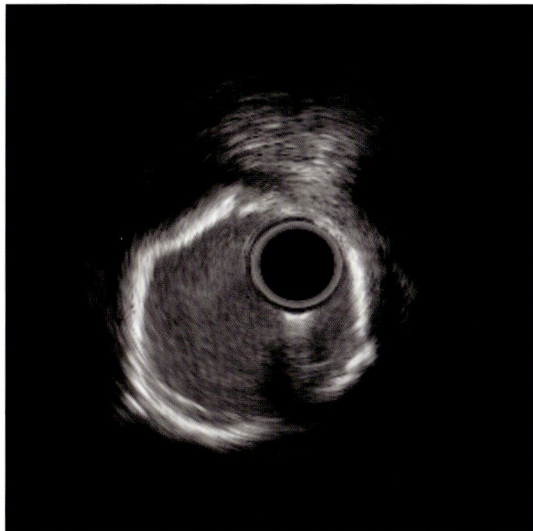

图2-14-6　冲击波球囊治疗后IVUS

冲击波球囊处理后植入支架复查IVUS示：支架膨胀、贴壁良好

八、小结

这是一例合并重度钙化的左前降支开口 – 近中段弥漫性病变，前降支开口狭窄极重。钙化的存

在大大增加了手术难度，传统治疗方式，诸如冠状动脉斑块旋磨术、切割球囊、双导丝球囊等，术中夹层、血肿甚至冠状动脉破裂风险过高，经与患者家属商议后，决定选择冲击波球囊治疗，充分降低手术风险，术后效果令人满意。

冠状动脉内冲击波球囊（IVL）技术，通过定向低频超声能量精准作用于钙化斑块，实现对钙化斑块修饰的同时，最大程度保留血管内膜完整性。

本例术中，我们应用 3.0×12mm 冲击波球囊以 4→6atm×8 个序列进行碎石治疗，后应用球囊后扩张 LAD 开口及中段支架，直至 IVUS 提示支架膨胀贴壁良好。

（阜外华中心血管病医院）

病例十五

IVL 处理即刻支架膨胀不全病例

一、病史基本资料

- **患者**：海某某，56岁男性。
- **主诉**：发作性胸痛伴肩背部疼痛1个月余。
- **简要病史**：1个月前劳累后出现胸痛，伴肩背部疼痛，持续3~5分钟，休息后缓解，无恶心呕吐、无头痛头晕，无双下肢水肿，于当地医院就诊，行冠状动脉支架植入术，术后给予口服药物对症处理，效果欠佳，遂来我院。拟择期复查冠脉造影。
- **既往史**：高血压、脑梗死、长期吸烟、饮酒史。
- **辅助检查**

实验室检查：钾3.22mmol/L，余血常规、肝肾功、NT-proBNP、心肌酶、凝血功能等未见明显异常。

超声心动图：静息状态下左室壁运动未见明显异常；二尖瓣反流（轻度）；三尖瓣反流（轻度）；升主动脉增宽；左房增大；左室舒张功能减低。

心电图：

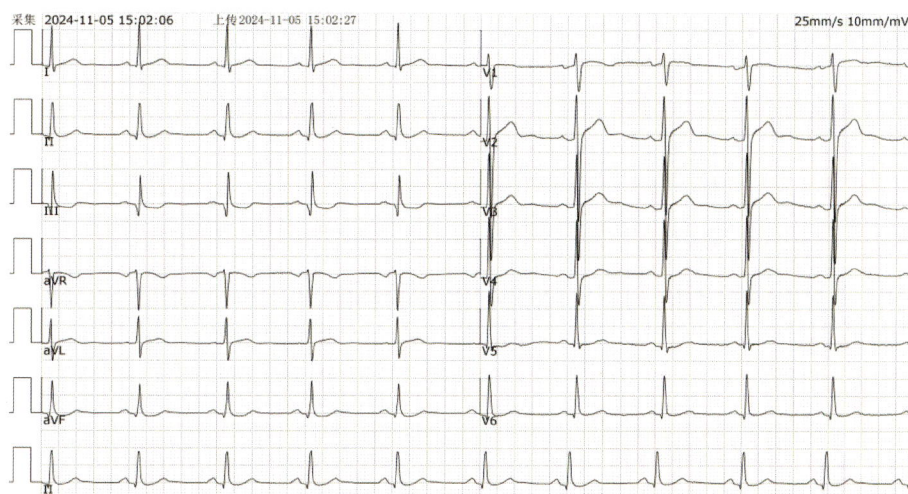

图 2-15-1　心电图

161

二、入院诊断

1.冠状动脉粥样硬化性心脏病

　　不稳定型心绞痛

　　冠状动脉支架植入后状态

2.高血压

三、冠状动脉造影

　　冠状动脉供血呈右冠脉优势型，左右冠脉走行区内可见钙化影，左右冠脉开口位置正常；LM体部未见明显狭窄；LAD开口－近中段弥漫性偏心性钙化病变，最重可见90%~99%狭窄；LCX近段70%狭窄，中段最重40%~50%狭窄；RCA近中段弥漫性病变，最重可见50%~60%狭窄，PDA分支40%~50%狭窄。

　　结论：冠心病，LAD近中段弥漫性偏心钙化，决定对LAD病变行经皮冠状动脉介入治疗。

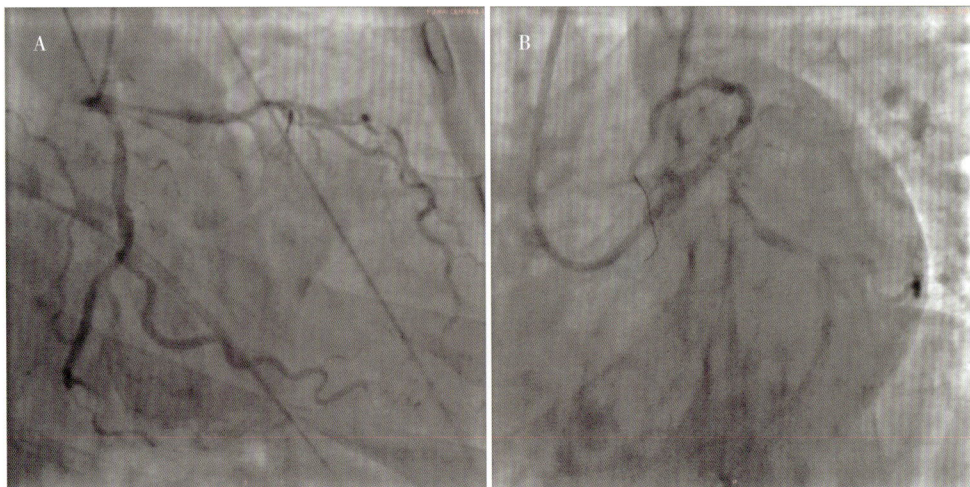

图2-15-2　冠脉造影结果

A：RAO-足位造影结果；B：LAO-足位造影结果

四、治疗策略

　　经右侧桡动脉入路，造影结束后。更换为7F鞘管，选择强支撑力量的指引导管EBU3.5，采用SION导丝及SION blue导丝通过病变到达LAD及D2远端作为保护；应用切割球囊预扩张病变，并植入药物洗脱支架，根据IVUS影像学结果，评估支架膨胀情况，并决定后续手术方案。

五、手术过程

　　切割球囊预扩张病变多次，于LAD远段至开口由远及近串联植入2.75×38mm、3.0×38mm、

3.5×18mm支架释放。IVUS提示支架中段偏心钙化，支架内最小管腔面积为4.29mm²，支架膨胀率仅为27%。选择3.0×12mm冲击波球囊以4→6atm×8个序列处理LAD中段支架内钙化病变，最后应用球囊后扩张LAD开口及中段支架，直至支架膨胀贴壁良好。

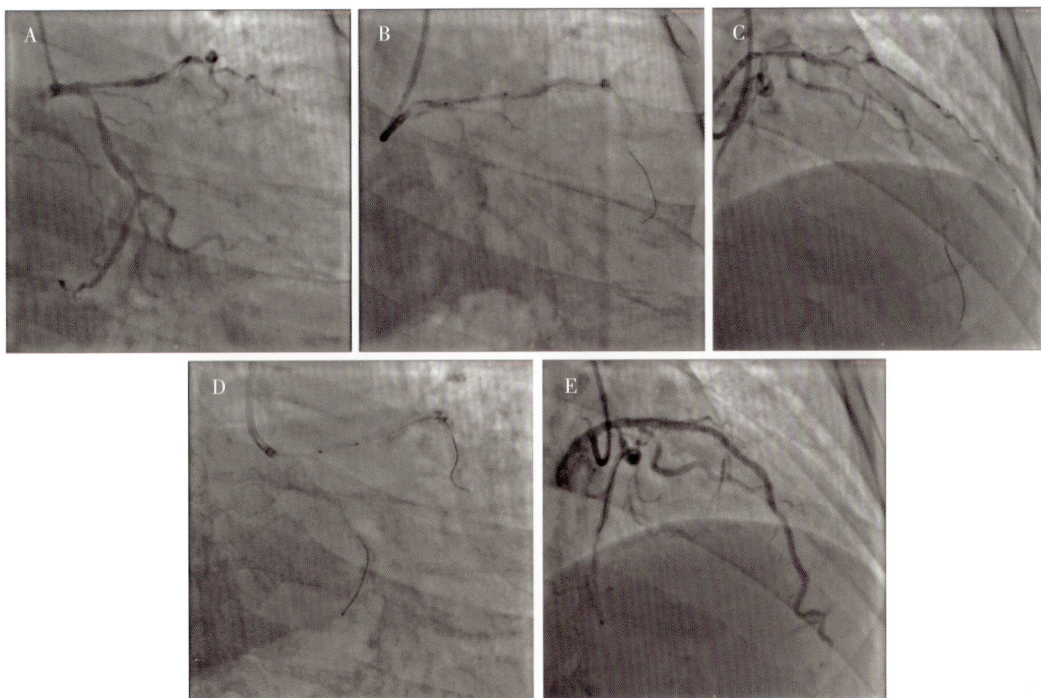

图2-15-3　手术过程

A：术前造影结果，AP-足位；B：植入支架，RAO-足位；C：支架膨胀不良，RAO-头位；D：冲击波球囊碎石，AP-足位；E：成功开通血管，RAO-头位

六、手术结果

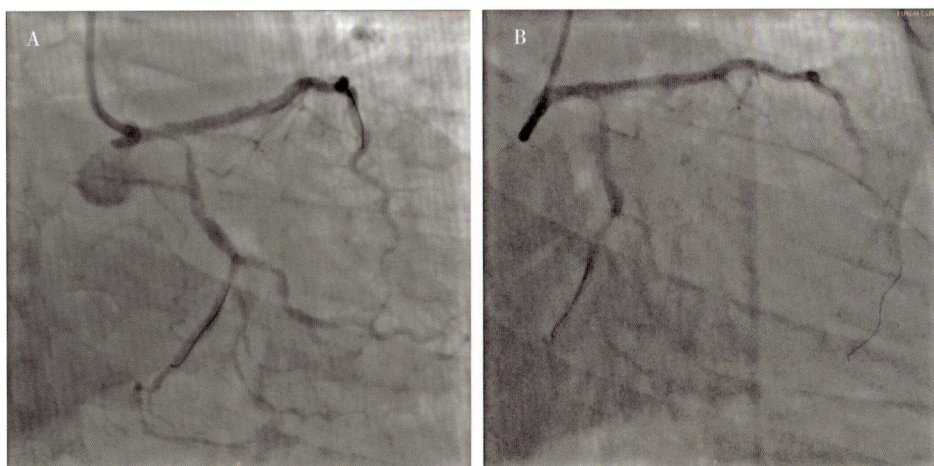

图2-15-4　成功开通LAD病变

A：AP-足位；B：RAO-足位

七、腔内（IVUS/OCT）影像学评估

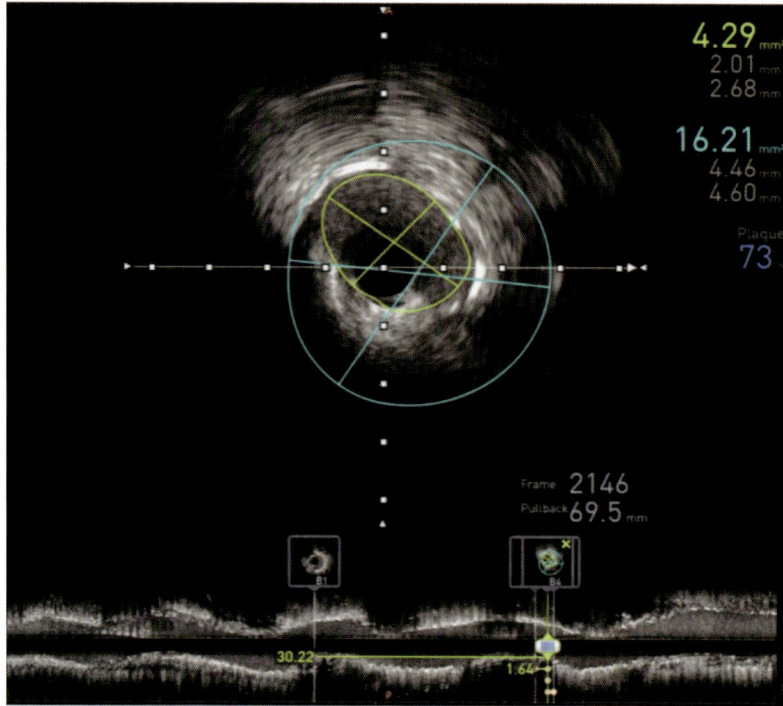

图2-15-5　植入支架后，支架内IVUS图像

IVUS提示支架中段偏心钙化，支架内最小管腔面积为4.29mm²，支架膨胀率仅为27%

术后IVUS

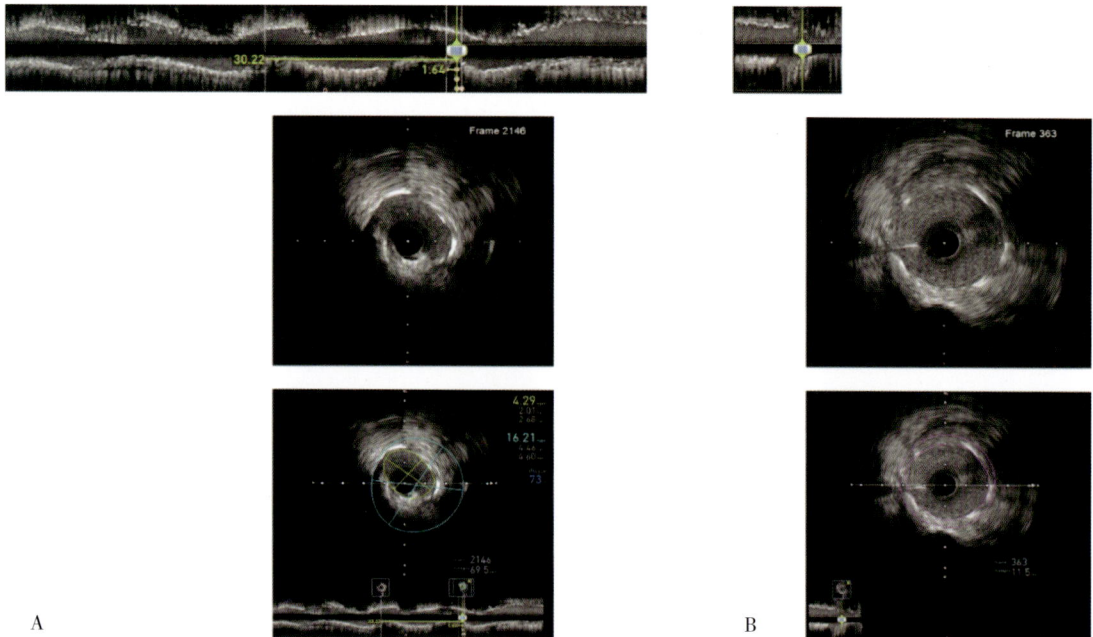

图2-15-6　冲击波球囊治疗前（A）后（B）IVUS图像对比

冲击波球囊处理后复查IVUS示：支架膨胀、贴壁良好

八、小结

这是一例合并重度钙化的左前降支开口－近中段弥漫性病变。由于钙化存在，支架扩张不良，应用IVUS评估发现管腔面积小，提示支架膨胀不良，需进行进一步治疗，改善支架贴壁情况。

术中出现的支架贴壁不良常见于严重钙化病变的PCI治疗，由于钙化存在，药物洗脱支架无法顺利膨胀扩张，不仅降低了有效腔内面积，同时由于局部血流动力学的紊乱，更易致血栓生成与支架内再狭窄。

根据支架贴壁不良的原因，可选择对应方式处理。若考虑为纤维环因素导致支架扩张不良，可应用高压球囊进行扩张。在本例病例中，根据IVUS检查结果，考虑支架扩张不良系钙化所致，故决定选择冲击波球囊治疗。

本例术中，我们应用3.0×12mm冲击波球囊以4→6atm×8个序列进行冲击波治疗，后应用球囊后扩张LAD开口及中段支架，直至IVUS提示支架膨胀贴壁良好。

（阜外华中心血管病医院）

病例十六

IVL处理LCX原支架膨胀不全伴钙化病变

一、病史基本资料

- **患者**：黄某某，78岁男性。
- **主诉**：间断胸闷、胸痛20年，再发加重1周。
- **简要病史**：患者20年前无明显诱因出现间断胸闷、胸痛，伴大汗，无咳嗽、咳痰，15年前就诊于安阳市人民医院行冠脉支架介入治疗，术后规律口服药物治疗；9年前因再发"胸闷、胸痛"就诊于安阳市中医院行冠脉支架介入治疗（两次手术共置入6枚支架），术后规律口服药物治疗；7月前无明显诱因再发胸闷、胸痛，就诊于当地医院复查冠脉造影，提示冠脉血管严重病变，给予口服药物保守治疗。1周前无明显诱因再发胸闷、胸痛，伴发热，就诊于安阳市人民医院，给予抗栓、降脂稳定斑块、抗感染、控制血糖等治疗，患者胸闷、胸痛较前稍好转，为进一步诊治于我院就诊。拟择期复查冠脉造影。
- **既往史**：高血压、2型糖尿病；长期吸烟、饮酒史。
- **辅助检查**

实验室检查：红细胞2.69×10^{12}/L，血红蛋白81g/L，CRP 20.83mg/L，肌酐213μmol/L，hs-cTnT 1391pg/ml。肝功、NT-proBNP、凝血功能等未见明显异常。

超声心动图：节段性左室壁运动异常、二尖瓣退行性变并反流（中度）、主动脉瓣退行性变并反流（轻度）、左房增大、左室舒张功能减低。

心电图：

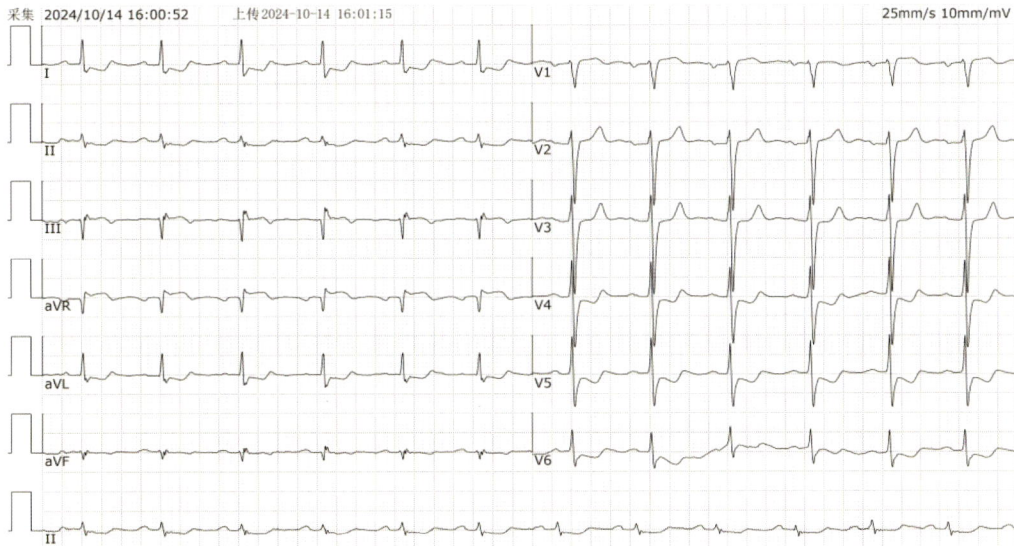

采集 2024/10/14 16:00:52　上传 2024-10-14 16:01:15　　　　　25mm/s 10mm/mV

图 2-16-1　心电图

二、入院诊断

1.冠状动脉粥样硬化性心脏病

　　急性非 ST 段抬高型心肌梗死

　　冠状动脉支架植入后状态

　　心力衰竭

　　心功能Ⅳ级（NYHA 分级）

2.高血压病 3 级（极高危）

3.2 型糖尿病

4.慢性肾功能不全

三、冠状动脉造影

冠状动脉呈均衡型；LM：开口 - LAD 近段见支架影、钙化影，支架内通畅，未见明显狭窄；LAD：全程弥漫性病变伴钙化，近段支架内通畅，中段最重狭窄约 60%~70%，远段最重狭窄约 40%~50%，D1 近中段弥漫性病变，最重狭窄约 70%~80%；LCX：开口 - 近段见支架影，近段支架内狭窄约 80%~90%，中段 OM 发出后闭塞，前向血流 TIMI 0 级，见 OM 提供少许逆供血流，OM 开口 - 近段弥漫性狭窄约 40%~50%；RCA：开口 - 近中远段均见支架影，支架近段闭塞，前向血流 TIMI 0 级，见 LAD 为 RCA 提供逆供血流。

结论：冠心病，LCX 支架内再狭窄，决定对 LCX 病变行经皮冠状动脉介入治疗。

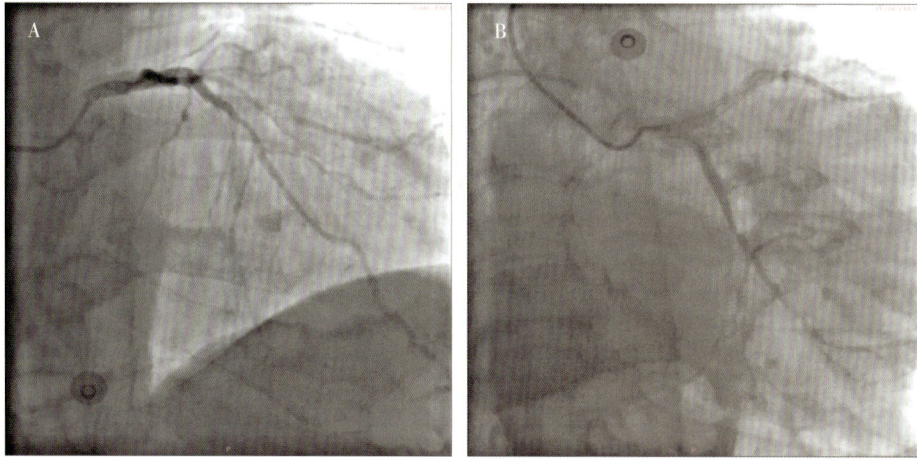

图2-16-2　冠脉造影结果

A：AP-头位造影结果；B：AP-足位造影结果

四、治疗策略

经右侧肱动脉入路，造影结束后。多次尝试后，使用6F JL3.5指引导管将开口-LCX近段支架内以6→12atm扩张多次后，行IVUS检查，并根据IVUS结果决定SION-blue导丝通过LCX支架内狭窄到达OM远端。选择2.5×20mm预扩球囊对LM后续治疗方案。

五、手术过程

选择3.0×12mm高压球囊对LM开口-LCX近段支架内以6→16atm扩张多次，随后选择3.5×12mm冲击波球囊对LM开口-LCX近段病变以4→6atm冲击波扩张6次（每次10s）；接着先后选择3.5×15mm棘突球囊、4.0×12mm、4.5×12mm高压球囊对LM开口-LCX近段支架内以12→18atm扩张多次，选择3.5×20mm药物球囊送入LM开口-LCX近段支架内以8atm扩张释放60s；复查IVUS示：LM开口-LCX支架膨胀良好，近段支架内无残余狭窄。

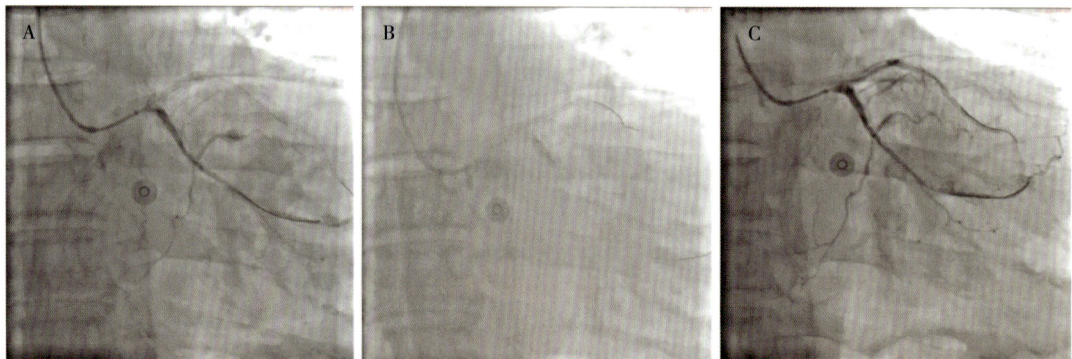

图2-16-3　手术过程

A：术前造影结果，AP-正位；B：冲击波球囊治疗，AP-正位；C：治疗后，AP-正位

六、手术结果

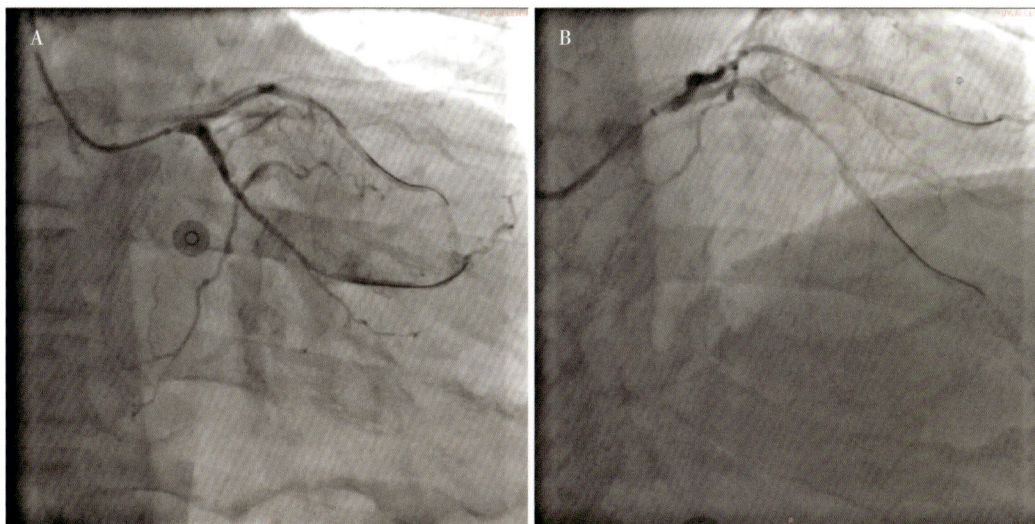

图 2-16-4　成功开通 LAD 病变

A：AP- 正位；B：AP- 头位

七、腔内（IVUS/OCT）影像学评估

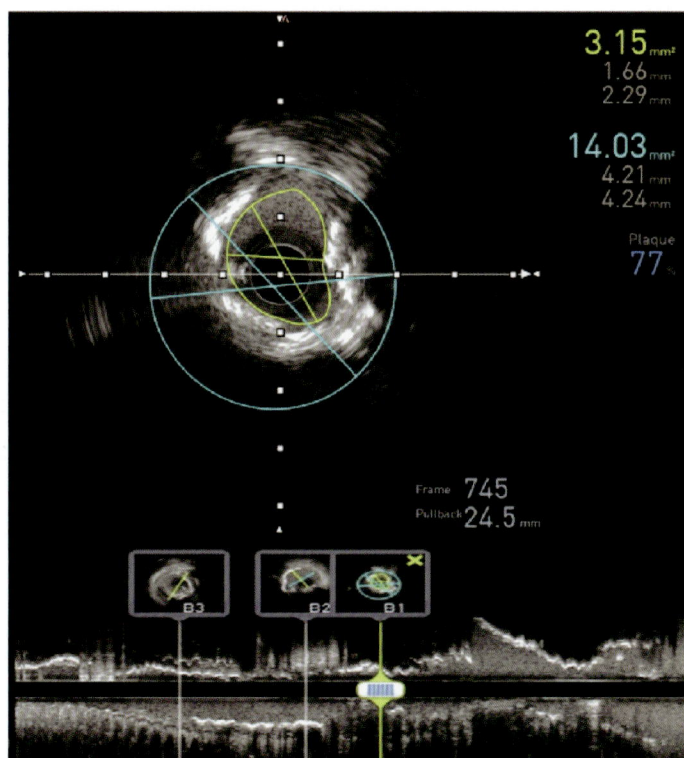

图 2-16-5　LCX 支架内 IVUS 图像

IVUS 提示支架近端膨胀不良伴钙化，支架内最小管腔面积为 3.15mm^2，支架膨胀率仅为 23%

术后IVUS

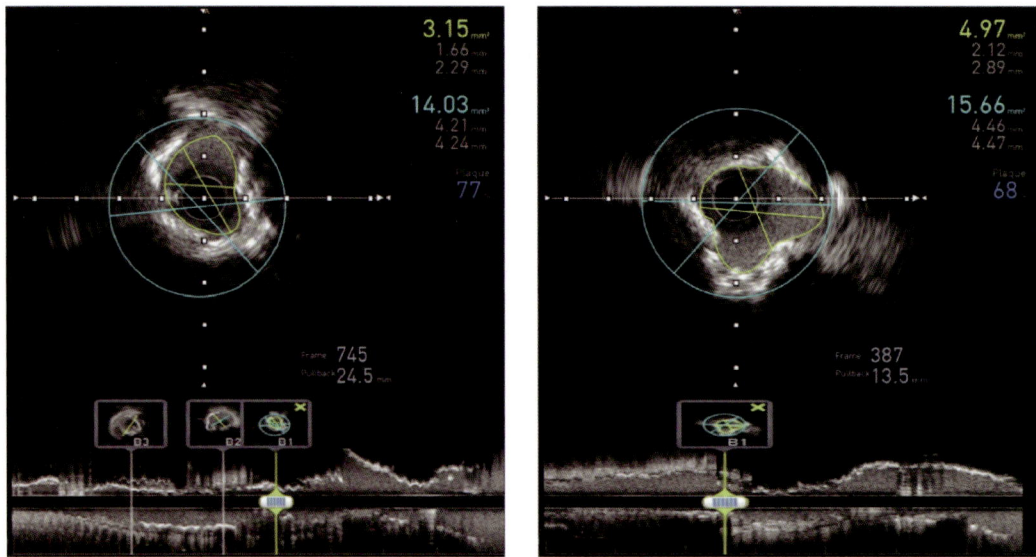

图2-16-6 冲击波球囊治疗前后IVUS图像对比

冲击波球囊处理后复查IVUS示：最小管腔面积提高为4.97mm²，支架膨胀、贴壁良好

八、小结

本例患者冠脉支架植入较多，本次造影发现三支病变，本次术中对LCX病变进行处理。通过术前IVUS检查发现，LCX开口-近段支架膨胀不良，近段弥漫性钙化伴钙化结节，钙化角度270°~360°。因此，需对钙化斑块进行修饰后扩张血管。本例患者因长期糖尿病、血管条件差，术中先后多次因损毁更换耗材，先后更换EBU3.75、EBU3.5、JR4.0、JL4.0指引导管，术中损耗SION导丝一根、IVUS导管1根、SION blue导丝两根。因此考虑应用冲击波球囊处理钙化病变。

（阜外华中心血管病医院）

病例十七

OCT指导下IVL处理LM钙化病变

一、病史基本资料

- **患者**：罗某某，70岁男性。
- **主诉**：间断胸闷3个月，再发加重1个月。
- **简要病史**：3月余前无明显诱因出现胸闷，伴气短，偶尔出现双下肢水肿，无心慌，无呼吸困难，无头痛头晕，无恶心呕吐等不适症状，间断发作，每次持续约数分钟，休息后可自行缓解，起初未在意，未正规诊治；1个月前再次发作上述症状，性质同前，渐加重，发作频率较前频繁，至当地医院，诊断为"冠心病"，完善冠脉造影提示：冠脉狭窄（未见报告），建议转入上级医院进一步治疗；现为求进一步诊治来我院，以"冠状动脉粥样硬化性心脏病，急性冠脉综合征，2型糖尿病，高脂血症"为诊断收入我科。发病以来，神志清，精神可，饮食睡眠可，体重无明显改变，大小便无明显异常。
- **既往史**：有2型糖尿病、高脂血症病史。
- **辅助检查**

实验室检查：NT-proBNP 437.40pg/ml，hs-cTnT 82.40pg/ml，肌红蛋白21.11ng/ml，肌酸激酶同工酶（质量）0.741ng/ml、纤维蛋白原4.70g/L，余未见明显异常。

超声心动图：节段性左室壁运动异常，左室舒张功能减低。

心电图

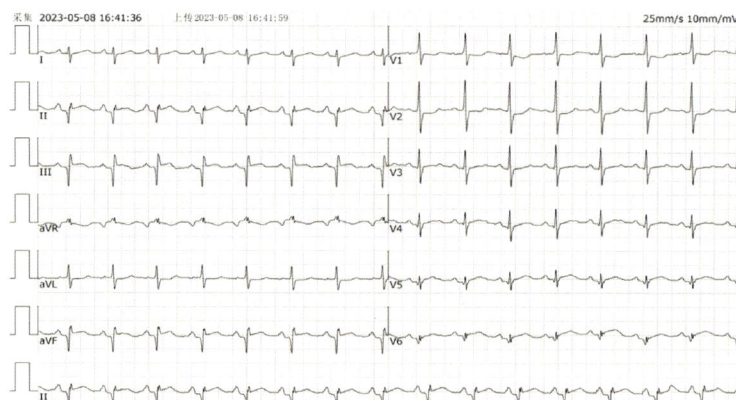

图 2-17-1　心电图

二、入院诊断

1. 冠状动脉粥样硬化性心脏病

　　不稳定型心绞痛

2. 2 型糖尿病

3. 高脂血症

三、冠状动脉造影

LM：全程可见钙化影，尾部 60% 狭窄；LAD：近段 90% 狭窄伴钙化影，中段可见斑块及心肌桥，长约 15mm，收缩期狭窄约 50%；LCX：稍细小，近段 70% 狭窄，远段可见斑块，高位 OM1：开口 70% 狭窄，中段 90% 狭窄；RCA：近中段支架内通畅，PLA：近段 60% 狭窄，中段弥漫性病变，狭窄最重 90%。

结论：冠心病，三支病变，LM-LAD 重度狭窄合并弥漫钙化，决定对 LAD 病变行经皮冠状动脉介入治疗。

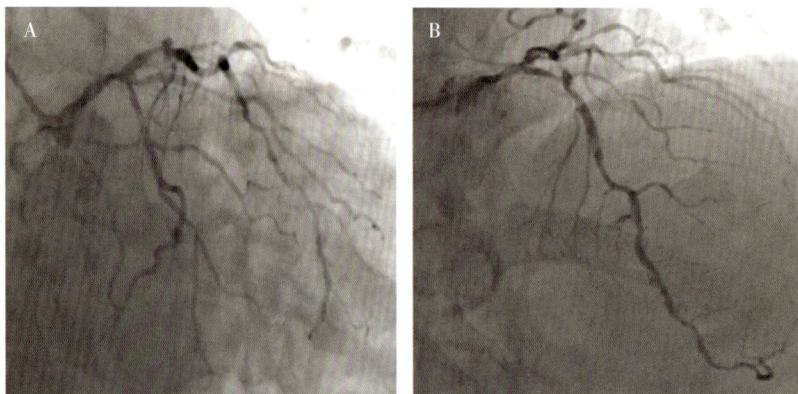

图 2-17-2　冠脉造影结果

A：CAU 30°-足位；B：CRA 30°-头位

四、治疗策略

经右侧桡动脉入路，造影结束后。选择强支撑力量的指引导管7F EBU3.5，采用SION导丝通过病变到达LAD远端，根据OCT影像学结果，评估血管情况，并决定后续手术方案。

五、手术过程

应用2.0×20mm、2.5×12mm、2.75×12mm预扩张球囊扩张LM-LAD病变，复查OCT可见前降支近段钙化环断裂，于前降支近段植入2.75×18mm支架。于LM-LAD病变处应用3.0×12mm 冲击波球囊联合2.75×10mm球囊、3.0×10mm球囊高压力扩张，后复查OCT可见LM-LAD开口钙化环多处断裂，植入3.5×18mm支架，后扩张后复查OCT提示支架大小合适，膨胀可，贴壁好，MSA：6.16mm^2（LAD开口），未见明显夹层。

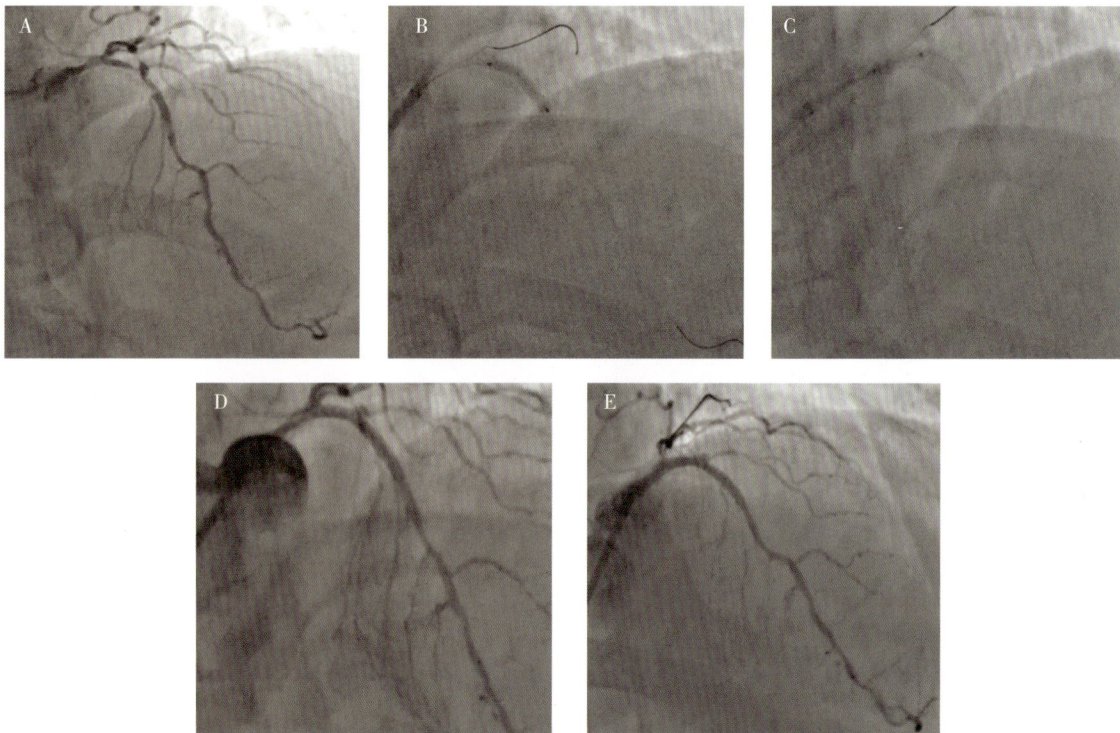

图2-17-3　手术过程

A：CAU 30°-足位；B：植入支架，CRA 30°-头位；C：冲击波球囊碎石，CRA 30°-头位；D：碎石后，AP-足位；E：成功开通血管，RAO 25°+CRA 30°-右头位

173

六、手术结果

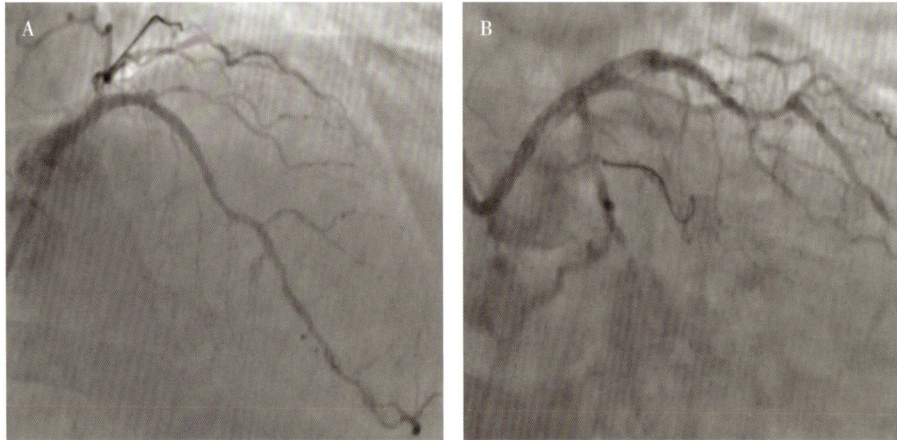

图2-17-4　成功开通LAD病变

A：RAO 25°+CRA 30°－右头位；B：RA0 25°+CAU25°－右足位

七、腔内（IVUS/OCT）影像学评估

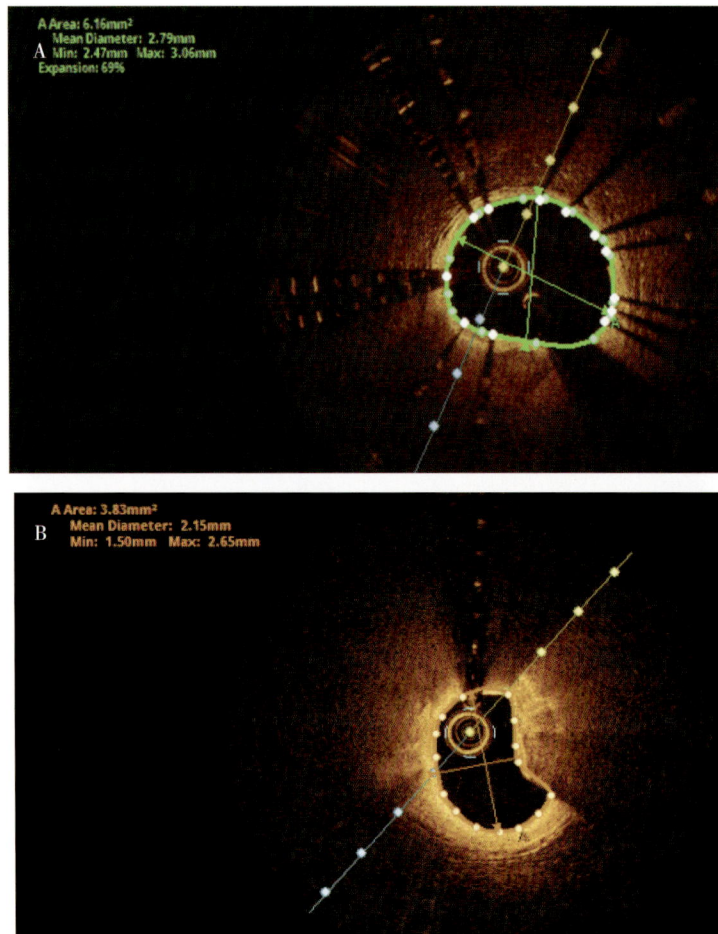

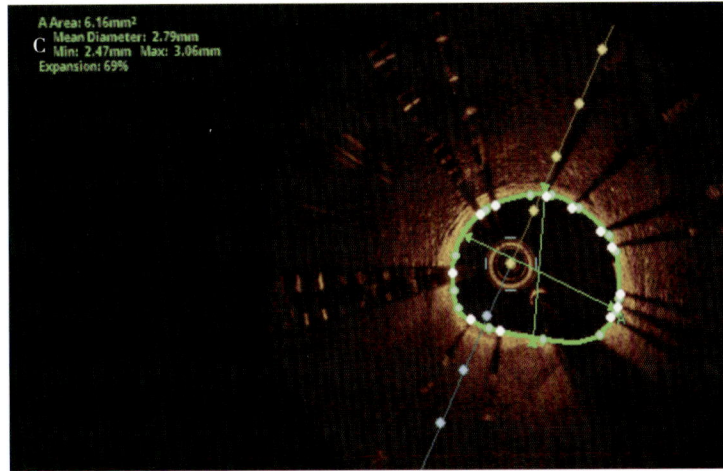

图 2-17-5 术前术后 OCT 检查结果对比

A、B：术前 OCT：LAD 近中段及开口重度钙化，270°，最厚 1.5mm，主干弥漫重度钙化；C：术后 OCT 提示全程支架贴壁良好，前降支开口 MAS 6.16mm²

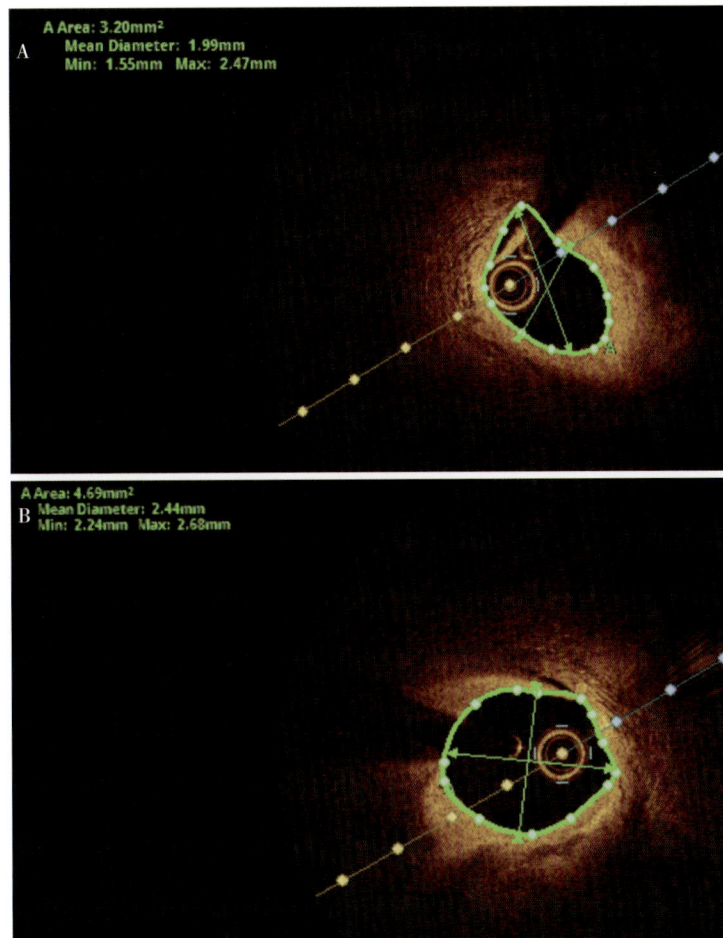

图 2-17-6 冲击波球囊治疗前后 OCT 图像对比

A：冲击波球囊治疗前；B：冲击波球囊处理后复查 OCT 提示钙化环断裂

八、小结

这是一例合并重度钙化的左主干合并左前降支近段弥漫性病变。由于钙化存在，术中应用OCT作为指导，以钙化环断裂为导向，指导支架置入。

冠脉钙化病变介入治疗过程中钙化环的断裂可恢复血管顺应性，减少球囊扩张抵抗及支架贴壁不良风险，从而降低支架内血栓和再狭窄发生率。

在本例病例中，根据左主干病变的特殊性及术中OCT检查结果，逐步升级预处理方案，最终选择了冲击波碎石术，可以有效减少术中血肿、夹层风险，并对病变进行充分预处理，最终，本例患者应用3.0×12mm冲击波球囊以4→6atm×8个序列进行碎石治疗，后联合2.75×10mm球囊、3.0×10mm球囊高压力扩张，前降支开口及左主干病变钙化环充分打开，后植入支架，术后支架贴壁良好。

（阜外华中心血管病医院）

病例十八

IVL 预处理 LM-LAD 钙化病变及左主干分叉病变

一、病史基本资料

- **患者**：曲某某，72岁女性。
- **主诉**：反复胸闷2年。
- **简要病史**：2年前步行时出现胸闷，伴心慌，不伴胸痛、大汗、濒死感，无头晕、头痛，无恶心、呕吐，无黑蒙、晕厥等症状，休息5分钟后好转。此后上述症状于活动后反复发作，性质、伴随症状及持续时间同前，多次至当地医院门诊就诊，予相关药物（具体不详）治疗，上述症状仍如上述反复发作。1周前于温县人民医院住院治疗，完善"冠脉造影"提示冠脉三支病变伴钙化，予以"阿司匹林、替格瑞洛、他汀"等药物治疗，效果欠佳，上述症状仍如上述。今为进一步治疗来我院，门诊以"冠心病　心绞痛"为诊断收入，自发病来，神志清，精神可，饮食、睡眠可，大小便正常，体重无明显变化。
- **既往史**：无特殊。
- **辅助检查**

实验室检查：低密度脂蛋白胆固醇2.06mmol/L。

超声心动图：静息状态下室壁运动未见明显异常，室间隔基底段增厚，二尖瓣反流（轻度），三尖瓣反流（轻度），左房增大，左室舒张功能减低。

心电图：

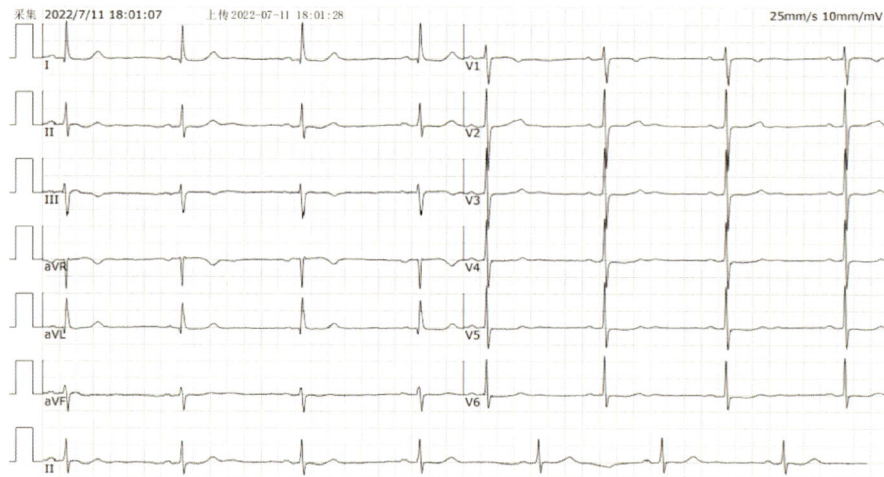

图 2-18-1　心电图

二、入院诊断

冠状动脉粥样硬化性心脏病

不稳定型心绞痛

三、冠状动脉造影

LM 末端钙化，95% 狭窄；LAD 开口 90% 狭窄，近段 80% 狭窄；LCX 开口 90% 狭窄，近段 80% 狭窄。RCA：右冠状动脉支架通畅。

结论：冠心病，冠脉三支病变，病变高危，复杂，选择分次治疗，于 2024 年 7 月 15 日完善冠脉造影，于右冠状动脉植入支架 1 枚，2024 年 7 月 18 日处理前降支及回旋支血管。

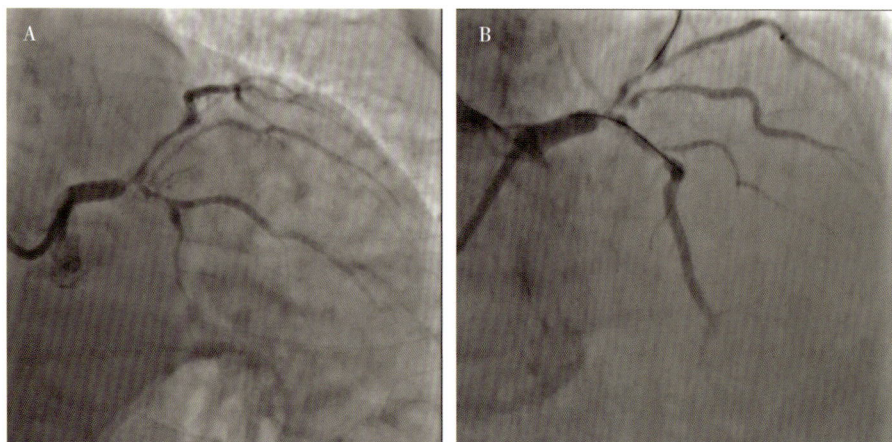

图 2-18-2　冠脉造影结果

A：CAU 45°- 蜘蛛位；B：CRA 30°- 头位

四、治疗策略

经右侧桡动脉入路，选择指引导管 6F EBU3.5，采用 SION 导丝及 Runthrough 导丝 2 根分别通过病变到达 LAD、LCX、高位 OM 远端作为保护，根据 IVUS 影像学结果，评估血管情况，并决定后续手术方案。

五、手术过程

选择 2.0×20mm 球囊预扩张 LM-LAD 病变，10atm×10s 扩张 3 次；使用 IVUS 行腔内影像学检查，可见 LAD 近段至 LM 末端均为环形近 360° 钙化，使用 3.0mm×12mm Shockwave 球囊分别以 4atm×10 次及 3atm×10 次分别冲击 LAD 及 LM，复查 IVUS 可见钙化环断裂，使用 3.25×12mm 球囊扩张 LM-LAD。使用 2.25×13mm 棘突球囊扩张 LCX 开口及高位 OM，分别植入 2.5×15mm 药物球囊及 2.5×30mm 药物球囊。LM-LAD 植入 3.5×30mm 支架，以 10atm×10s 释放。使用 3.5×15mm 后扩张球囊以 10→22atm 后扩张支架膨胀不良处。复查 IVUS，结果满意，结束手术。经多个体位投照未发现撕裂、血栓及夹层，TIMI 血流 3 级。

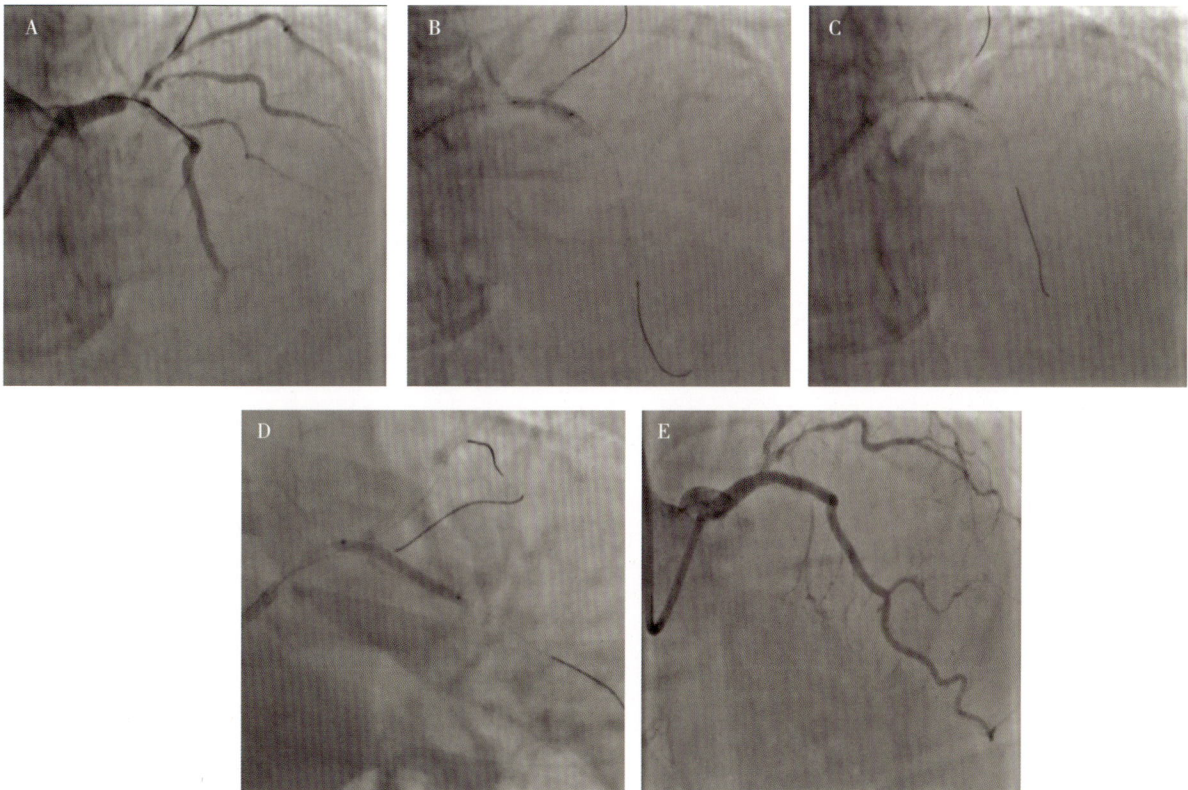

图 2-18-3　手术过程

A：术前造影结果，CRA 30°-头位；B：球囊扩张不充分，CRA 30°-头位；C：应用冲击波球囊，CRA 30°-头位；D：植入支架，RAO20°+CRA 45°-右头位；F：成功开通血管，RAO 30°+CRA 45°-右头位

六、手术结果

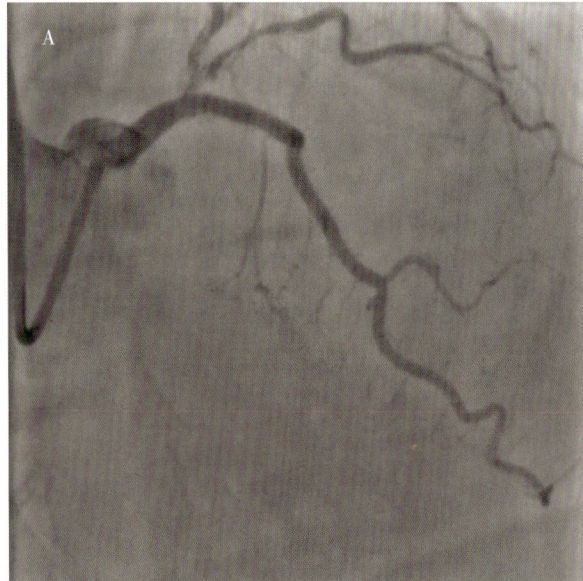

图2-18-4　成功开通LAD病变

A：RAO 30°+CRA 45°–右头位

七、腔内（IVUS/OCT）影像学评估

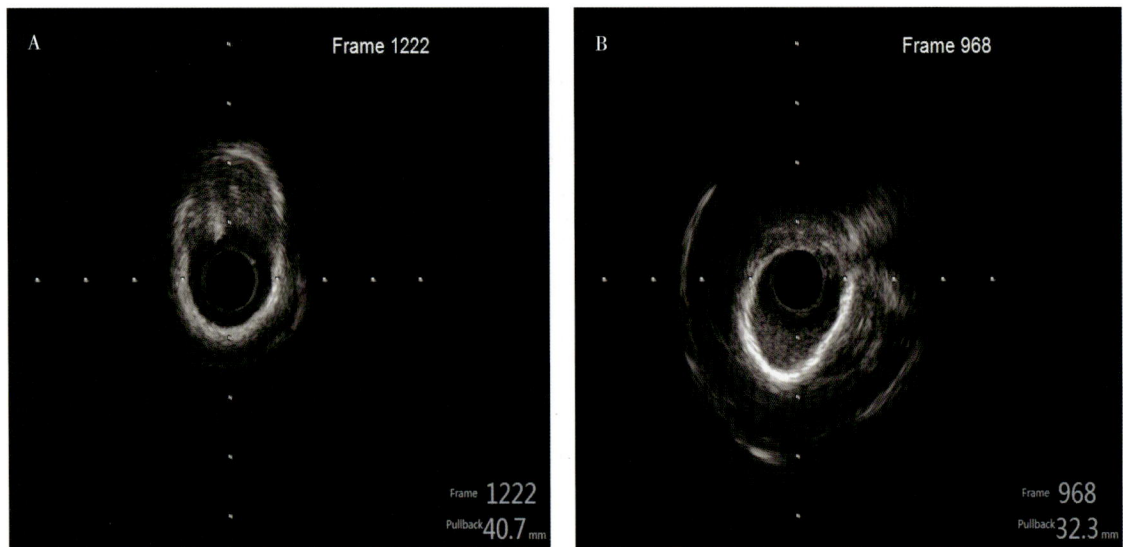

图2-18-5　术前IVUS检查

A：左主干末端；B：前降支近中段

LAD近段至LM末端均为环形近360°钙化，LAD MLD1.9mm，LM末端MLD1.7mm

超声波球囊处理后IVUS

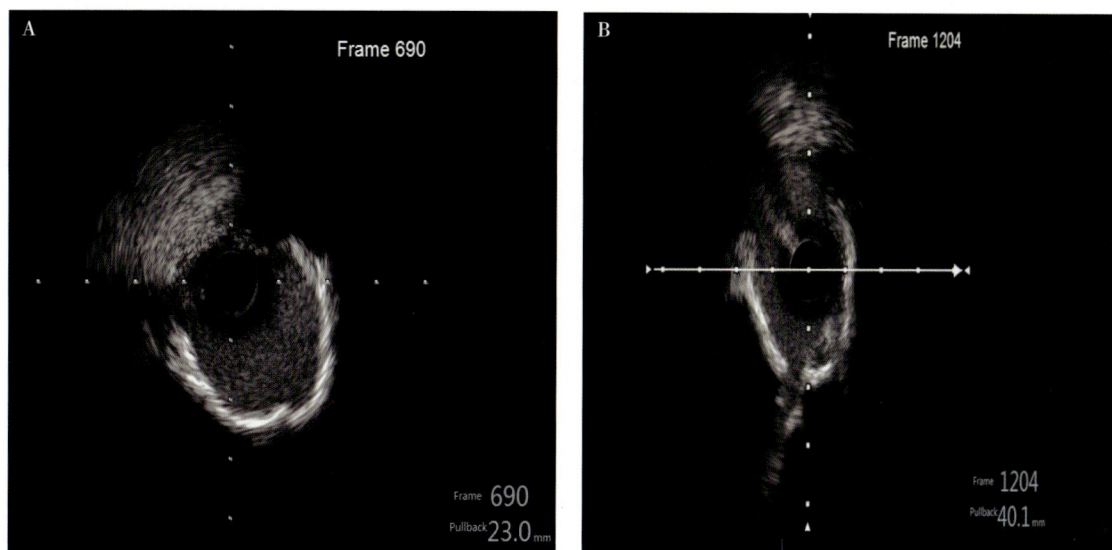

图2-18-6　冲击波球囊治疗前后IVUS图像对比，冲击波球囊处理后可见钙化环断裂

A：冲击波球囊治疗前；B：冲击波球囊治疗后

八、小结

这是一例冠脉三支病变患者，根据病变情况，选择了分次治疗病变，对于高危及复杂病变患者，通过分阶段干预可以降低患者身心负担、减少术中造影剂用量，精准处理复杂病变，提升安全性及长期预后。

在处理前降支病变时，发现在严重狭窄的基础上合并严重钙化，普通球囊扩张不充分，存在腰征，且前降支广泛钙化，但钙化较为规则，无钙化结节存在，考虑到冠状动脉斑块旋磨术后无复流风险及手术失败的可能性，故决定选择冲击波球囊治疗。

本例术中，我们应用3.0×12mm冲击波球囊以3→4atm×10个序列进行反复碎石治疗，治疗后复查IVUS可见前降支至左主干钙化环多发断裂，后植入支架治疗，支架膨胀良好。

（阜外华中心血管病医院）

病例十九

IVL处理LM-LAD支架内再狭窄，全程弥漫性病变伴钙化

一、病史基本资料

- **患者：** 王某某，80岁男性。
- **主诉：** 间断胸痛伴晕厥3个月，再发1周。
- **简要病史：** 3个月前劳累后出现胸痛，伴晕厥，持续数分钟后自行醒转，仍觉胸痛，无恶心呕吐、无头痛头晕，无双下肢水肿，于当地医院就诊，予以药物治疗，效果欠佳，建议完善冠脉造影及介入治疗，患者及其家属拒绝，长期口服药物对症处理，效果欠佳。近1周上述症状明显加重，发作频率增加，持续时间延长，为进一步诊治来我院就诊；拟择期复查冠脉造影。
- **既往史：** 糖尿病、偶尔吸烟史。
- **辅助检查**

实验室检查： 白细胞4.80×10^9/L，血红蛋白113g/L，血小板143×10^9/L；肌酐108μmol/L；hs-cTnT 3082pg/ml。

超声心动图： 节段性左室壁运动异常；二尖瓣反流（轻度+）；三尖瓣反流（轻度）；主动脉瓣退行性变并反流（轻度）；左房增大；左室收缩及舒张功能减低。

心电图：

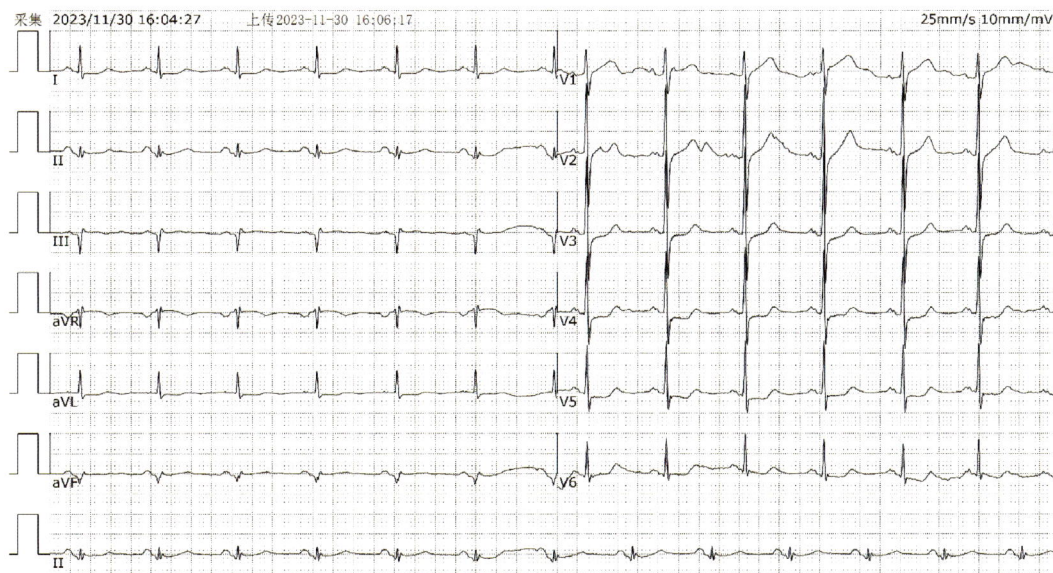

图 2-19-1　心电图

二、入院诊断

1.冠状动脉粥样硬化性心脏病

　　急性冠脉综合征

　　心源性晕厥

2.2型糖尿病

三、冠状动脉造影

LM：末端约70%~80%狭窄；LAD：支架内通畅，可见内膜增生，开口约70%~80%狭窄，中段最重约70%狭窄，远段最重约90%狭窄；D1开口约70%狭窄；D2开口近段约80%狭窄；LCX：全程弥漫病变伴钙化，开口约70%狭窄，中段最重约80%狭窄，远段完全闭塞；RCA：细小，中段弥漫病变最重约90%狭窄。

结论：冠脉三支病变，LM-LAD 支架内再狭窄，全程弥漫性病变伴钙化，决定对 LM-LAD 支架内病变行经皮冠状动脉介入治疗。

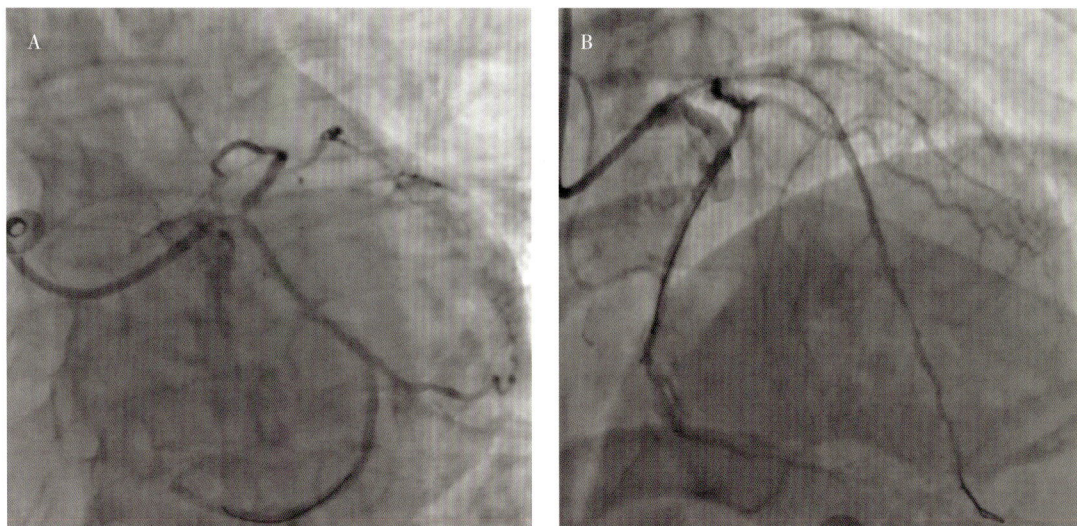

图2-19-2 冠脉造影结果

A：LAO20°+CAU30°–左足位造影结果；B：RAO25°+CRA25°–右头位造影结果

四、治疗策略

经右侧桡动脉入路，造影结束后。选择强支撑力量的指引导管EBU3.5，采用SION导丝到达LAD远端，SION blue导丝通过LCX远端进行保护；应用冲击波球囊预扩张病变，并植入药物洗脱支架，根据IVUS影像学结果，评估支架内病变情况，并决定后续手术方案。

五、手术过程

用2.5×15mm球囊以12atm扩张支架多次，冲击波球囊3.5×12mm以4→6atm扩张，释放脉冲4周期，然后用3.5×9mm后扩张球囊以12→18atm扩张多次，IVUS示：支架面积较前改善，再次用冲击波球囊以4→6atm释放脉冲4个周期。3.5×9mm后扩张球囊以12→18atm扩张支架多次，IVUS示：MSA为8.5mm^2。管腔面积获得较理想，建议结束手术。

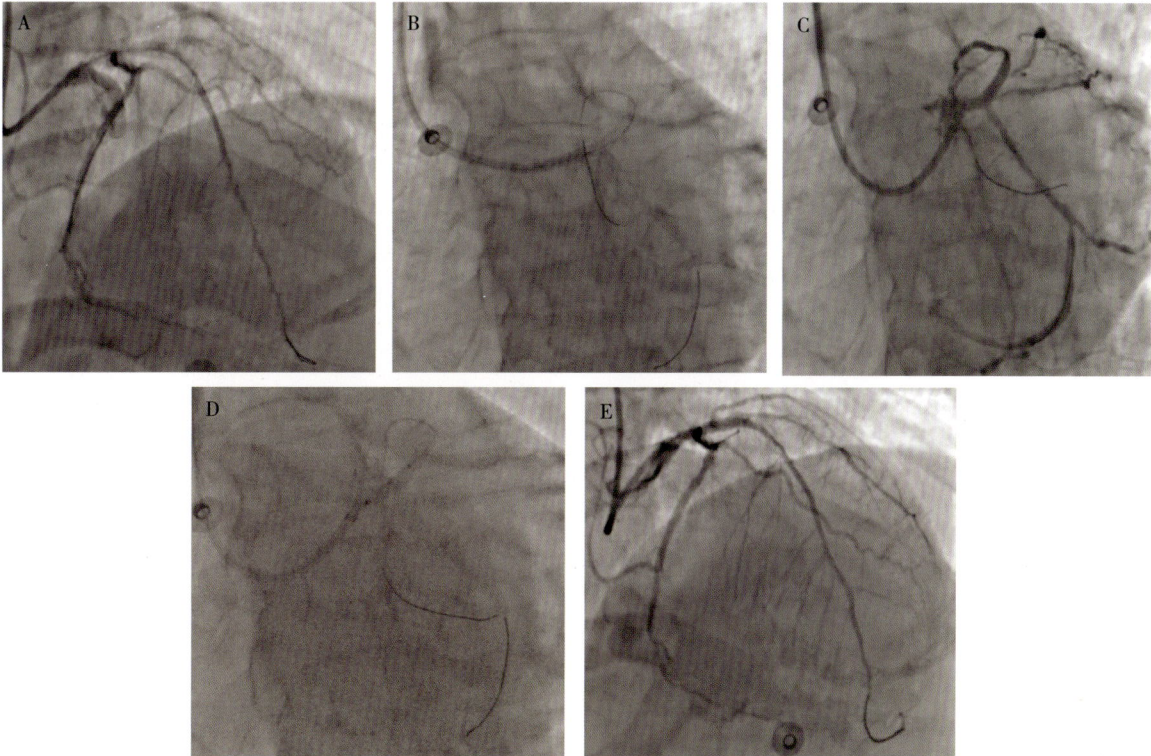

图2-19-3　手术过程

A：术前造影结果，AP-足位；B：首次冲击波球囊处理，RAO-足位；C：首次处理后，LAO20°+CAU30°-左足位；D：冲击波球囊碎石，LAO20°+CAU30°-左足位；E：成功开通血管，RAO25°+CRA25°-右头位

六、手术结果

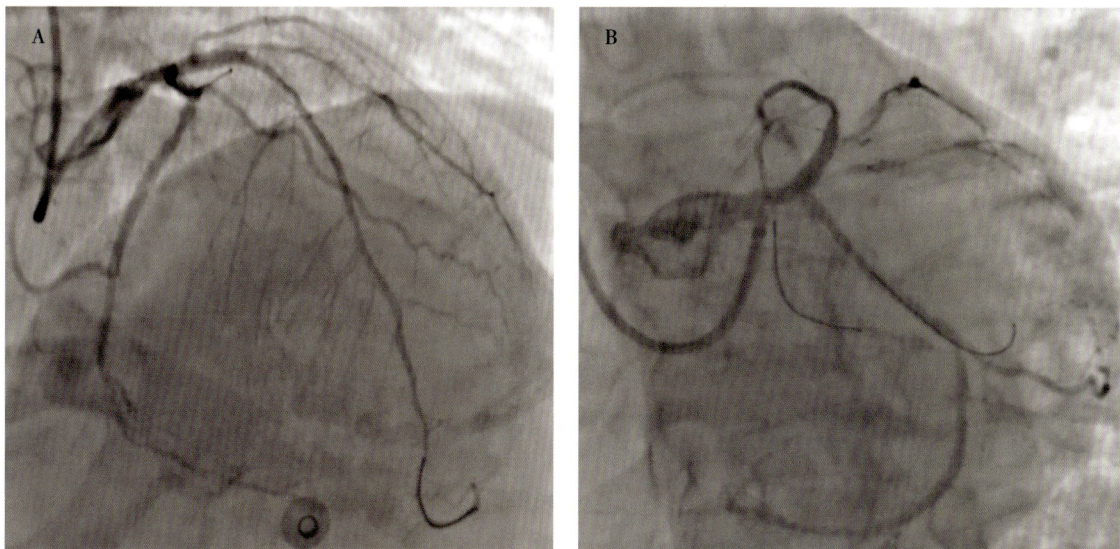

图2-19-4　术后病变内管腔良好

A：RAO25°+CRA25°-右头位；B：LAO20°+CAU30°-左足位

七、腔内（IVUS/OCT）影像学评估

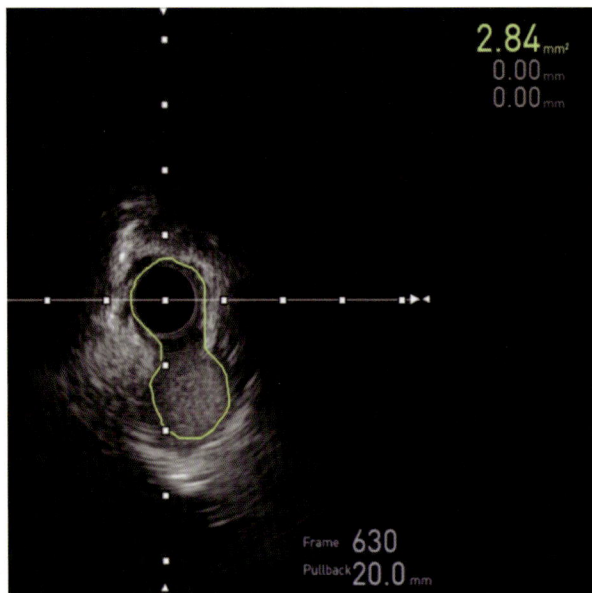

图 2-19-5　处理前左主干内 IVUS 图像

IVUS 示：主干支架出口 3mm，支架内最小面积为 $2.8mm^2$

术后 IVUS

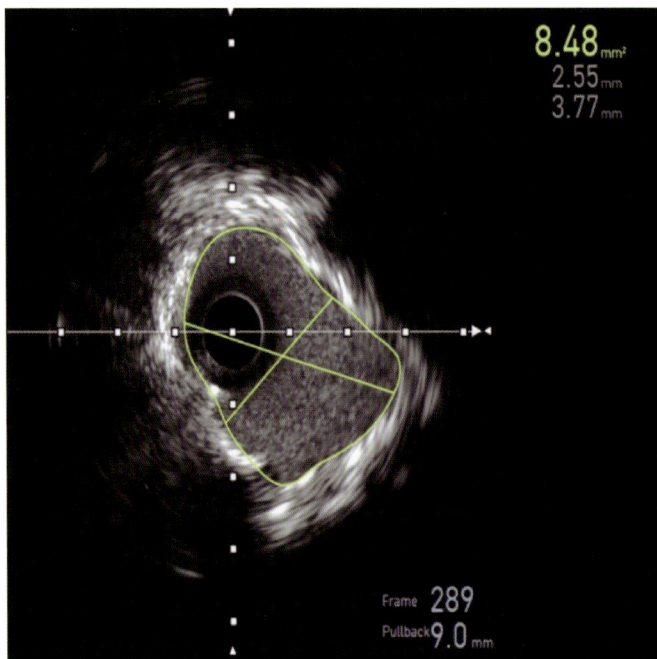

图 2-19-6　冲击波球囊治疗后 IVUS 图像

冲击波球囊处理后复查 IVUS 示：支架膨胀、贴壁良好

八、小结

这是一例合并重度钙化的LM-LAD弥漫性支架内再狭窄。在支架内再狭窄（ISR）的治疗中，钙化病变的存在常导致传统球囊扩张效果不佳，而旋磨术通过高速旋转的磨头可有效切削支架内钙化或纤维化组织，恢复管腔通畅性。然而，旋磨术在ISR中的应用面临挑战：支架金属丝可能干扰磨头操作，增加器械嵌顿或脱载风险；高速摩擦产生的热量和碎屑易引发血管痉挛、夹层甚至穿孔，尤其在支架边缘或重叠区域更为敏感；此外，旋磨后新生内膜的过度增生仍可能导致再狭窄复发。相比之下，冲击波球囊凭借其独特机制展现出显著优势——通过声压力波靶向碎裂支架内钙化斑块，无需物理接触即可松解深层钙化，避免对支架结构和血管内膜的机械损伤；球囊低压扩张可同步扩张狭窄段，减少血管弹性回缩，同时降低无复流或血栓风险。

本例术中，我们应用3.5×12mm冲击波球囊以4→6atm反复多次进行碎石治疗，直至IVUS提示管腔内面积获得良好。

（阜外华中心血管病医院）

病例二十

IVL治疗支架内闭塞病变

一、病史基本资料

- **患者**：女性，82岁，体重50kg。
- **主诉**：间断心前区不适12年，加重2周，再发胸痛6小时。
- **简要病史**：患者12年前因心前区不适就诊外院，诊断为冠心病，行冠脉造影，并植入1枚支架（具体不详），术后规律冠心病二级预防治疗。2周前无明显诱因出现胸痛，位于心前区，伴后背痛，外院急诊查心电图示ST-T改变，心肌损伤标志物升高，考虑急性非ST段抬高型心肌梗死。遂行急诊PCI（2025年1月29日），提示：左前降支近段狭窄90%~99%，左前降支中段狭窄70%~90%，回旋支远段狭窄70%~90%，右冠状动脉近段100%完全闭塞。于左前降支近段植入1枚支架。因患者有房颤，术后予硫酸氢氯吡格雷片、利伐沙班片抗栓治疗。6小时前患者再发胸痛，症状持续不缓解，就诊于我院急诊，心电图：心房颤动，V2~V6导联ST段抬高；心肌损伤标志物：CK-MB 1.97 ng/ml，MYO 91.2 ng/ml↑，NT-proBNP 1397pg/ml↑，hs-cTnT 0.0376ng/ml↑。考虑急性广泛前壁心肌梗死，予以阿司匹林300mg嚼服，为进一步诊治绕行CCU行急诊冠脉造影。
- **既往史**：12年前诊断高脂血症，现口服瑞舒伐他汀；高血压病40余年，血压最高180/110mmHg，现口服沙库巴曲缬沙坦、苯磺酸氨氯地平治疗，平素血压多波动于110~130/70-80mmHg。
- **辅助检查**

实验室检查：血常规：WBC 4.38×10^9/L，RBC 2.34×10^{12}/L↓，HGB 87.00g/L↓，MCV 102.10fL↑，MCH 37.20pg/Cell↑，MCHC 364.00g/L↑，PLT 255.00×10^9/L，NEUT% 81.00%↑；肾功能：Cre 87umol/L，eGFR 53.617ml/min/1.73m^2，K^+ 4.16mmol/L；心脏损伤标志物：CK-MB 1.97ng/ml，MYO 91.2ng/ml↑，NT-ProBNP 1397pg/ml↑，hs-cTnT 0.0376ng/ml↑。

心电图：

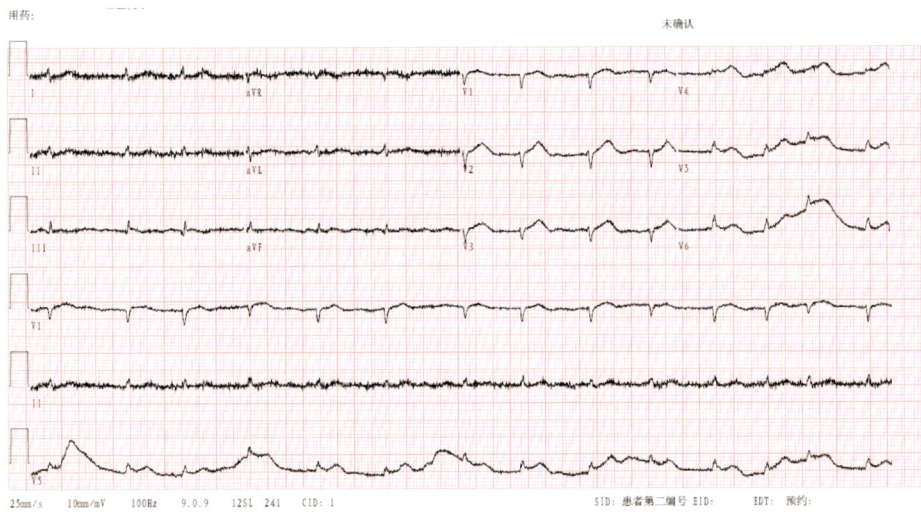

图2-10-1　心电图

二、入院诊断

1.冠状动脉粥样硬化性心脏病

急性前壁心肌梗死

阵发性心房颤动（出血高危的非瓣膜性房颤）

KillipI级

冠状动脉支架植入术后状态

2.高血压病3级（极高危）

3.高胆固醇血症

4.高尿酸血症

5.慢性阻塞性肺疾病

6.乳腺恶性肿瘤

7.慢性肾功能不全

三、冠状动脉造影结果

（1）左冠状动脉：LAD近段狭窄程度100%，完全闭塞，支架术后，支架内再狭窄，TIMI 0级；LCX远段狭窄程度70%~90%，TIMI 3级；

（2）右冠状动脉：RCA近段、右冠状动脉中段狭窄程度100%，完全闭塞，TIMI 0级；

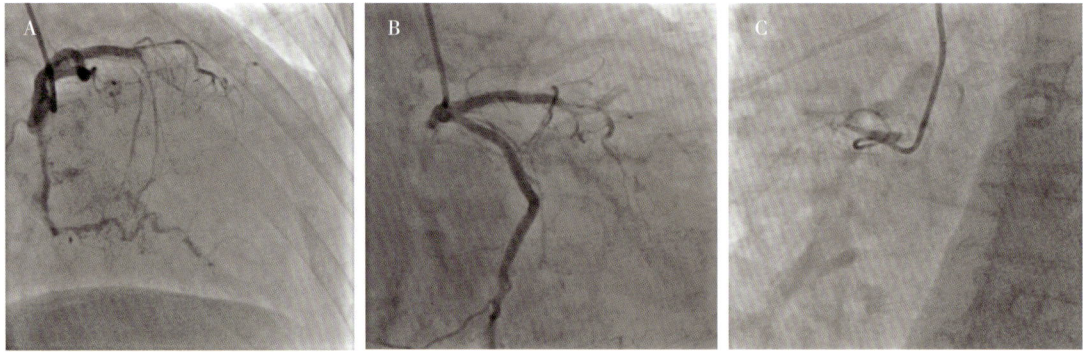

图 2-20-2　冠状动脉造影结果

四、治疗策略及手术过程

进行急诊PCI手术，患者首先用2.0mm顺应性球囊进行扩张，恢复冠脉血流（图2-20-3），同时进行第一次IVUS检查评估原支架贴壁情况，可见LAD近段原支架贴壁不良（图2-20-4）。

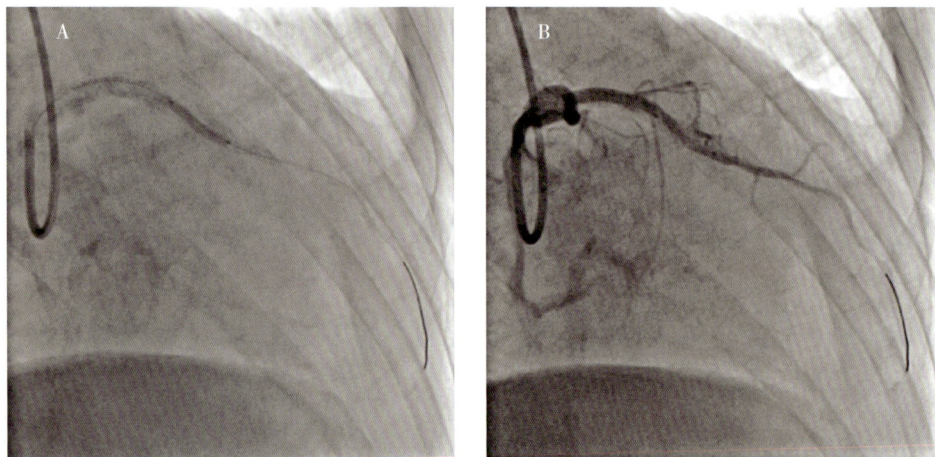

图 2-20-3　顺应性球囊（左）扩张后，冠脉造影提示LAD支架内残余狭窄严重

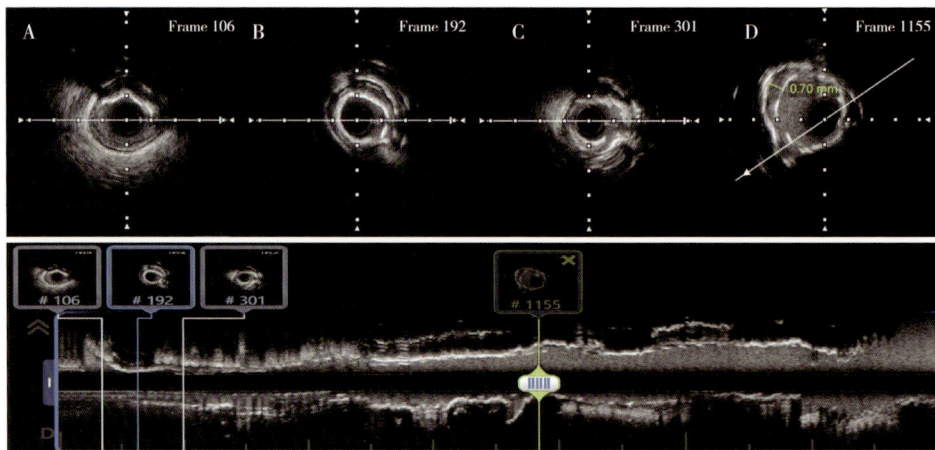

图 2-20-4　第一次IVUS检查

第一次IVUS检查：显示LAD近段原支架贴壁不良，最小管腔面积2.52mm²。（图2-20-3）

用2.5mm及3.0mm非顺应性球囊进行扩张，但是LAD支架内仍残留重度狭窄，治疗效果欠佳（图2-20-5），进行第二次IVUS检查评估。

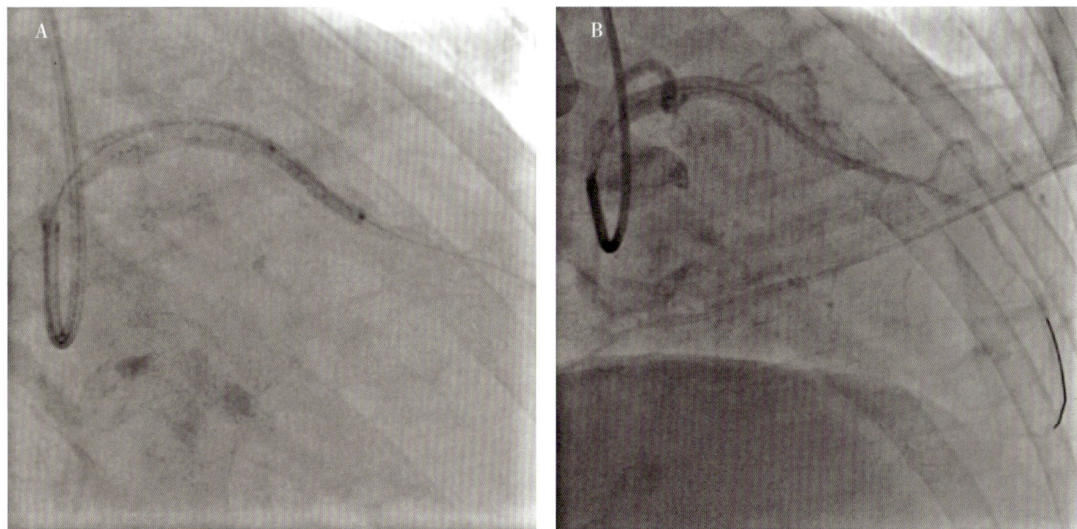

图2-20-5　非顺应性球囊扩张（左）及冠脉造影（右）

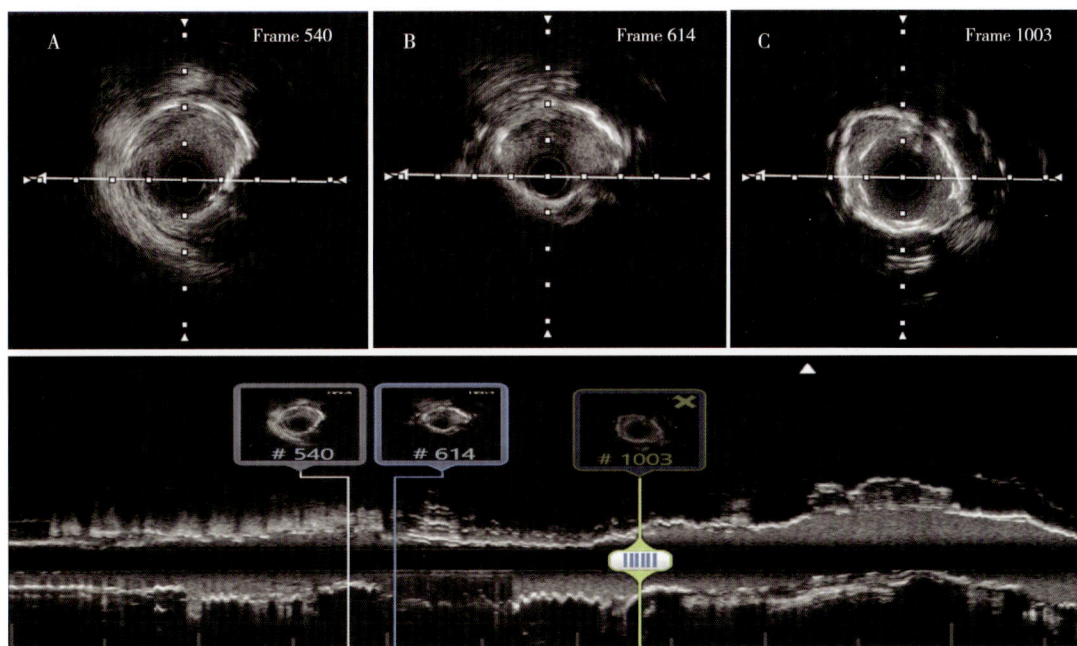

图2-20-6　第二次IVUS检查

第二次IVUS检查：显示LAD近段原支架贴壁不良，局部可见血栓影。（图2-20-6）

使用3.0×12mm Shockwave冲击波球囊对LAD近段支架内狭窄病变进行扩张，共10次，治疗过程中患者出现室颤1次，立即心肺复苏，并给予200J非同步电除颤后患者恢复窦性心律。IVL治疗后，支架贴壁较前好转，管腔显著扩大。（图2-20-7）

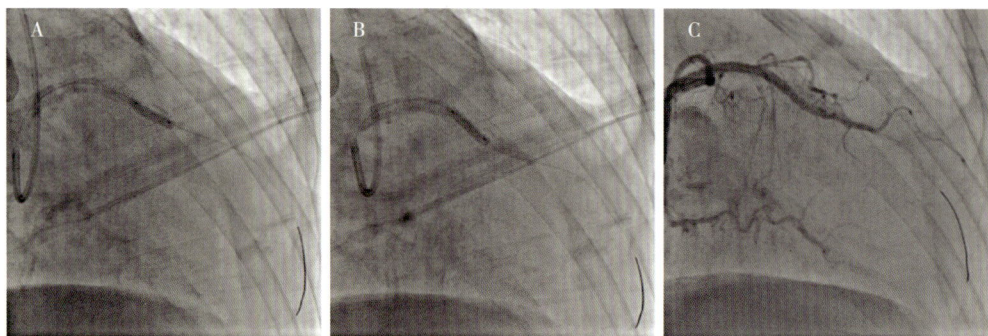

图2-20-7　3.0mm×12mm冲击波球囊完全扩张

五、手术结果

术后冠脉造影：冠状动脉前降支：LAD支架通畅，无残余狭窄。（图2-20-8）

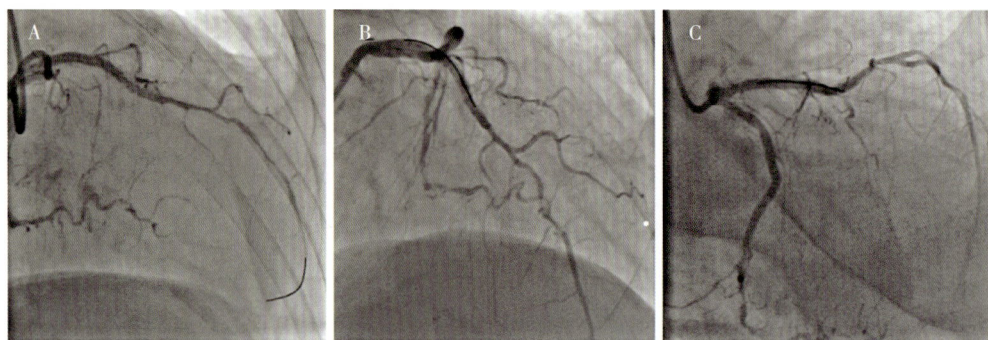

图2-20-8　术后冠脉造影

六、术后IVUS腔内影像

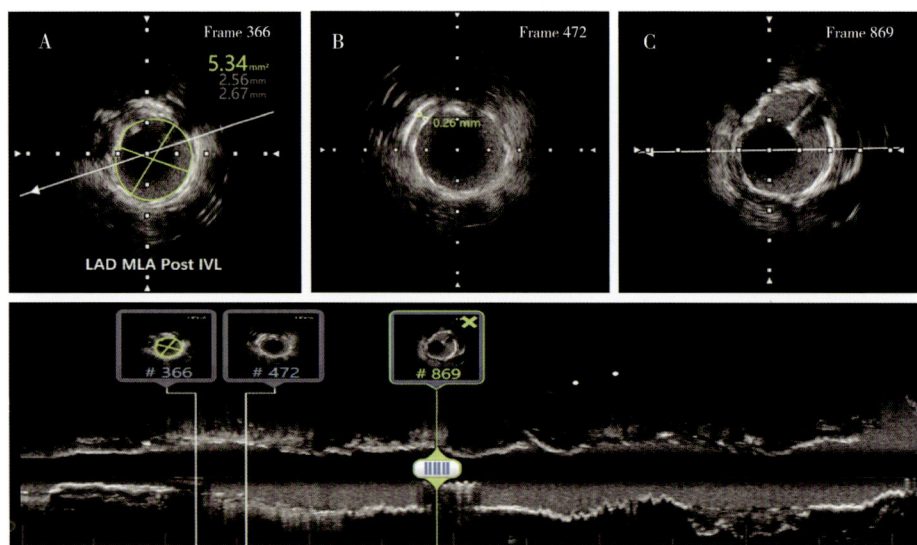

图2-20-9　冲击波球囊扩张后前降支IVUS检查

192

下台后追溯病史，看到患者10天前对前降支进行介入治疗图像，可见前降支植入支架膨胀不良。

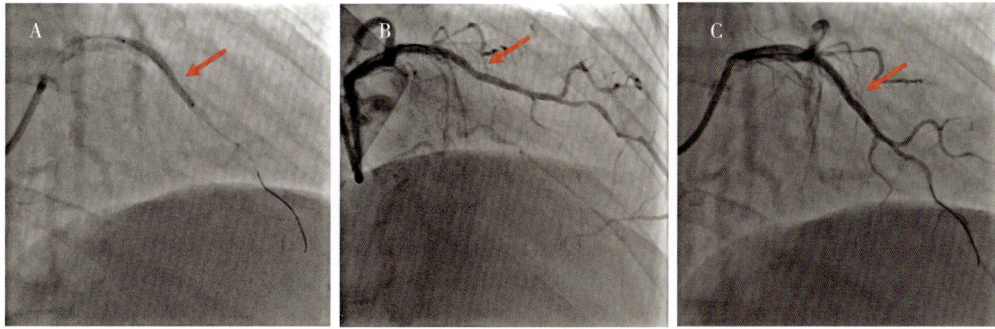

图2-20-10　患者10天前冠脉介入治疗图像

七、小结

1.该患者10天前于前降支植入支架，但因支架贴壁不良，发生亚急性支架内血栓，造成前降支闭塞。开通前降支后，非顺应性球囊反复扩张，前降支残余狭窄仍严重，迫不得已进行冲击波球囊治疗。

2.该患者冠脉解剖复杂，RCA为CTO病变，侧枝循环由LAD提供，进行IVL治疗需慎重进行。

3.IVL治疗过程中，需要注意血栓性病变，因为血栓经过冲击波球囊处理后可能会阻塞冠脉微循环。

4.IVL技术在支架膨胀不全病变中的应用，目前尚无足够循证医学证据，因此临床应用仍有待探索。

（北京清华长庚医院）

病例二十一

IVL治疗旋磨后无法完全扩张病变一例

一、病史基本资料

- **患者**：女性，54岁，体重70kg。
- **主诉**：间断胸痛6年，加重2天。
- **简要病史**：6年前无明显诱因出现心前区收缩样疼痛，伴胸闷、气短。外院冠脉CTA诊断为"冠心病"，建议置入支架治疗，患者拒绝。前述症状发作起初为1次/天，持续数分钟，后逐渐增加至2~3次/天，每次半小时左右。
- **既往史**：高血压病史27年，血压控制欠佳；糖尿病病史27年；陈旧性脑梗死病史2年；高脂血症病史2年；有吸烟史。父母及1弟1妹（42岁发病）患有冠心病。
- **辅助检查**

实验室检查：hsTNT：0.008ng/ml；CK-MB：2.02ng/ml；NT-proBNP：304pg/ml；Scr：84μmol/L；K^+：4.2mmol/L；WBC：8.62×10^9/L，N：65.2%，HGB：141.10g/L。

心电图检查：

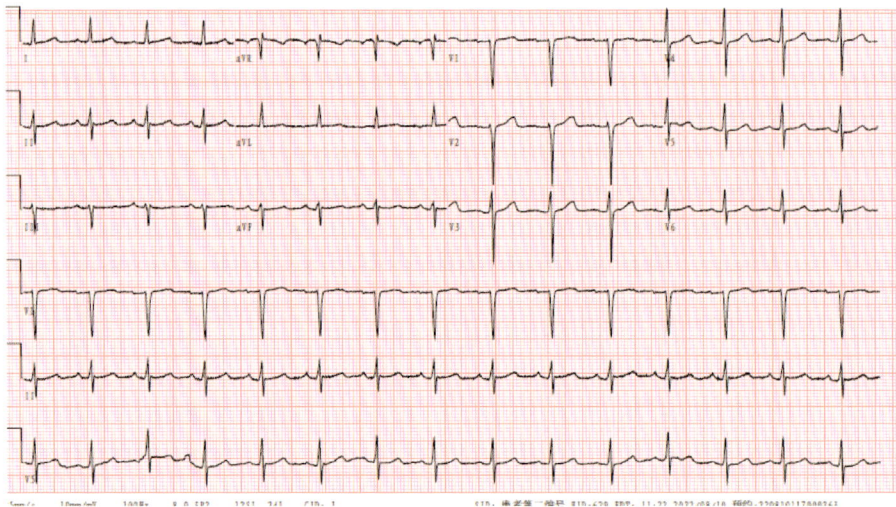

图2-21-1　心电图

194

二、入院诊断

1.冠状动脉粥样硬化性心脏病（不稳定型心绞痛，心功能Ⅱ级）；

2.高血压3级（很高危）；

3.2型糖尿病；

4.高脂血症；

5.陈旧性脑梗死。

三、冠状动脉造影结果

左冠状动脉：LAD近段严重钙化，狭窄90%，长度约8.9mm，钙化环360°；D1开口至近段50%~80%狭窄；进行IVUS评估；RCA：开口至近中段严重钙化，狭窄70%~90%，长度约25mm，钙化环＞180°；回旋支中度狭窄伴钙化，LM末端不光滑伴钙化（图2-21-2及图2-21-3）。

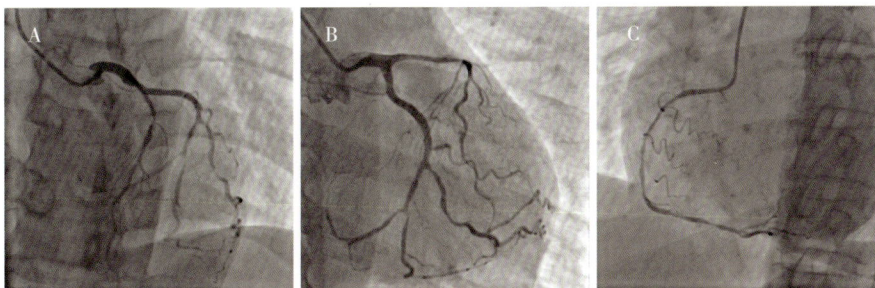

图2-21-2　冠脉造影结果

A：AP-头位造影结果；B：RAO-足位造影结果；C：LAO-造影结果

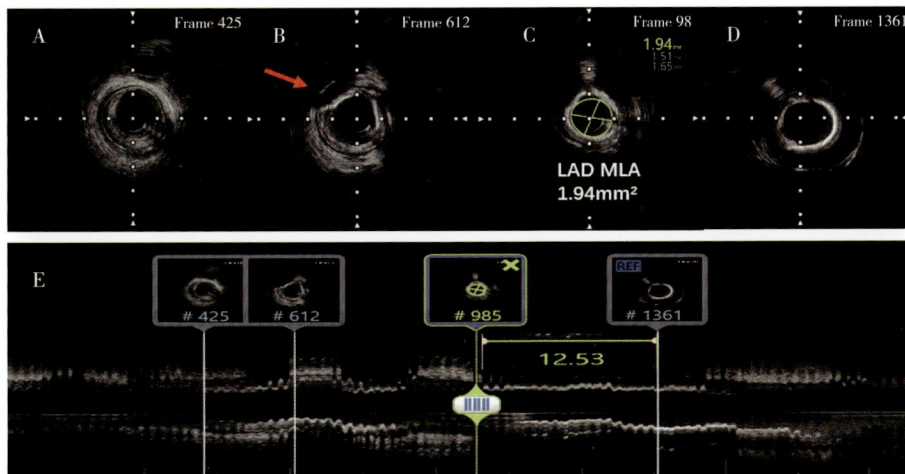

图2-21-3　LAD术前IVUS影像

A：AP LAD纤维斑块-头位造影结果；B：LAD钙化结节、纤维增生；RAO-足位造影结果；C：LAD最小管腔面积1.94mm²LAO-造影结果；D：360°环形钙化

四、治疗策略及手术过程

2022年8月第一次PCI手术，患者冠脉病变严重，钙化程度高，使用传统球囊扩张及旋磨治疗效果欠佳（图2-21-4），因为病变局部夹层，植入2.5mm短支架封闭夹层后结束手术（图2-21-4至7）。

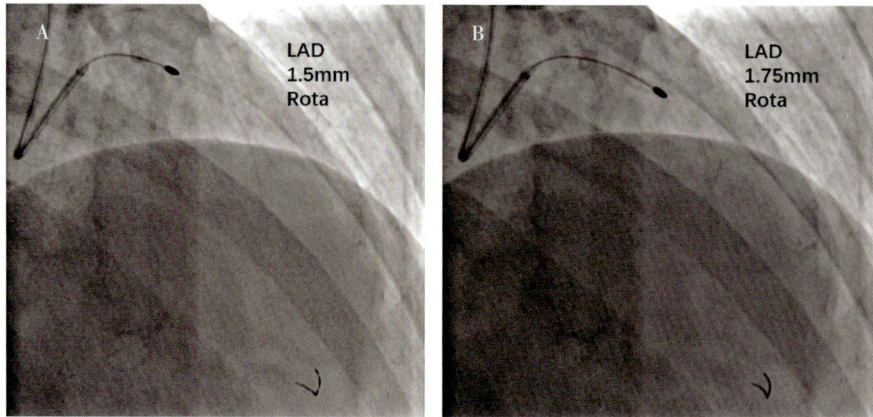

图2-21-4　A：1.5mm旋磨头；B：1.75mm旋磨头

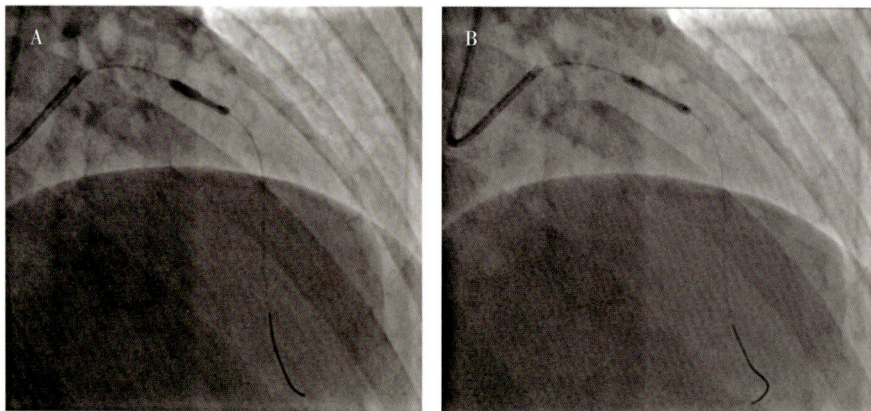

图2-21-5　A、B使用3.25mm NC球囊、血管仍无法完全扩张

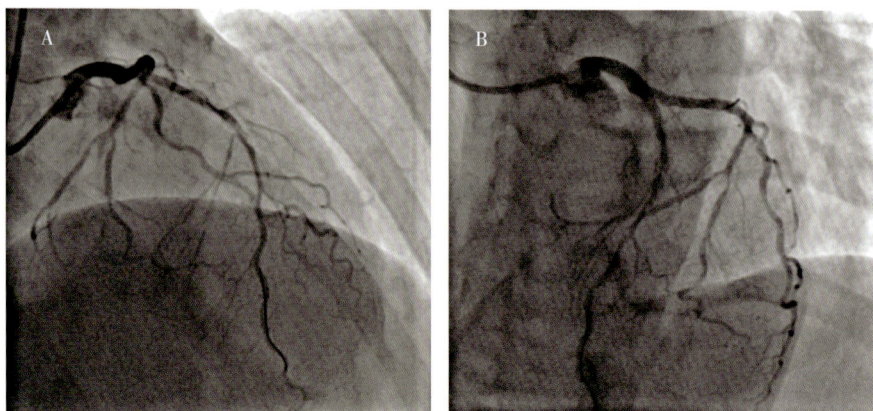

图2-21-6　A右头位、B左头位显示、前降支中段局部夹层

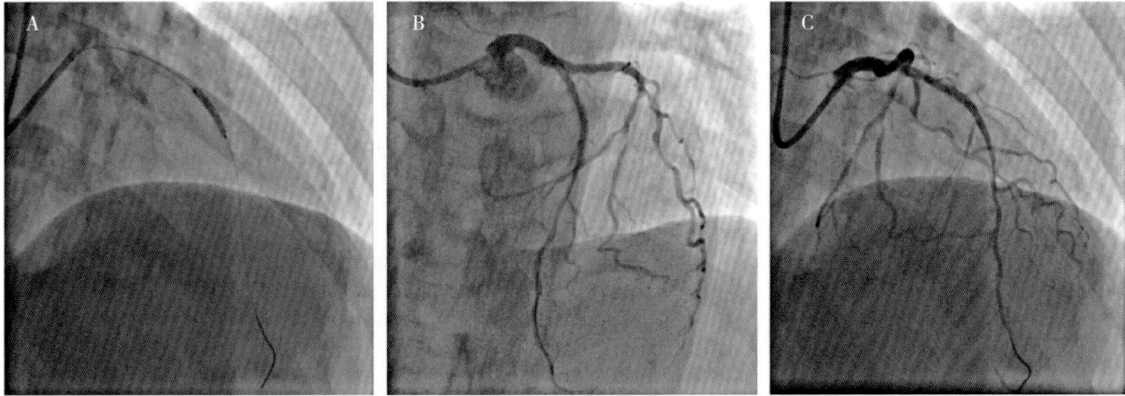

图2-21-7　A：前降支植入2.5mm支架；B：左头位、C右头位，植入支架后造影

2023年2月，患者因心绞痛再次住院。

根据指南和共识，对FDA批准的Shockwave C2冠状动脉IVL系统适应证严重钙化、狭窄的原发冠状动脉病变进行碎石和低压球囊扩张，采用IVL技术进行钙化治疗。

（1）OCT评估：OCT显示LAD近段严重钙化，钙化环360°，长度8.9mm，最小管腔面积0.92mm²。（图2-21-8及图2-21-9）

（2）IVL预处理：使用3.0×12mm Shockwave冲击波球囊，IVL治疗后，钙化环断裂，管腔显著扩大。（图2-21-10及图2-21-11）

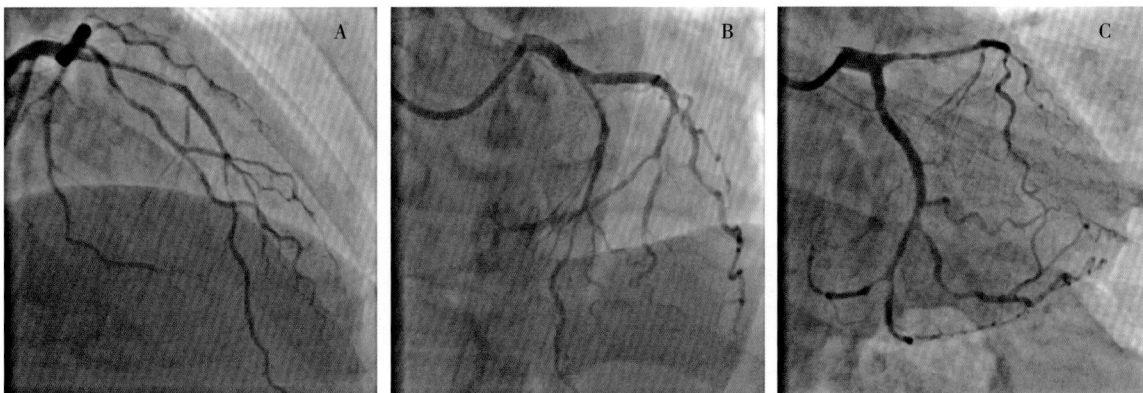

图2-21-8　2023年2月术前造影

A右头位；B左头位；C右足位

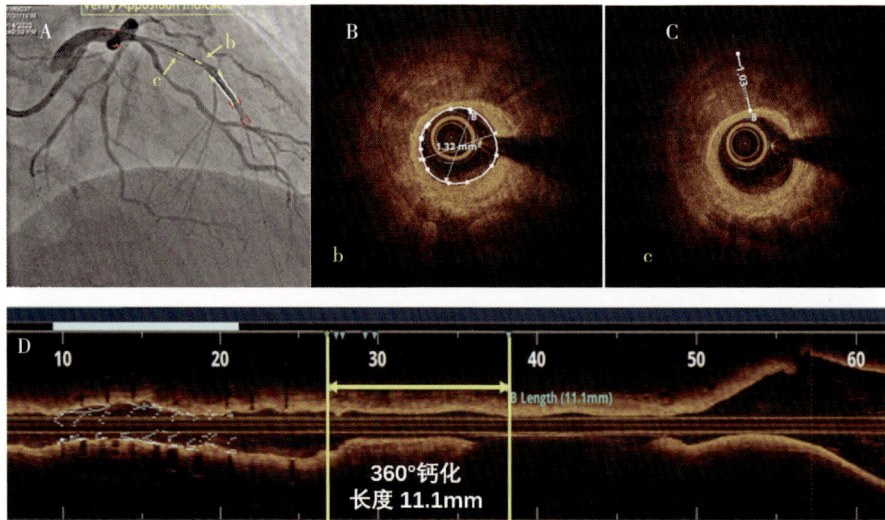

图2-21-9　2023年2月术前OCT显示

A：LAD OCT造影融合定位相；B：LAD 360°环形钙化，最小管腔面积MLA1.32mm²；C：LAD 钙化厚度1.03mm；D：LAD 360度钙化病变长度11.1mm

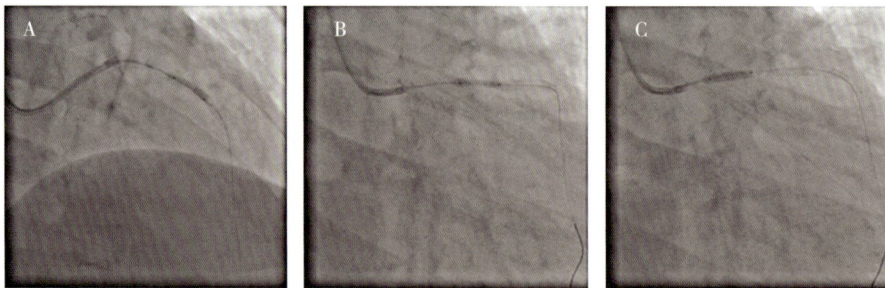

图2-21-10　A、B、C使用3.0×12mm IVL，球囊完全扩张

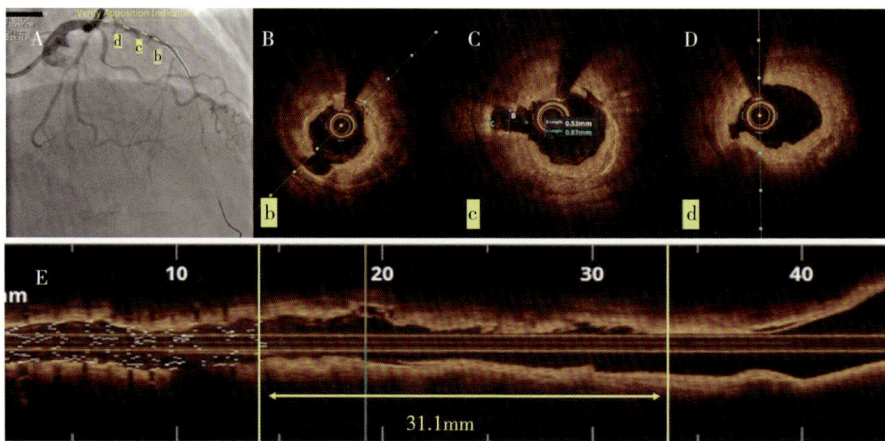

图2-21-11　IVL治疗后OCT检查显示

A：LAD造影融合定位相；B：IVL后LAD环形钙化断裂；C：钙化部分断裂深度及宽度；D：纤维内膜撕裂；E：lumen长轴图及病变长度32.1mm

五、手术结果

术后冠脉造影

（1）左冠状动脉前降支：LAD 近段支架通畅，无残余狭窄

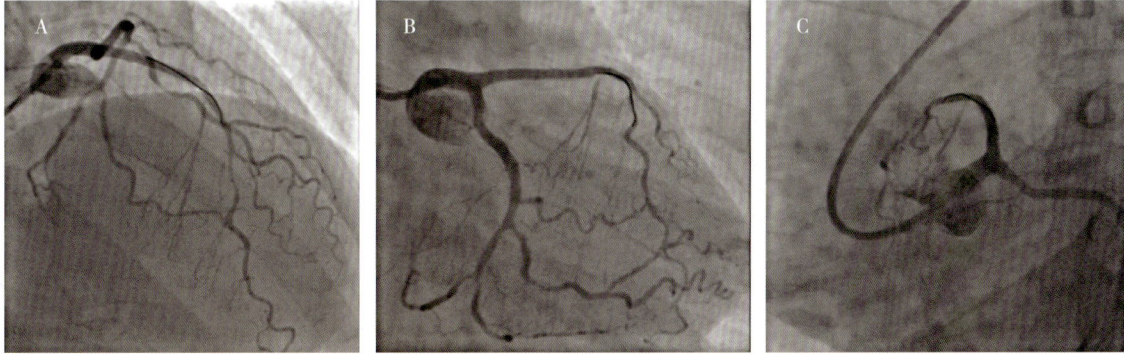

图 2-21-12　2023 年 2 月左冠状动脉前降支术后造影

（2）术后腔内影像

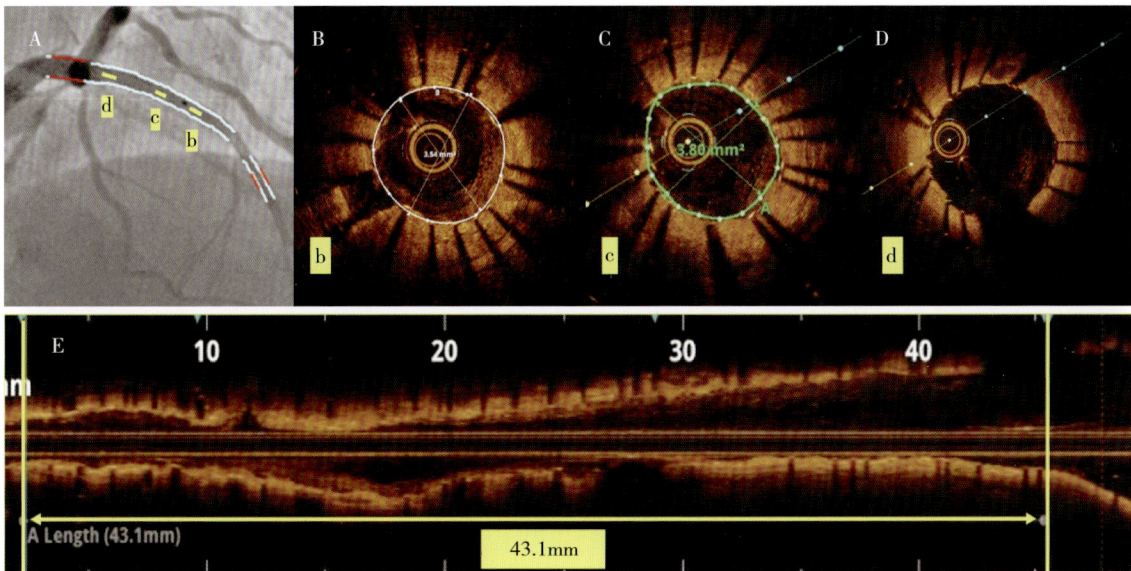

图 2-21-13　2023 年 2 月左冠状动脉前降支术前、术后 OCT

A：LAD 造影融合定位相；B：b 点管腔面积；C：c 点管腔面积；D：支架近端贴壁情况

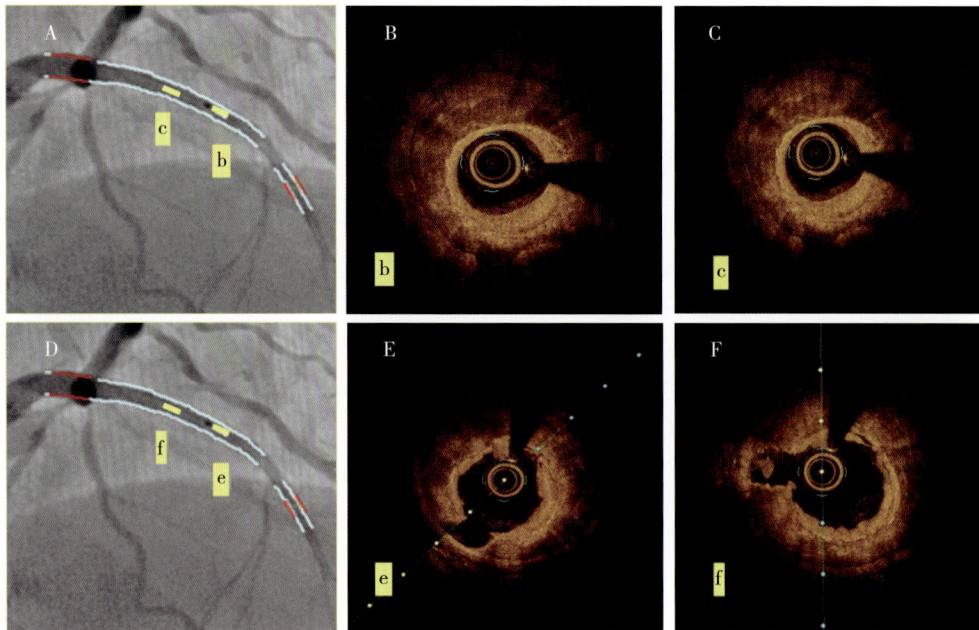

图2-21-14　术前、IVL、支架术后管腔比较

A：LAD术前造影融合定位像；B：LAD b点钙化；C：LAD c点钙化；D：LAD IVL后造影融合定位像；E：与图B对应位置钙化断裂；F：与图C对应位置钙化断裂

六、小结

1.该患者左右冠脉均存在严重钙化病变，传统介入方法难以有效处理，IVL技术为严重钙化病变提供了新的解决方案。

2.IVL通过碎石机制，能够有效断裂钙化环，显著改善管腔面积，为后续支架植入创造条件。

3.IVL治疗后，结合OCT评估，确保支架贴壁良好，无明显残余狭窄，手术效果满意。

4.IVL技术在旋磨后无法完全扩张的严重钙化病变中的应用，为复杂冠脉介入治疗提供了新的思路和方法。

（北京清华长庚医院）

病例二十二

ROTA+IVL+CUTTING BALLOON 联合处理LAD环形钙化病变

一、病史基本资料

- **患者**：陈某某，79岁，男性。
- **主诉**：发作性胸闷、胸痛7个月，加重9天。
- **简要病史**：7个月前无明显诱因出现胸闷、胸痛，饭后加重，伴心悸、乏力，不伴头痛、头晕、恶心，不伴发热、咳嗽、咳痰，当地医院行药物治疗，效差。9天前因情绪波动出现上诉症状加重，至当地医院就诊，行冠脉造影提示：血管重度狭窄，建议外科手术治疗。患者为寻求介入治疗至我院就诊。
- **既往史**：高血压、高脂血症、2型糖尿病；长期吸烟、饮酒史。
- **辅助检查**

实验室检查：hs-cTnT 352.40pg/ml，NT-proBNP 613.40pg/ml。余血常规、肝肾功、凝血功能等未见明显异常。

超声心动图：节段性左室壁运动异常、三尖瓣反流（轻度）、主动脉瓣退行性变、二尖瓣退行性变、左室壁对称性增厚、肺动脉主干及右肺动脉增宽、左房增大、左室舒张功能减低。

201

心电图：

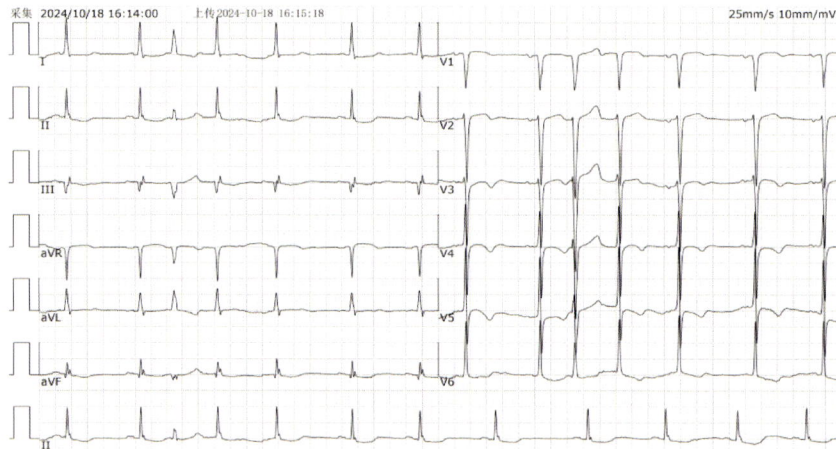

图 2-22-1　心电图

二、入院诊断

1. 冠状动脉粥样硬化性心脏病

　　非 ST 段抬高型心肌梗死

2. 高血压

3. 2 型糖尿病

三、冠状动脉造影

　　LM：未见明显狭窄；LAD：近段至中段弥漫性狭窄伴钙化，最重约 90%；LCX：全程弥漫性狭窄伴钙化，最重约 80%；RCA：全程弥漫性病变伴钙化，中段可见 80%~90% 狭窄，远段可见 90% 狭窄，PDA 全程弥漫性病变伴狭窄，最重约 80%。结论：冠心病，LAD 近段至中段弥漫性狭窄伴钙化，决定对 LAD 病变行经皮冠状动脉介入治疗。

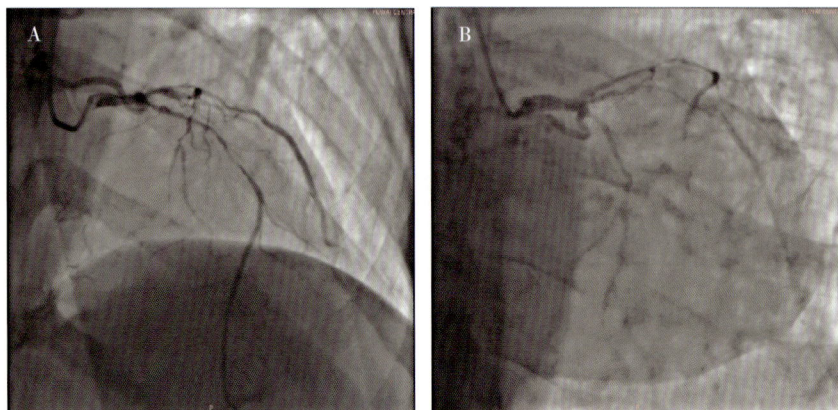

图 2-22-2　冠脉造影结果

A：AP-头位造影结果；B：AP-足位造影结果

四、治疗策略

经右侧桡动脉入路，造影结束后。追加肝素，更换为7F鞘管，选择强支撑力量的EBU3.5指引导管，将SION导丝送入LAD远端；应用预扩张球囊扩张病变后，行IVUS检查，根据IVUS检查结果决定下一步治疗方案。

五、手术过程

预扩张球囊预扩张病变多次后，行IVUS检查发现：可见纤维脂质斑块，伴360°环形钙化。决定对病变进行旋磨，先后以1.5mm磨头/2.0mm磨头以15万~18万r/min旋磨多次，并选择2.0×10mm切割球囊以8→12atm×10s扩张3次后，行IVUS示：近段钙化环未断裂。因此，决定对病变进行冲击波球囊治疗，选择Shockwave3.0×12mm冲击波球囊冲击波治疗8个周期后，应用3.0×10mm切割球囊以8→12atm×10s扩张病变3次，复查IVUS示：可见钙化环断裂。遂于LAD病变处由远及近依此串联植入2.5×23mm支架/3.0×30mm支架，术后观察支架贴壁良好。

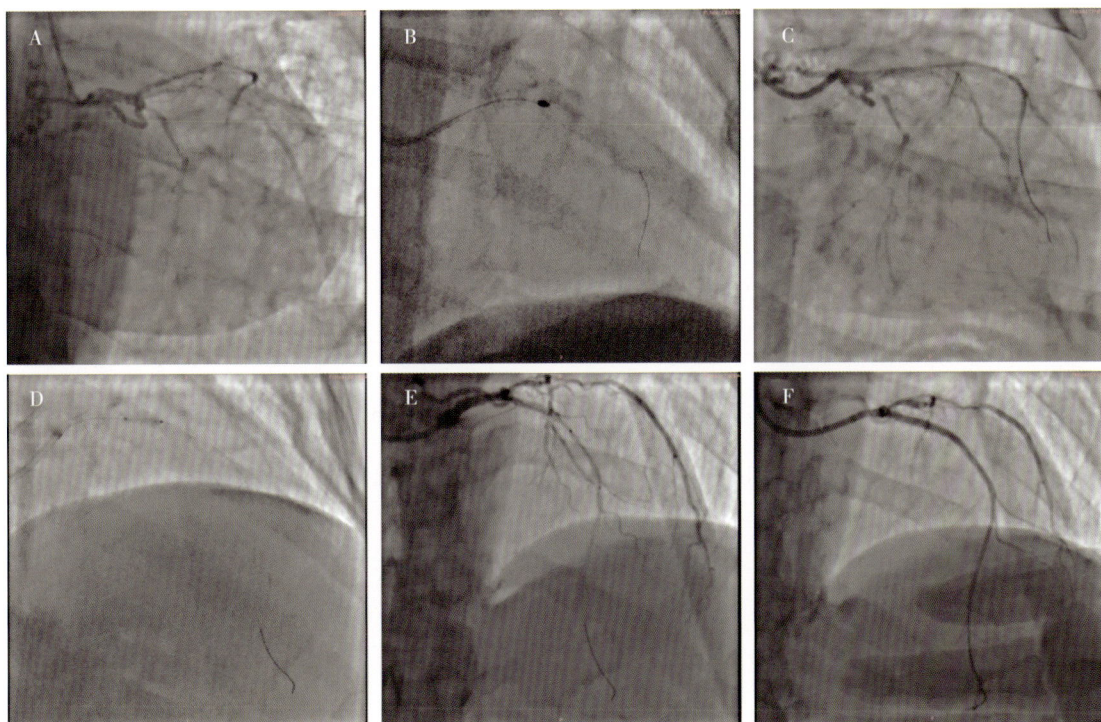

图2-22-3　手术过程

A：术前造影结果，AP-头位；B：旋磨，RAO-头位；C：旋磨术后，RAO-足位；D：冲击波球囊治疗，RAO-头位；E：植入支架，AP-头位；F，成功开通血管，AP-头位

六、手术结果

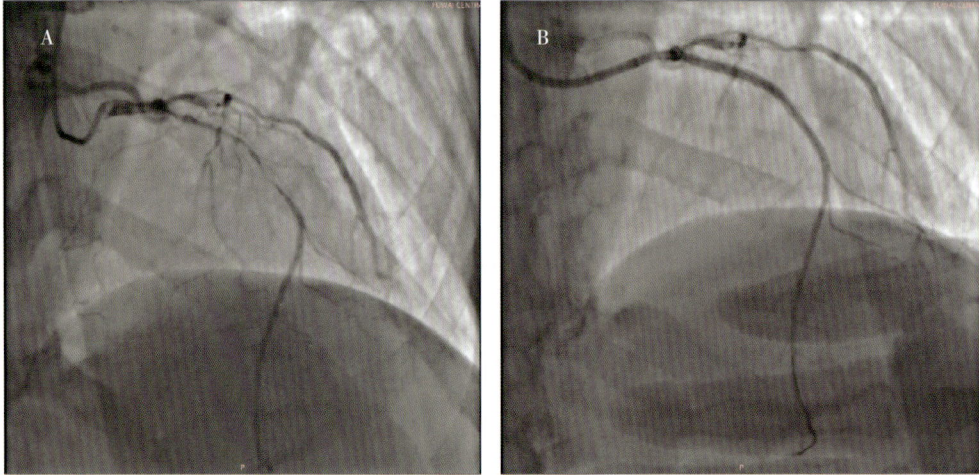

图2-22-4 成功开通LAD病变

A：AP-足位；B：RAO-足位

七、腔内（IVUS/OCT）影像学评估

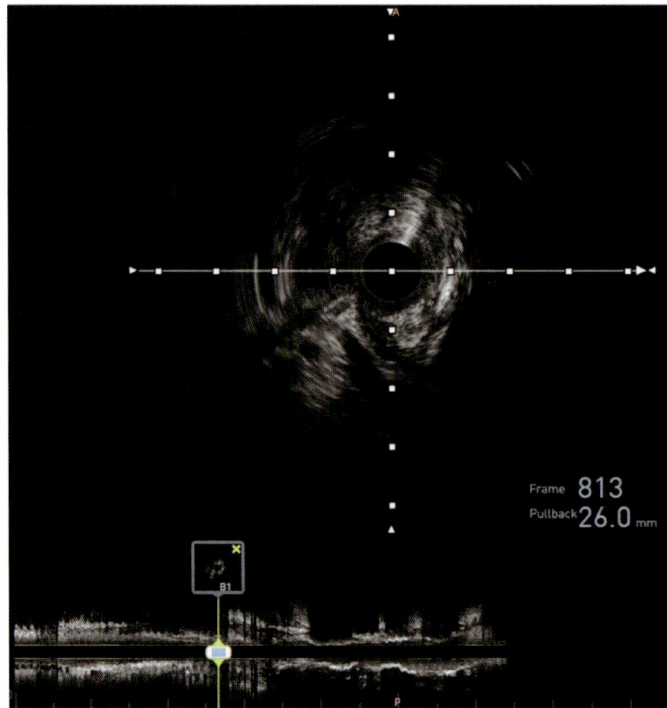

图2-22-5 旋磨后IVUS图像

IVUS提示旋磨后近段钙化环未断裂，建议冲击波球囊治疗

八、小结

本例患者术前IVUS检查发现LAD近段存在环形钙化，分别使用不同直径的旋磨头旋磨后，发现钙化环未断裂，仍需进一步处理。因此，选择应用冲击波球囊进一步处理钙化病变。在冲击波球囊治疗，并应用切割球囊预扩张病变后，可以观察到钙化环成功断裂，进一步植入支架后膨胀良好，血管病变部位顺利开通。

（阜外华中心血管病医院）

病例二十三

ROTA+IVL+CUTTING BALLOON
处理LAD环形钙化病变

一、病史基本资料

- **患者**：龚某某，53岁男性。
- **主诉**：发作性胸闷1个月。
- **简要病史**：患者1个月前无明显诱因出现胸闷，伴后背部疼痛、心慌、气短、四肢乏力，无头晕头痛、咳嗽咳痰，无恶心呕吐，无双下肢水肿等不适症状，持续约1小时后可自行缓解，至当地医院诊断为"急性心肌梗死"，完善冠脉造影示：冠脉狭窄，给予药物治疗，现为求进一步诊疗来我院。拟择期复查冠脉造影。
- **既往史**：高血压、2型糖尿病。
- **辅助检查**

实验室检查：NT-proBNP 436.00pg/ml。余血常规、肝肾功、心肌酶、凝血功能等未见明显异常。

超声心动图：静息状态下左室壁运动未见明显异常；二尖瓣反流（轻度）；左室舒张功能减低。

心电图：

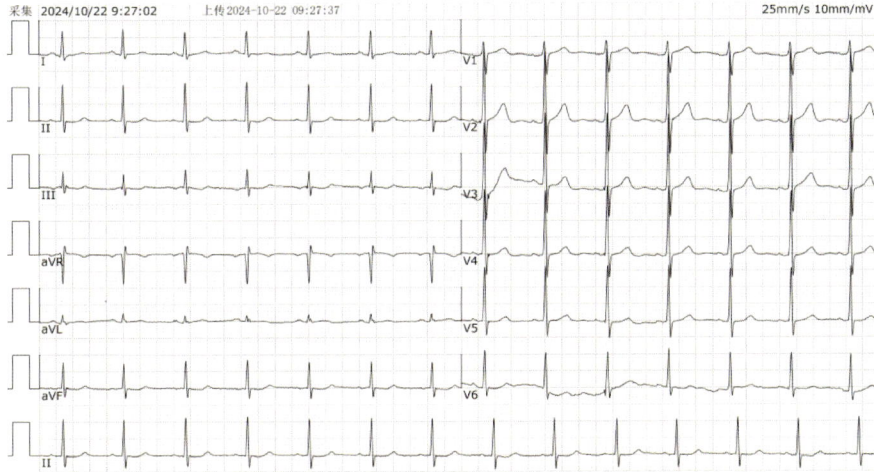

图2-23-1　心电图

二、入院诊断

1. 冠状动脉粥样硬化性心脏病

    不稳定型心绞痛

2. 高血压

3. 2型糖尿病

三、冠状动脉造影

LM：未见明显狭窄；LAD：近中段钙化并约90%狭窄，D2近段狭窄约90%；LCX：近段闭塞；RCA：全程钙化并狭窄，中段最重约90%狭窄。结论：冠心病，三支重度病变，本次拟对LAD病变行经皮冠状动脉介入治疗。

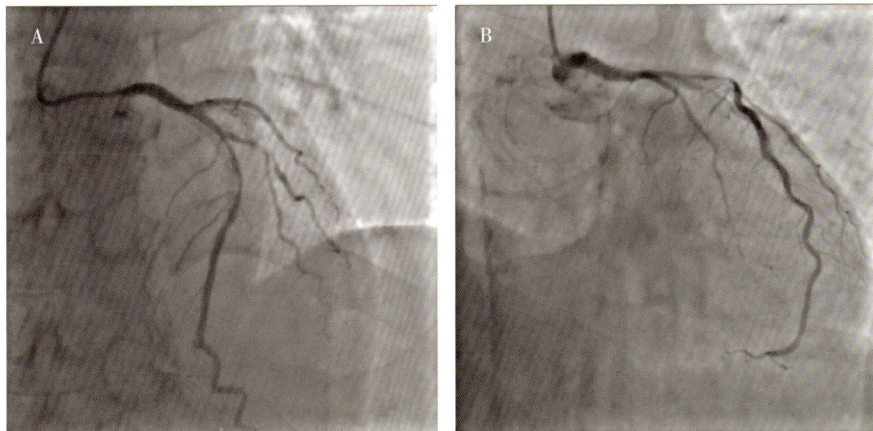

图2-23-2　冠脉造影结果

A：AP-头位造影结果；B：RAO-足位造影结果

四、治疗策略

经右侧桡动脉入路，造影结束后。更换为7F鞘管，选择XB3.25指引导管，将SION导丝送至LAD远端；应用IVUSF评估血管钙化情况，并指导后续治疗。

五、手术过程

通过导丝后，行IVUS示：LAD近中段环形钙化斑块。决定进行旋磨治疗，送入Instantpass微导管，交换旋磨导丝，先后选择Boston scientific 1.5mm旋磨头、Boston scientific 2.0mm旋磨头于LAD钙化病变行旋磨术，旋磨多次后成功通过LAD钙化段。复查IVUS提示：LAD仍有环形钙化。遂决定行冲击波球囊治疗，选择Shockwave3.0×28mm冲击波球囊于LAD钙化段行冲击波球囊成形术。复查IVUS提示LAD钙化环断裂。随后应用切割球囊预扩张病变，并串联植入支架两枚，后扩张支架后复查IVUS提示支架贴壁良好，MSA：6.6mm^2。

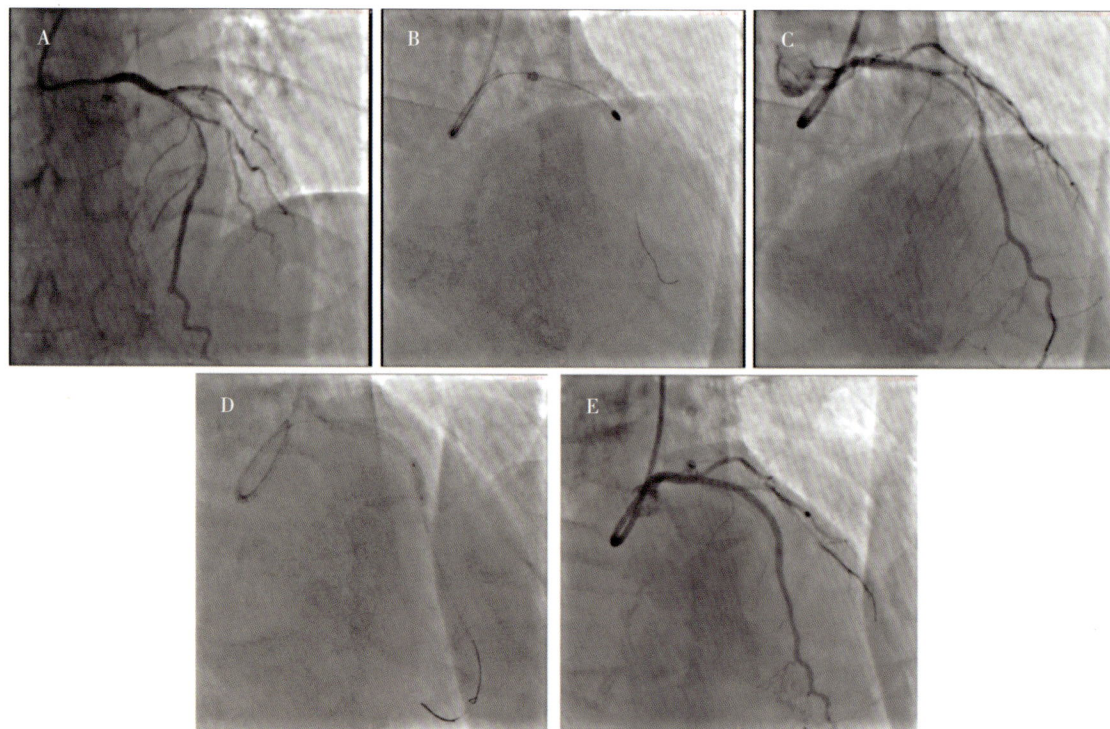

图2-23-3　手术过程

A：术前造影结果，AP-头位；B：旋磨，RAO-足位；C：旋磨后，RAO-足位；D：冲击波球囊碎石，RAO-足位；E：成功开通血管，RAO-足位

六、手术结果

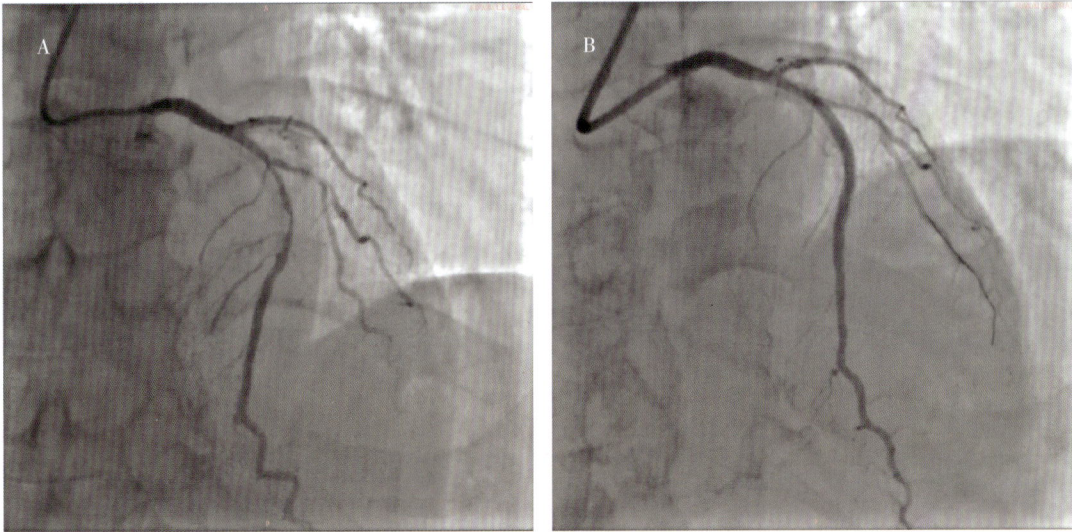

图2-23-4 成功开通LAD病变

A：AP-头位；B：AP-头位

七、腔内（IVUS/OCT）影像学评估

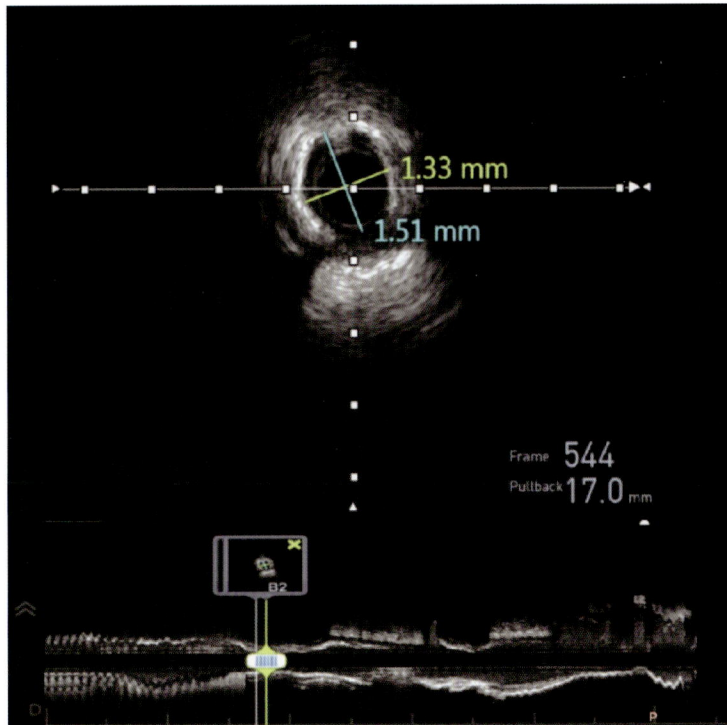

图2-23-5 术前IVUS评估病变

IVUS提示环形钙化，支架内最小管腔面积约为1.77mm^2

术后IVUS

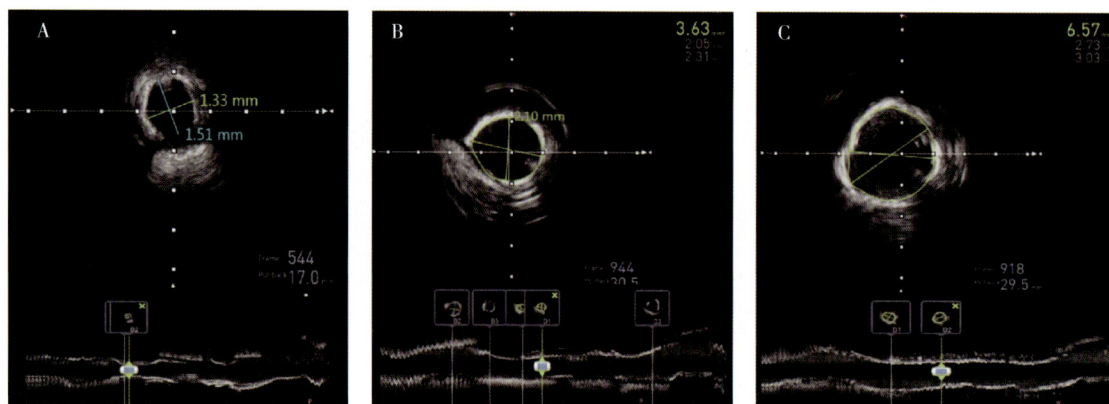

图2-23-6　术中IVUS图像

A：治疗前，提示病变处环形病变；B：旋磨后，提示仍有环形钙化；C：冲击波球囊治疗后，管腔面积增加

冲击波球囊处理后复查IVUS示：管腔面积增加（1.77mm²VS6.57mm²）

八、小结

本例患者冠脉病变严重，造影中发现三支病变，且伴严重钙化，术前IVUS检查提示LAD病变位置存在环形钙化，因此决定应用旋磨术修饰斑块，然而，先后两次应用1.5mm直径、2.0mm直径旋磨头旋磨后，复查IVUS提示仍有环形钙化，此时仍不满足介入治疗条件，若强行进行球囊扩张支架植入，易于出现球囊破裂、支架膨胀不良，故具有强烈的冲击波球囊治疗指征。

对旋磨后病变部位应用冲击波球囊治疗后，复查IVUS发现钙化环破裂，后续支架植入后膨胀良好，成功开通LAD病变。

（阜外华中心血管病医院）

病例二十四

ROTA+IVL+DCB处理
RCA近中段严重钙化病变

一、病史基本资料

- **患者**：田某某，76岁女性。
- **主诉**：间断胸闷气短半月余。
- **简要病史**：半月余前患者无明显诱因出现间断胸闷、气短，无心悸，无颈部紧缩感，无头晕、头痛、一过性黑蒙，就诊于方城县人民医院，CT提示"冠状动脉粥样硬化性心脏病"，（未见报告单），未行特殊治疗。后患者因"乳腺癌"就诊于河南省肿瘤医院，手术评估患者无法耐受手术，为行进一步治疗来我院就诊。门诊以"冠状动脉粥样硬化性心脏病"平诊收住入院。在此次病程中，患者神志清，精神差，自诉无其余特殊不适，睡眠饮食正常，大小便正常，近期体重无明显增减。
- **既往史**：高血压、糖尿病、乳腺恶性肿瘤病史。
- **辅助检查**

实验室检查：葡萄糖6.33mmol/L，余未见明显异常。

超声心动图：静息状态下左室壁运动未见明显异常，主动脉瓣退行性变并反流（轻度），二尖瓣退行性变，左房增大，左室舒张功能减低。

心电图：

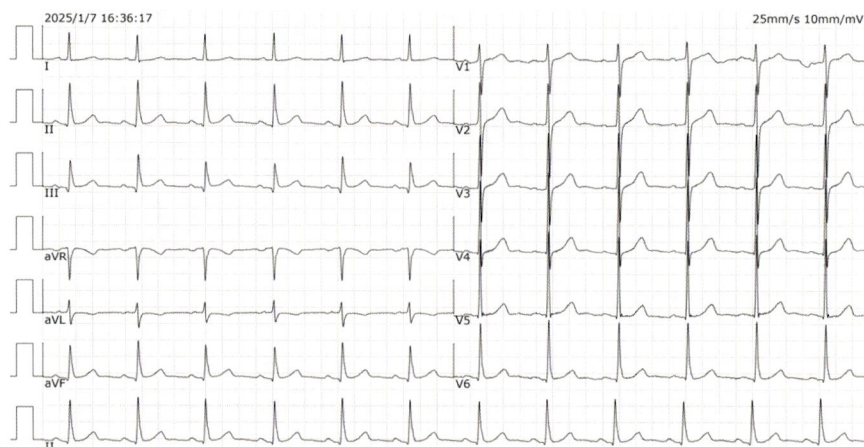

图 2-24-1　心电图

二、入院诊断

1. 冠状动脉粥样硬化性心脏病

　　不稳定型心绞痛

2. 高血压病 3 级（极高危）

3. 2 型糖尿病

4. 乳腺恶性肿瘤

三、冠状动脉造影

LM：可见斑块；LAD：近段弥漫性 70%~80% 狭窄，重度钙化；LCX：中段 50% 狭窄；RCA：近中段 90% 狭窄，重度钙化，中段及远段 70% 狭窄伴钙化。

结论：冠心病，RCA 近中段弥漫性偏心钙化，决定对 LM-LAD 病变行经皮冠状动脉介入治疗。

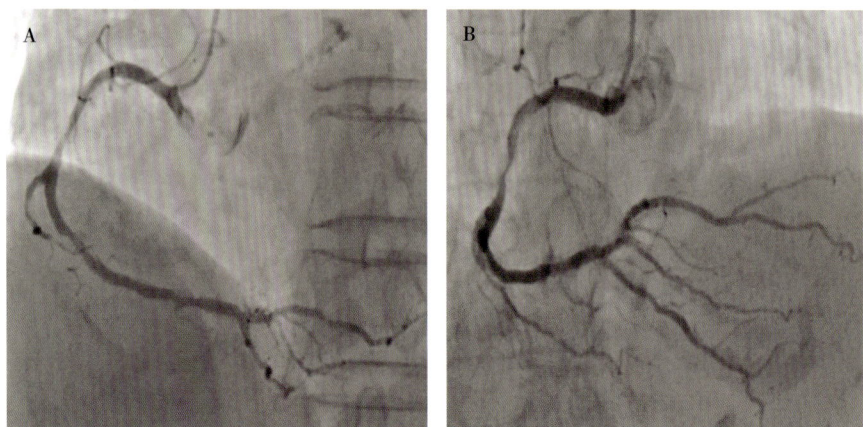

图 2-24-2　冠脉造影结果

A：LAO 40°- 左前斜；B：CRA- 头位

四、治疗策略

经右侧桡动脉入路，造影结束后，选择XB-RCA指引导管，SION导丝通过病变到达RCA远端，超声导管无法通过病变，遂决定启动旋磨治疗，后根据IVUS影像学结果，评估血管情况，并决定后续手术方案。

五、手术过程

应用1.5mm旋磨头18~19万r/min，旋磨5次左右。完善IVUS：RCA中段可见钙化环，伴多重反射。选择2.0×20mm球囊，2.5×12mm球囊预扩张病变，12→16atm×10s扩张多次，球囊可见明显腰征。送入3.25×12mm冲击波球囊，行5个周期冲击波治疗，球囊腰征明显消失，复查行IVUS：未见明显夹层，MLA：5.6mm²。送入3.0×25mm药物球囊，8atm×100s扩张。复查IVUS MLA：6.0mm²。

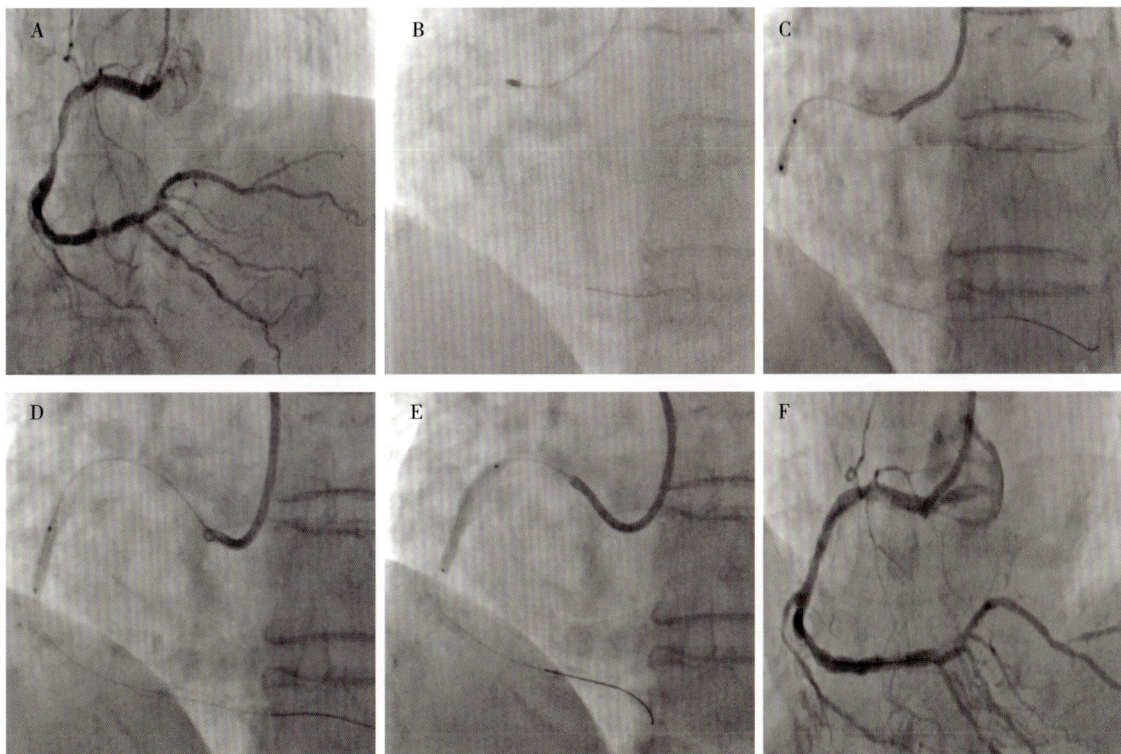

图2-24-3　手术过程

A：术前造影结果，CRA-头位；B：旋磨，LAO 30°-左前斜；C：球囊可见腰征，LAO 30°-左前斜；D：冲击波球囊碎石，LAO 30°-左前斜；E：应用药物球囊，LAO 30°-左前斜；F：成功开通血管，CRA 30°-头位

六、手术结果

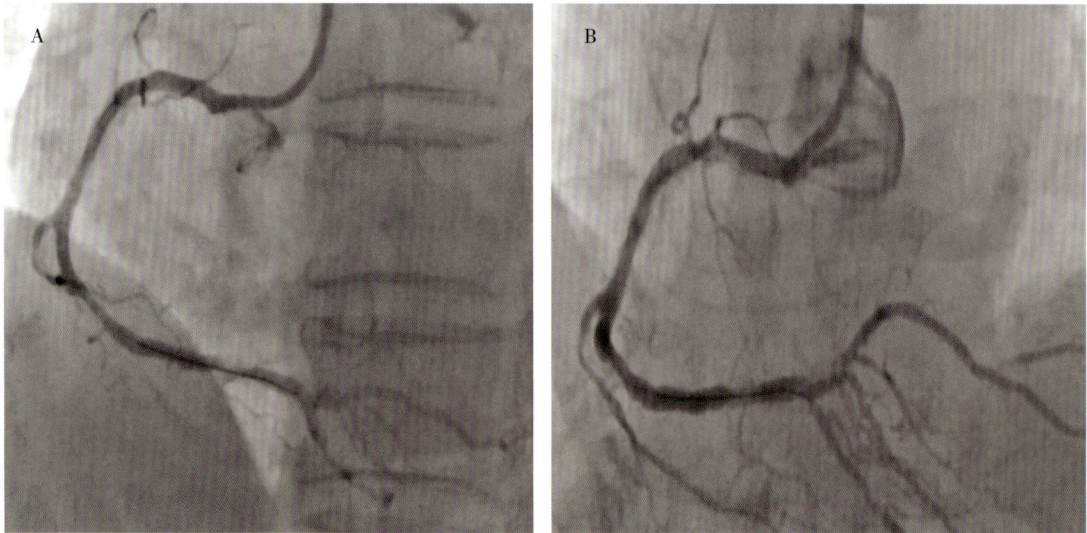

图 2-24-4　成功开通 LAD 病变

A：LAO 30°-头位；B：CRA 30°-头位

七、腔内（IVUS/OCT）影像学评估

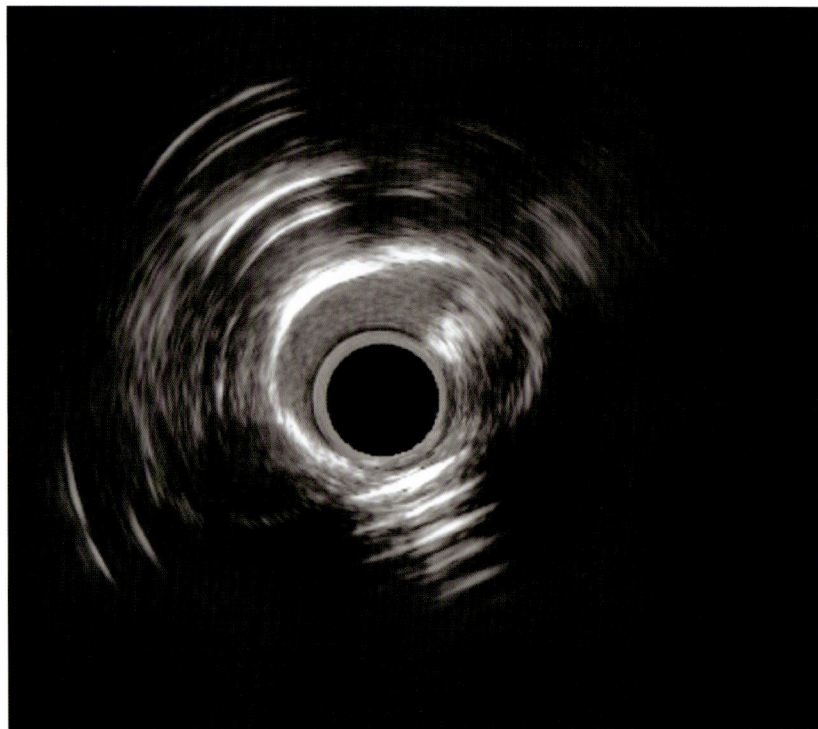

图 2-24-5　术前 IVUS 检查

右冠状动脉环形钙化，伴多重反射

术后IVUS

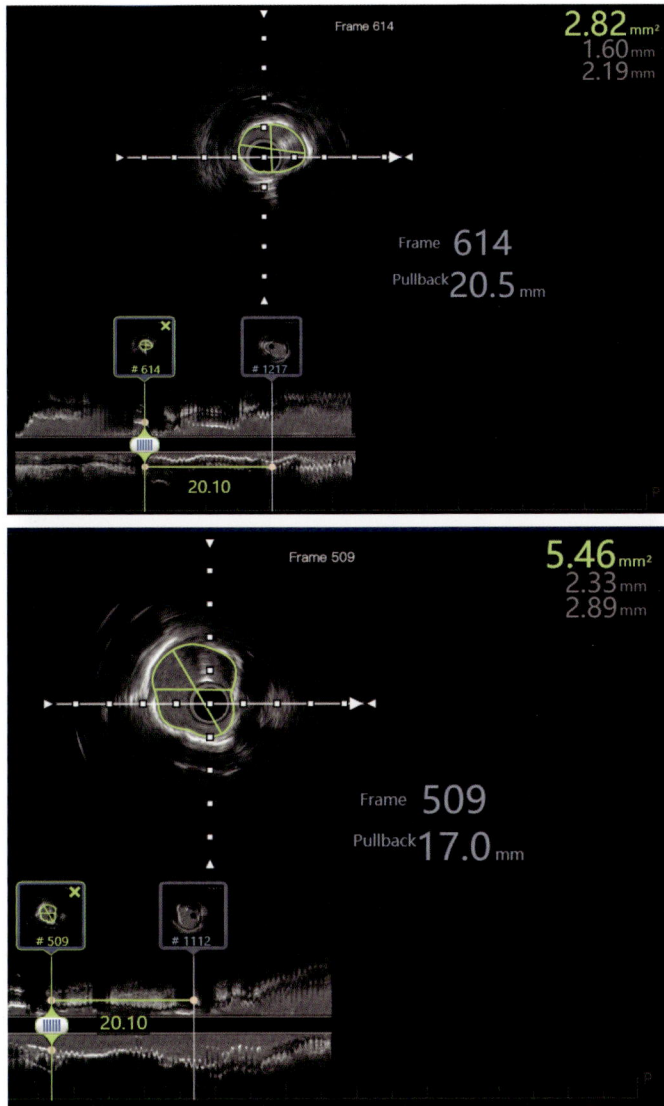

图2-24-6　冲击波球囊治疗前后IVUS图像对比

冲击波球囊处理后复查IVUS示：血管扩张良好，未见严重夹层

八、小结

这是一例合并重度钙化的右冠状动脉近中段病变。由于钙化存在，球囊扩张不良，反复扩张病变仍存在腰征，应用IVUS评估发现管腔获得欠佳，需进行进一步治疗，改善血管情况。

术中出现的球囊"腰征"多见于中重度钙化或纤维化病变，通常提示存在旋磨术或冲击波球囊成形术（IVL）的适应证。也可应用高压球囊扩张，使用耐高压球囊（如18→28atm）尝试消除腰征，但需警惕血管破裂风险。

根据病变情况，可选择对应方式处理。若考虑为纤维环因素导致支架扩张不良，可应用切割球囊、双导丝球囊或高压球囊进行扩张。在本例病例中，根据IVUS检查结果，考虑系钙化所致，故决定选择冲击波球囊治疗。

本例术中，我们应用3.25×12mm冲击波球囊以4→6atm×8个序列进行碎石治疗，后应用药物球囊，IVUS提示血管获得良好。

（阜外华中心血管病医院）

病例二十五

旋磨术联合IVL的预处理LAD

一、病史基本资料

- **患者**：王某某，58岁男性。
- **主诉**：发作性胸痛1天余。
- **简要病史**：1天余前无明显诱因出现心前区疼痛，呈绞痛，伴出汗，无咽喉部紧缩感、头痛、头晕等症状，口服速效救心丸后10分钟缓解；2小时后上述症状再发，较前加重，就诊于当地医院，诊断为"急性心肌梗死"，口服药物（具体不详）；2023年9月3日23时上述症状再发，症状加重，持续约半小时缓解，急诊行冠状动脉造影术（详见光盘），建议转上级医院，现为进一步治疗，来我院就诊。
- **既往史**：高血压、吸烟、饮酒史。
- **辅助检查**

实验室检查：白细胞6.92×10^9/L，血红蛋白144g/L，血小板328×10^9/L；肌酐87μmol/L，肾小球滤过率81.49ml/min；hs-cTnT 3167.00pg/ml。

超声心动图：节段性左室壁运动异常；二尖瓣反流（轻度）；左室收缩及舒张功能减低。

心电图：

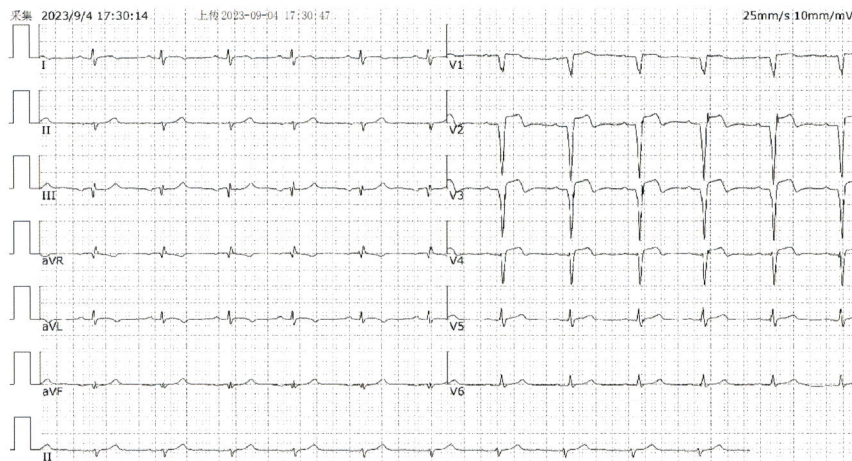

图2-25-1　心电图

二、入院诊断

1. 冠状动脉粥样硬化性心脏病

　　急性冠脉综合征

2. 高血压病2级（极高危）

三、冠状动脉造影

LM：远段40%狭窄；LAD：近段弥漫性病变，近段70%~90%狭窄、长病变，远段90%狭窄，D1开口80%狭窄；LCX：弥漫性病变，近段50%狭窄，中远段60%狭窄，OM1开口50%狭窄；RCA：近段80%狭窄，远段分叉前40%狭窄，中远段后三叉前60%狭窄，PDA中段80%狭窄，PLA中段60%狭窄。

结论：冠心病，LAD近中段弥漫性病变伴钙化，决定对LAD病变行经皮冠状动脉介入治疗。

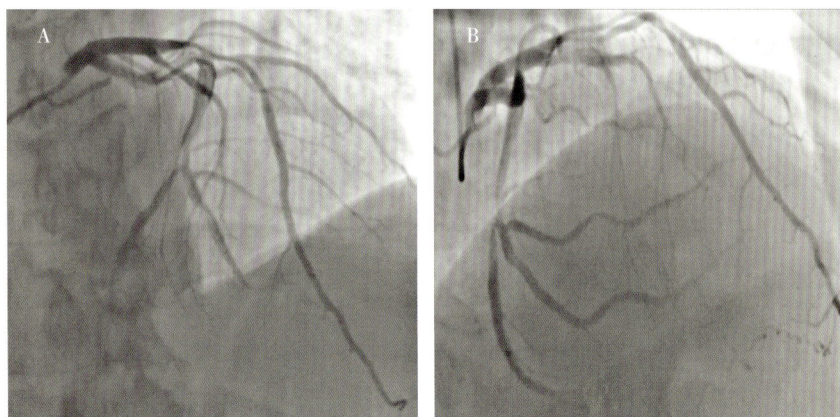

图2-25-2　冠脉造影结果

A：CRA 30°-头位造影结果；B：RAO35°+CRA25°-右头位造影结果

四、治疗策略

经右侧桡动脉入路，造影结束后。选择强支撑力量的指引导管 EBU3.5，采用 SION 导丝通过病变到达 LAD 远端；应用切割球囊联合冲击波球囊预扩张病变，并植入药物洗脱支架，根据 OCT 影像学结果，评估支架膨胀情况，并决定后续手术方案。

五、手术过程

选择 1.5×15mm 球囊，2.0×20mm 球囊预扩张病变，10→12atm×10s 扩张多次；行 OCT 检查提示纤维脂质斑块伴多发钙化（360°），送入微导管至 LAD 远端，交换旋磨导丝，在 OCT 指导下，选择 1.5mm、2.0mm 旋磨头旋磨 LAD 近段病变，随后选择 2.5×12mm 冲击波球囊，2.75×10mm 切割球囊、6→10→12atm×10s 多次扩张 LAD 近段病变，选择 2.0×15mm 双导丝球囊、6→8→10atm×10s 多次扩张 LAD 远段病变；复查造影提示 D1 闭塞，选择 SION blue 导丝不能通过 D1，送入 Fielder XT 导丝至 D1 远端，随后选择 1.5×15mm 球囊、10→12→14atm×10s 扩张 D1 近段病变多次；在 IVUS 指导下 D1 近段植入 2.0×15mm 药物球囊 1 枚、LAD 远段植入 2.0×20mm 药物球囊 1 枚、LAD 近段植入 2.75×40mm 药物球囊 1 枚，以 7atm×60s 扩张释放。

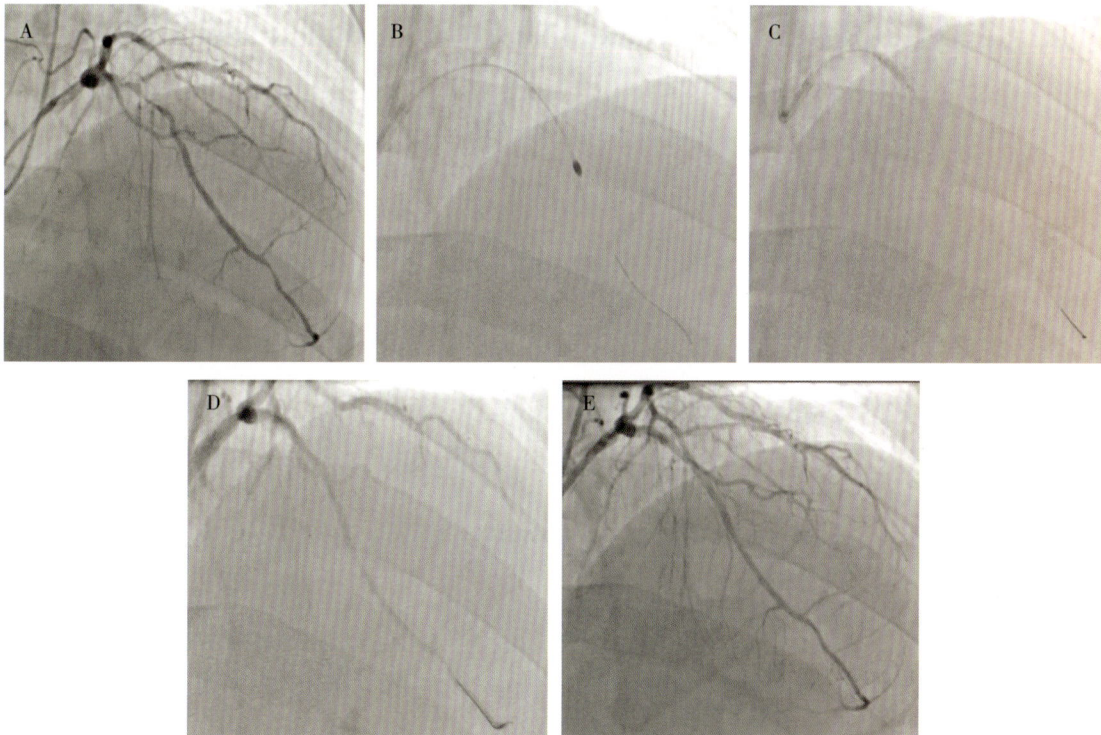

图 2-25-3　手术过程

A：术前造影结果，RAO 30°+CRA 30°－右头位；B：冠状动脉斑块旋磨术，RAO20°+CRA30°－右头位；C：冲击波球囊碎石，RAO20°+CRA30°－右头位；D：预处理后造影，RAO20°+CRA30°－右头位；E：成功开通血管，RAO 20°+CRA 30°－右头位

六、手术结果

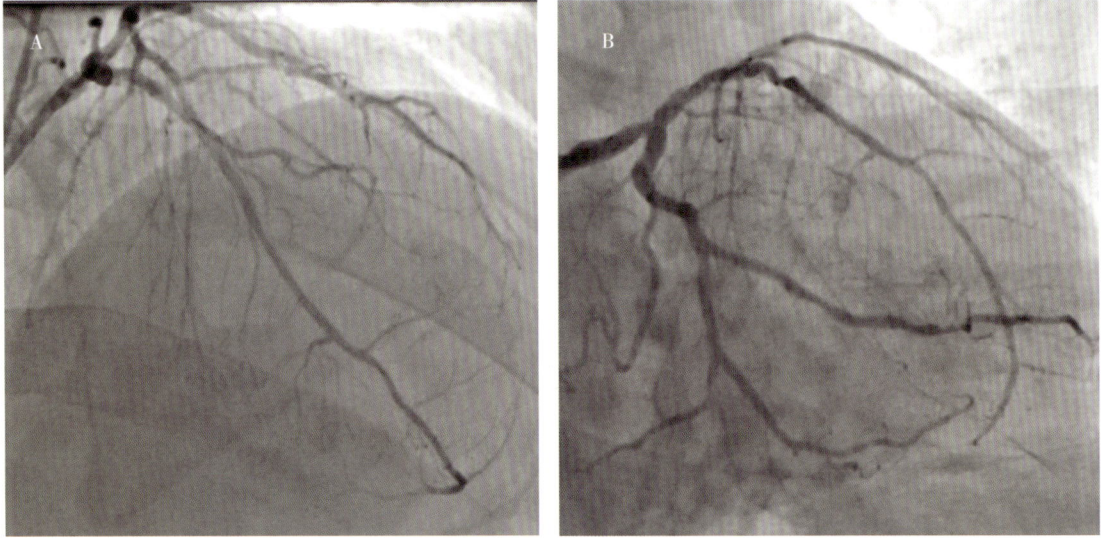

图2-25-4　成功开通LAD病变

A：RAO 20°+CRA 30°–右头位；B：RAO 20°+CAU30°–右头位

七、腔内（IVUS/OCT）影像学评估

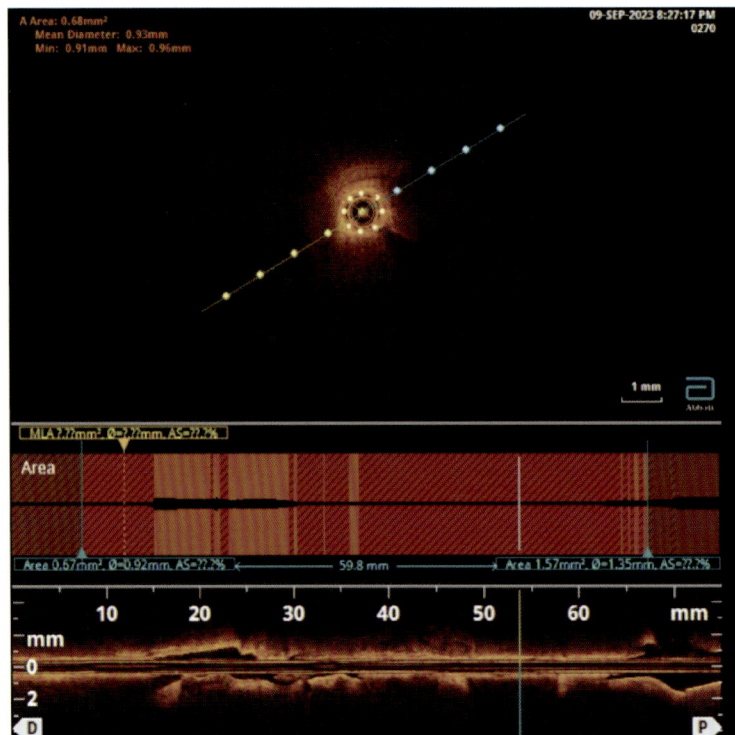

图2-25-5　术前OCT图像

OCT，可见环形钙化

术后OCT

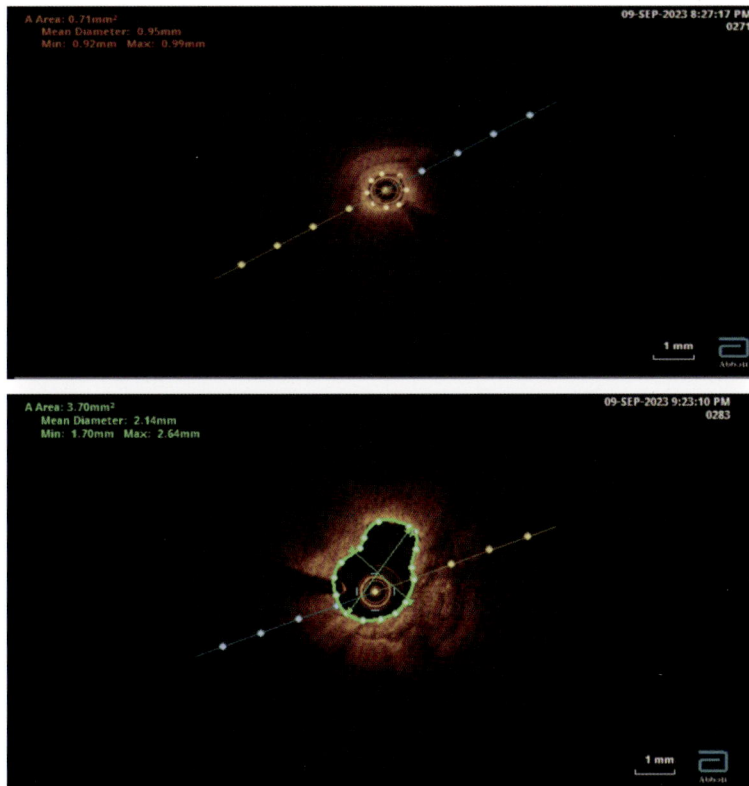

图 2-25-6　术前术后 OCT 图像

治疗前后 OCT 图像对比，术后最小管腔面积 3.7mm^2

八、小结

这是一例合并重度钙化的左前降支开口 – 近中段弥漫性病变。由于严重钙化存在，采用了旋磨术联合冲击波球囊的预处理策略，钙化预处理的重要性不言而喻——严重钙化病变如同血管内的"钢筋骨架"，若不通过旋磨术、冲击波球囊（IVL）等技术提前断裂钙化环或修饰斑块，术后血栓事件、再狭窄发生几率极高。并且斑块旋磨术与超声波血管内碎石术（IVL）的联合应用，正逐渐成为处理复杂钙化病变的探索方向：旋磨术通过高速旋转的金刚石磨头精准切削深层钙化，尤其适用于长段或偏心斑块，但其机械摩擦可能增加血管痉挛或穿孔风险；IVL 则通过释放冲击波能量选择性碎裂钙化环，对周围软组织损伤较小，更适合处理环形钙化。两者协同使用时，旋磨术可先"削薄"钙化层，降低血管阻力，随后 IVL 进一步碎裂残余钙化环，从而更彻底地解除血管壁的机械束缚，同时规避单一技术的局限性。

本例术中，我们应用 1.5mm、2.0mm 的旋磨头联合 2.5×12mm 冲击波球囊、2.75×10mm 切割球囊处理病变，层层递进，获得了良好的管腔，后应用 2.0×20mm 药物球囊、2.75×40mm 药物球囊治疗，效果良好。

（阜外华中心血管病医院）

病例二十六

IVL联合旋磨治疗
右冠严重偏心钙化病变

一、病史基本资料

- **患者**：男性，54岁。
- **主诉**：间断胸闷10余年，加重伴胸痛1周。
- **简要病史**：患者10余年前无明显诱因出现胸闷，持续时间数分钟，休息后缓解，未予重视。1周前患者胸闷较前加重，持续时间较前延长，发作频率较前增加，伴胸痛及左前臂放射痛，心电图未见显著ST-T改变，心肌酶未见明显异常，超声心动图示左室舒张功能减低、LVEF67%。
- **既往史**：高血压病史10余年，血压最高160/80mmHg，规律口服苯磺酸氨氯地平5mg qd降压治疗；2型糖尿病病史10余年，规律口服格列吡嗪5mg qd降糖治疗；高胆固醇血症病史10余年，口服阿托伐他汀20mg qn降脂治疗。吸烟40余年，日均30支，未戒烟，饮酒40余年，日均2两。
- **辅助检查**

实验室检查：WBC：9.8×10^9/L，HGB：148g/L，PLT：155×10^9/L，CREA：64umol/L，K^+：4.2mmol/L，LDL-C：2.81mmol/L，hsTNT：0.009ng/ml；CK-MB：3.19ng/ml；NT-proBNP：179pg/ml。

心电图：

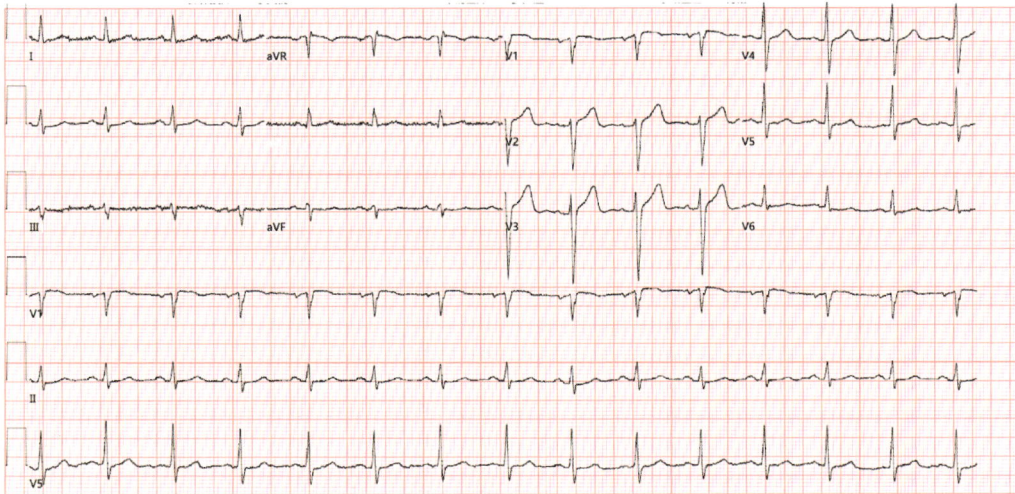

图2-26-1　心电图

二、入院诊断

1.冠状动脉粥样硬化性心脏病

    不稳定型心绞痛

    窦性心律

    心功能I级（NYHA分级）

2.高血压病2级（很高危）

3.2型糖尿病

4.高胆固醇血症

三、冠状动脉造影结果

1.左冠状动脉

左LM末端不光滑伴钙化，LAD近中段狭窄50%~70%伴重度钙化；D1开口至近段30%狭窄；LCX近段30%狭窄伴钙化。

2.右冠状动脉（RCA）

RCA近中段严重钙化，狭窄70%~90%，长度约30mm，钙化环360°。

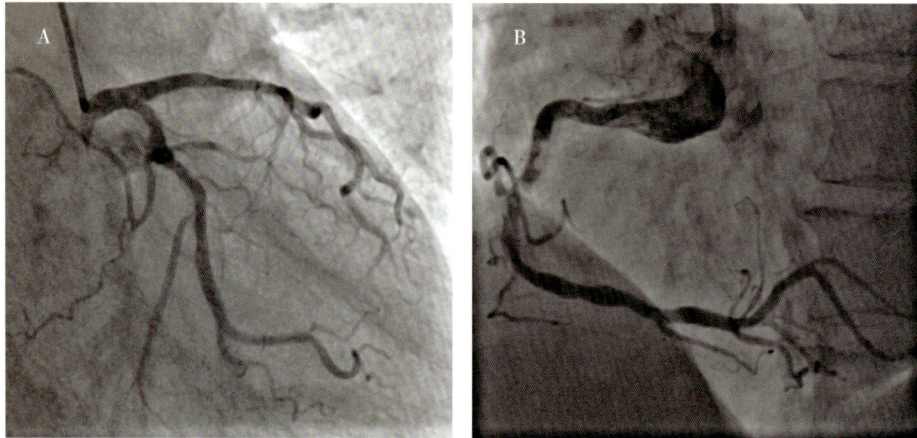

图2-26-2　冠状动脉造影结果

A：左冠造影RAO+CAU；B：右冠造影LAO

四、治疗策略

患者RCA偏心钙化病变狭窄严重，先使用腔内影像学（IVUS/OCT）评估病变，如腔内影像学导管不能通过病变，启用旋磨或激光（RA/ELCA）进行斑块减容治疗，后再次使用腔内影像学评估，可采用IVL技术处理钙化病变。

五、手术过程

（1）预处理：RCA开口至近中段严重钙化病变，OCT导管无法通过钙化病变，2.0mm预扩张球囊也无法通过近段病变。（图2-26-3）

（2）旋磨预处理：选择1.5mm旋磨头，对RCA近中段病变旋磨（160000~130000rpm，每次10~15s，共6次），造影证实斑块体积减小。（图2-26-4及2-26-5）

（3）旋磨后OCT评估：OCT可见360°环形钙化，钙化病变较长（＞5mm）且偏心，钙化厚度普遍＞500μm，最小管腔面积2.55mm²，钙化最厚1.67mm。（图2-26-6）

（4）IVL治疗：在Telescope支撑下，使用3.5mm×12mm IVL系统，钙化环断裂，4.0mm×15mm NC Euphora球囊扩张能够完全充盈。（图2-26-8及2-26-9）

（5）IVL后OCT评估：OCT可见部分钙化环被打散，深层钙化组织出现裂纹，管腔偏心钙化体积减少。（图2-26-10）

（6）支架植入：在Telescope支撑下，植入DES支架，术后造影及OCT显示支架贴壁良好，管腔通畅，最小管腔面积MSA=6.70mm²。（图2-26-11、2-26-12及2-26-13）

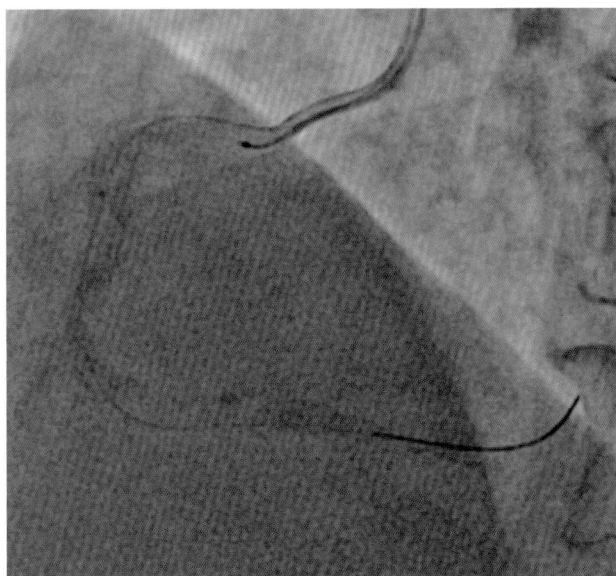

图2-26-3　OCT导管不能通过病变

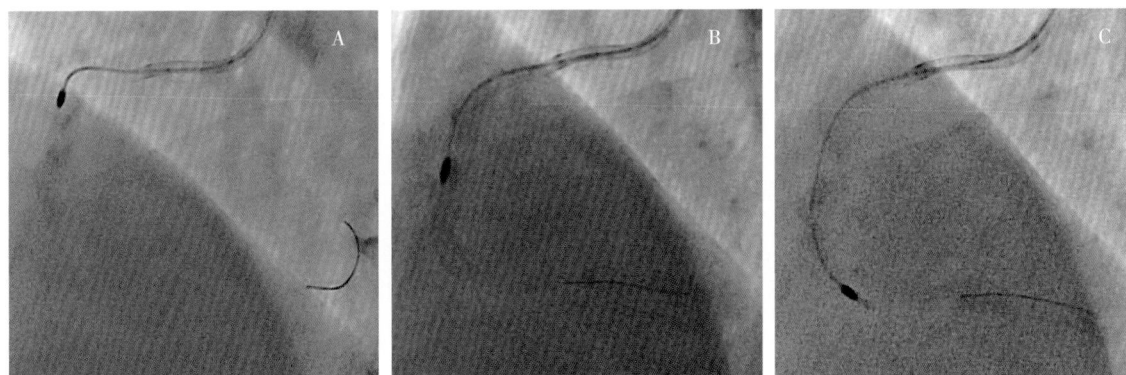

图2-26-4　1.5mm磨头，对RCA-o-p病变旋磨

A：RCA近端钙化旋磨；B：RCA中段钙化旋磨；C：RCA远端钙化旋磨

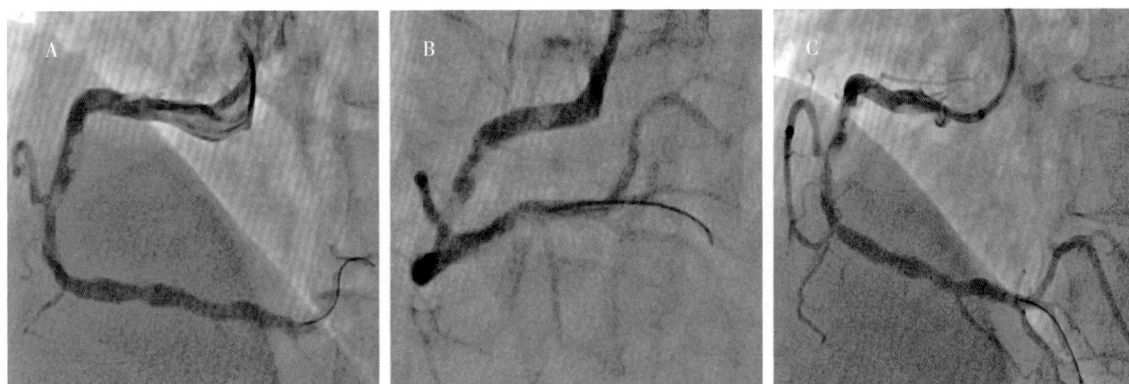

图2-26-5　旋磨后RCA病变减容

A：LAO；B：CRA；C：LAO+CRA

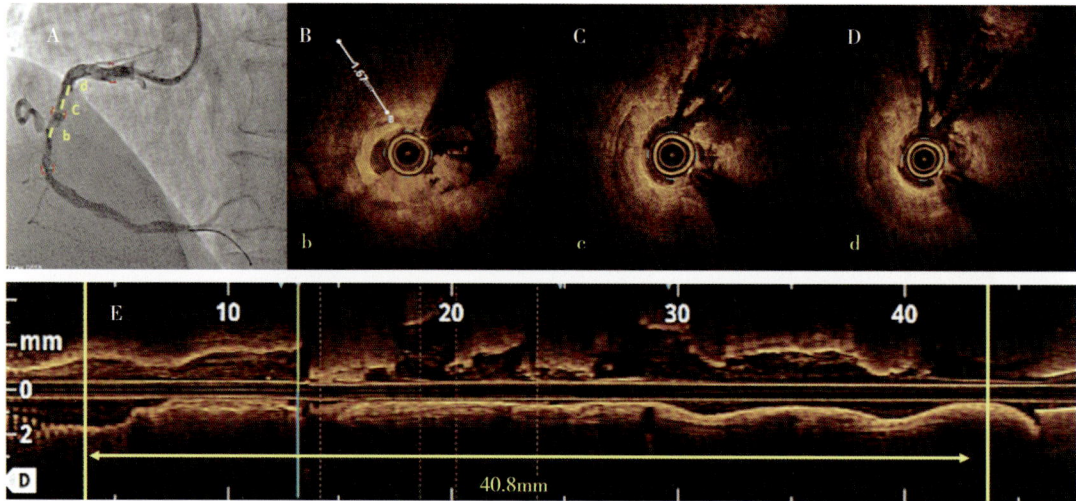

图2-26-6　RCA旋磨后OCT检查及分析

A：RCA造影融合定位像；B：图Ab点横截面及钙化厚度（钙化厚度1.67mm）；C：图Ac点横截面；D：图Ad点横截面

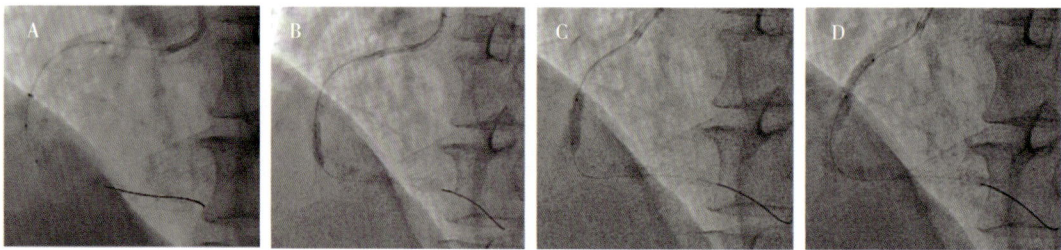

图2-26-7　Telescope支撑下，3.5mm×12mmIVL球囊扩张

A：Telescope输送3.5mm×12mm IVL；B、C、D：RCA远、中、近钙化处IVL

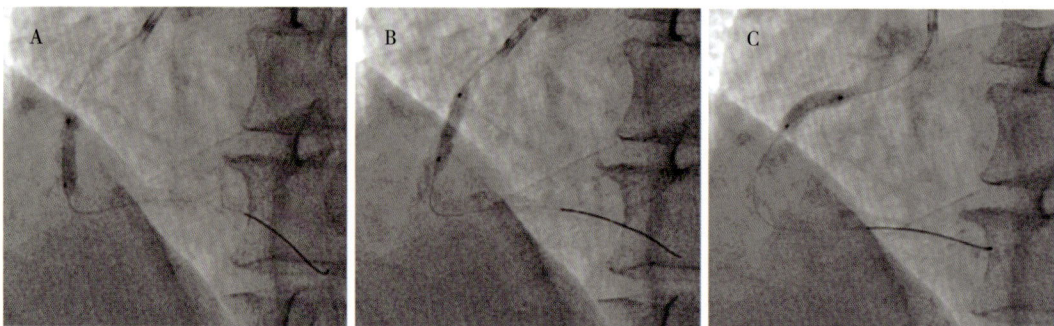

图2-26-8　4.0mm×15mm NC球囊扩张

A、B、C：RCA远、中、近段钙化处4.0mm×15mm NC球囊扩张

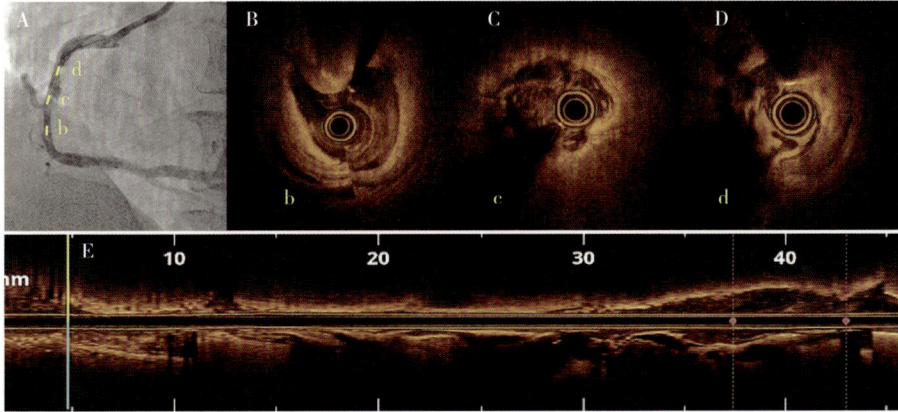

图2-26-9　RCA IVL和NC球囊扩张后OCT检查及分析

A：RCA造影融合定位像；B：A图b点横截面OCT；C：A图c点横截面OCT；D：A图d点横截面OCT；
E：管腔长轴像

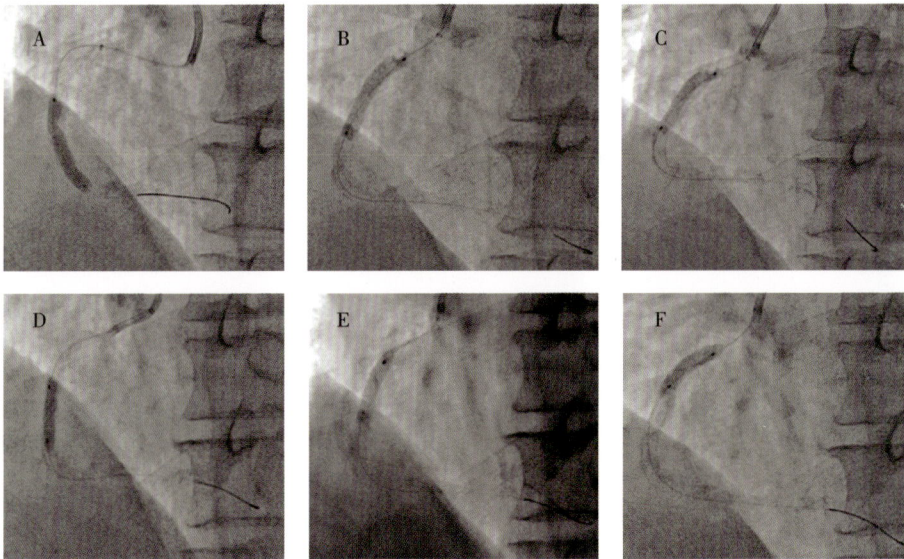

图2-26-10　RCA顺序植入支架并使用NC球囊扩张

A：4.0mm×26mm支架；B：4.0mm×22mm支架；C：4.0×15mm支架；D、E、F：4.0mm×15mm NC
球囊于支架内及钙化处扩张

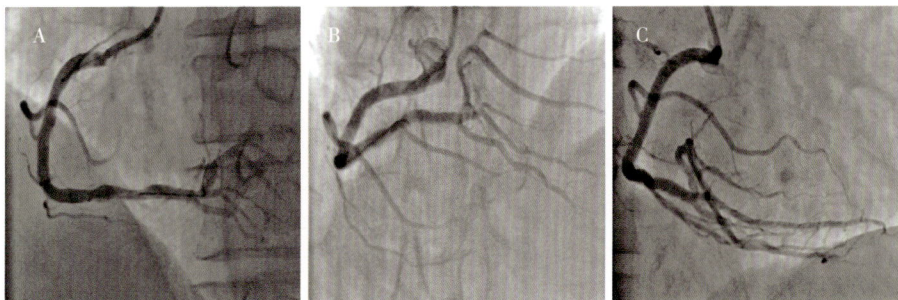

图2-26-11　支架植入术后造影

A：RCA LAO造影；B：RCA CRA造影；C：RCA RAO造影

227

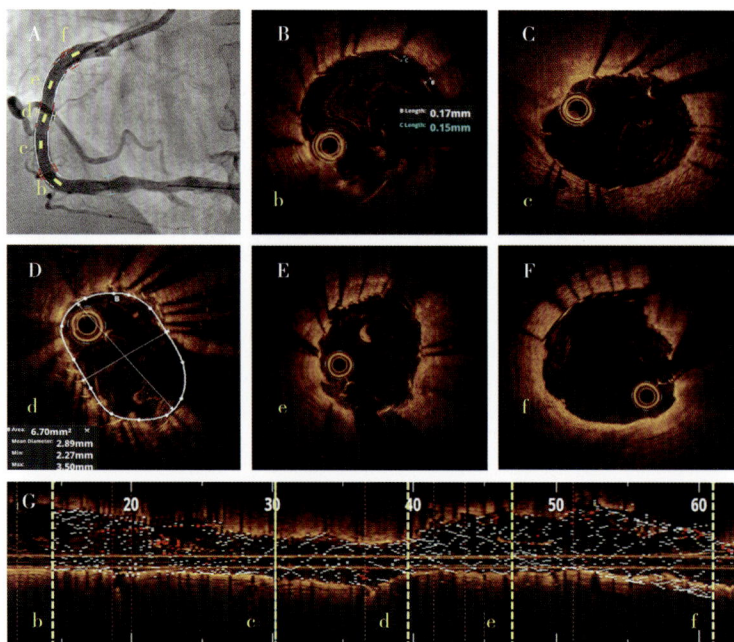

图2-26-12　支架植入术后OCT显示支架膨胀良好

A：RCA造影融合定位像；B：b点支架远端出口横截面、支架与血管壁间隙；C：c点横截面；D：d支架后最小管腔面积MSA=6.70mm²；E：e点横截面；F：f点支架近端入口横截面；G：RCA长轴定位像

六、小结

这是一例RCA严重偏心钙化病变。由于钙化存在，腔内影像学导管不能通过病变，启用旋磨或激光（RA/ELCA）进行斑块减容治疗后使用腔内影像学评估，并采用IVL技术进行钙化治疗，为后续支架的顺利膨胀提供了条件。

旋磨+IVL协同作用：旋磨可处理浅表钙化，IVL通过声压力波选择性碎裂深层钙化，尤其适用于偏心性钙化，降低血管弹性回缩风险。

腔内超声指导价值：精准评估钙化负荷、指导旋磨头/IVL球囊尺寸选择，并验证支架贴壁效果，减少远期再狭窄。

治疗过程中注意事项及体会：①旋磨需控制转速及推进速度，避免无复流；IVL释放时需确保球囊位置固定，防止移位导致能量分散。②严重偏心钙化病变需个体化选择Guiding导管（如AL、EBU等），必要时采用双导丝技术增强支撑。③适用人群：合并糖尿病、慢性肾病等高危因素的重度钙化患者。钙化弧度＞180°且旋磨/切割球囊预处理效果不佳者。

总结：IVL联合旋磨为右冠状动脉严重偏心钙化病变提供了安全有效的解决方案，通过分步处理浅层与深层钙化，优化支架植入条件，显著提高手术成功率及远期预后。未来需进一步积累病例并探索更精准的影像学评估手段。

（北京清华长庚医院）

病例二十七

多模态技术ELCA+IVL联合处理 TAVR术后严重钙化迂曲

一、病史基本资料

- **患者**：女性，73岁。
- **主诉**：TAVR术后8个月，胸闷半月。
- **简要病史**：8个月前患者诊断心脏瓣膜病，主动脉瓣重度狭窄明确，合并直肠恶性肿瘤，病情复杂，组织MDT讨论后决定先处理主动脉瓣疾病，STS score：8.94%，EURO Score：6.73，外科开胸换瓣属于高危，建议行TAVR手术，于全麻下行TAVR手术，术中冠脉造影提示冠脉未见明显狭窄病变，经股动脉顺利植入26mm生物自膨胀瓣膜。术后超声提示Vmax=1.80cm/s、Mean PG=8mmHg，患者胸闷气短症状明显好转。7个月前于普外科行直肠肿瘤切除术，手术顺利，术后规律心血管内科复诊。半月前再次出现胸闷气短症状，活动后明显，门诊就诊复查心脏超声：主动脉瓣TAVR术后，人工生物瓣膜启闭功能未见异常，二尖瓣和三尖瓣轻度反流，EF值正常。动态心电图提示：窦性心律，完全右束支传导阻滞，偶发室性早搏，检测全程ST段抬高。冠脉CTA提示：右冠脉开口重度狭窄伴有严重钙化，LCA未见明显狭窄。（图2-27-2至4）
- **既往史**：高血压、高脂血症、直肠肿瘤。
- **辅助检查**

实验室检查：Cr：137mmol/L，eGFR：38ml/min/1.73m^2，NT-pro BNP：3876ng/ml。

心电图：窦性心律，RBBB。

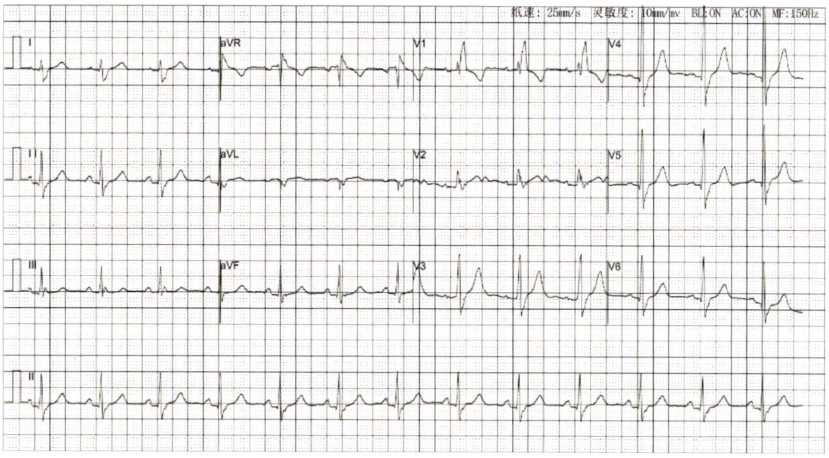

图 2-27-1　心电图

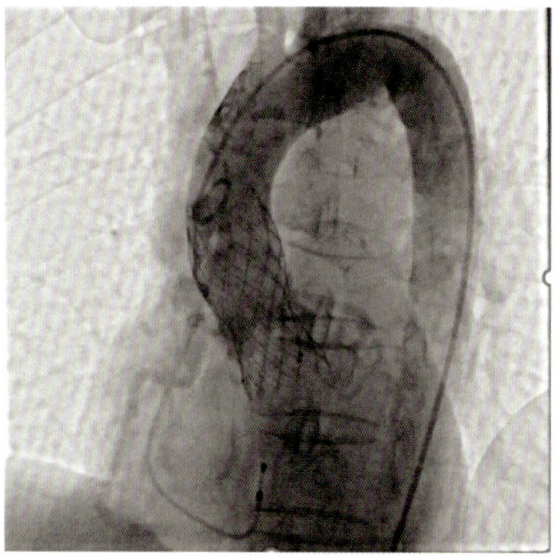

图 2-27-2　TAVR 植入图像

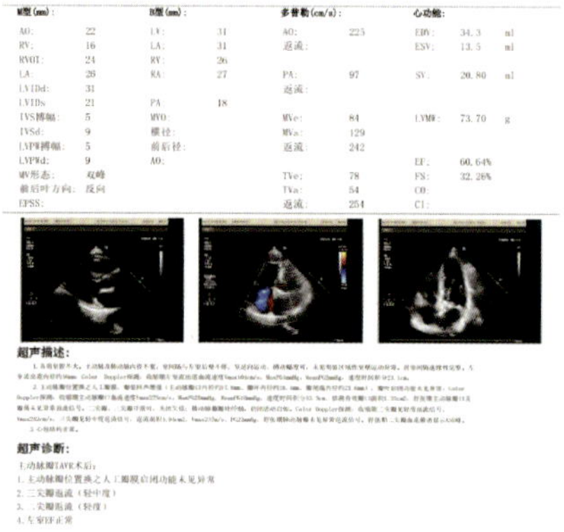

图 2-27-3　TAVR 术后 1 个月心脏超声结果

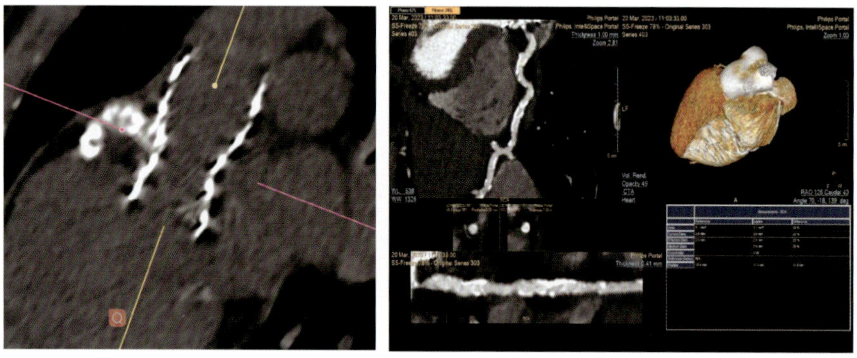

图 2-27-4　冠脉 CTA 检查结果

二、入院诊断

1.冠心病

　　不稳定型心绞痛

2.心脏瓣膜病

　　主动脉瓣膜重度狭窄

3.高血压病3级（很高危组）

4.高脂血症

5.直肠恶性肿瘤

三、治疗策略、手术过程及结果

JR 3.5 7F+SION J-GW 进入瓣架内到 RCC，寻找网孔，飘导丝进入冠脉。GZA 辅助无法进入，尝试 1.0/1.5/2.0mm 球囊均无法通过近段钙化狭窄处。首先使用准分子激光冠状动脉成形术（ELCA）预处理 RCA，使用 1.7mm ELCA 激光导管，设定能量 $60mJ/mm^2$，频率 40Hz，对病变部位进行数次 ELCA 处理后，微导管顺利通过狭窄病变区域。随后应用 2.0mm 球囊进行预扩张，引导 GZA 顺利进入 d-RCA。使用 IVUS 评估病变部位钙化面积较大，呈现 360° 环形钙化，提示严重钙化。

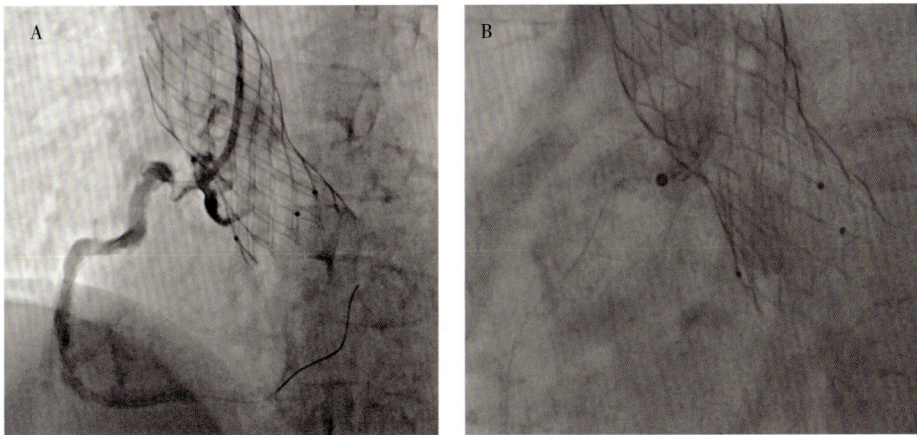

图2-27-5　A：冠脉造影图像　B：准分子激光消融近端病变

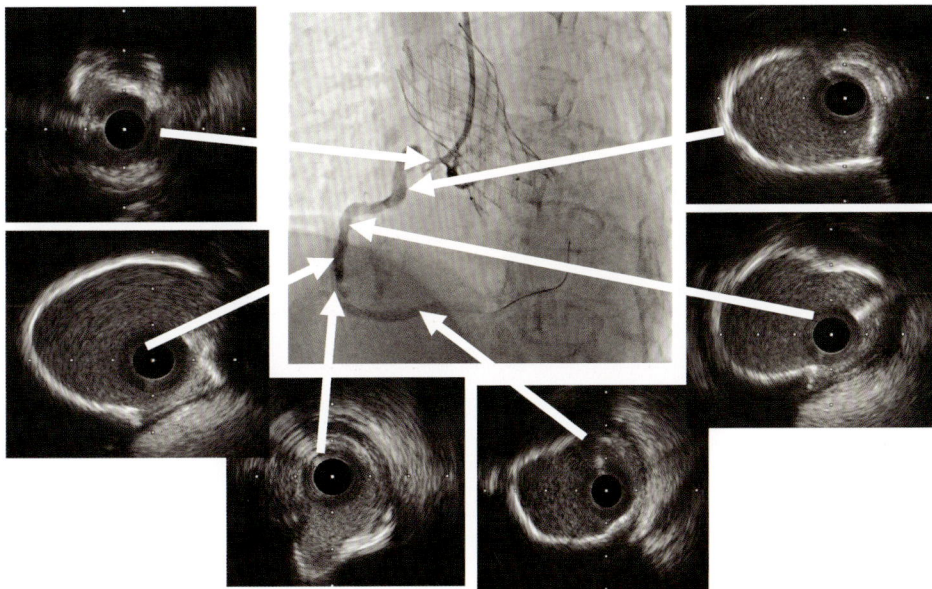

图2-27-6　右冠脉术前 IVUS 图像

于是，决定立刻启动 Shockwave IVL 处理严重钙化病变。选择 4.0×12mm 震波球囊处理 RCA

231

近中段，球囊充分排气后，以4→6atm扩张球囊。并在RCA开口处应用4.0×12mm切割球囊，以14atm扩张处理。复查IVUS示RCA开口钙化环明显断裂，最小管腔面积（MSA）达到6.73mm²。然而，RCA远段的MSA仅约为5mm²。为进一步全面评估病变情况，进行了FFR检查，结果显示RCA中段存在明显压力跳跃。尽管IVUS显示管腔面积已达到支架植入的标准，但功能学检查提示远段病变仍需进一步处理。因此，决定采用4.0×12mm的IVL震波球囊以4→6atm处理，并在远段应用3.5×12mm切割球囊以14atm压力进一步扩张。

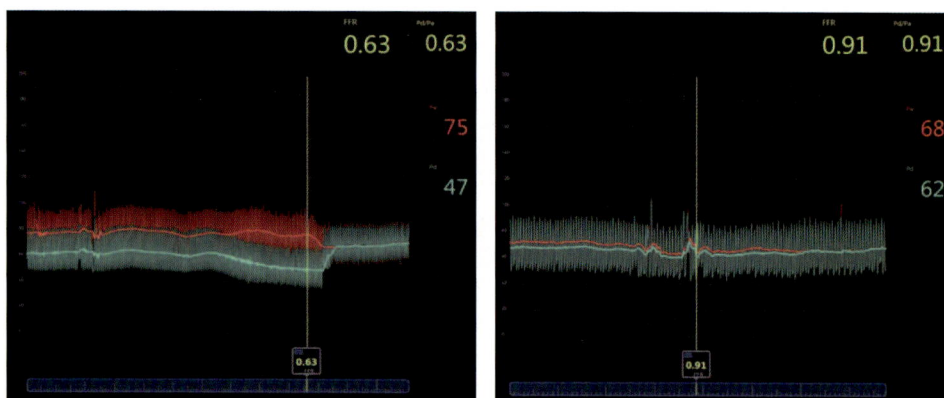

图2-27-7　右冠状动脉术前及术后FFR对比结果

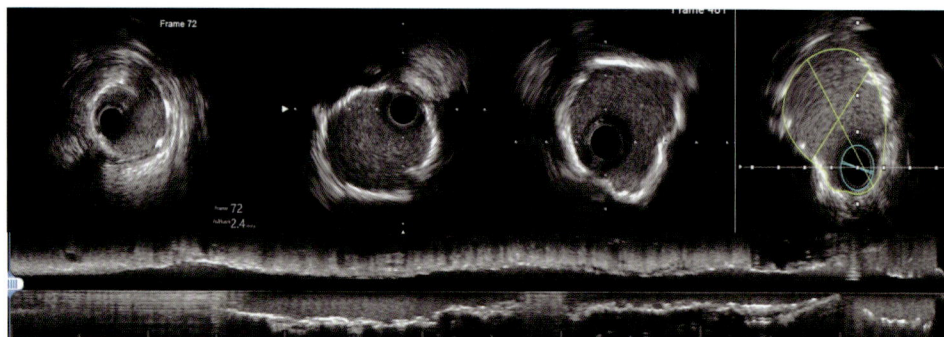

图2-27-8　复查右冠状动脉IVUS图像

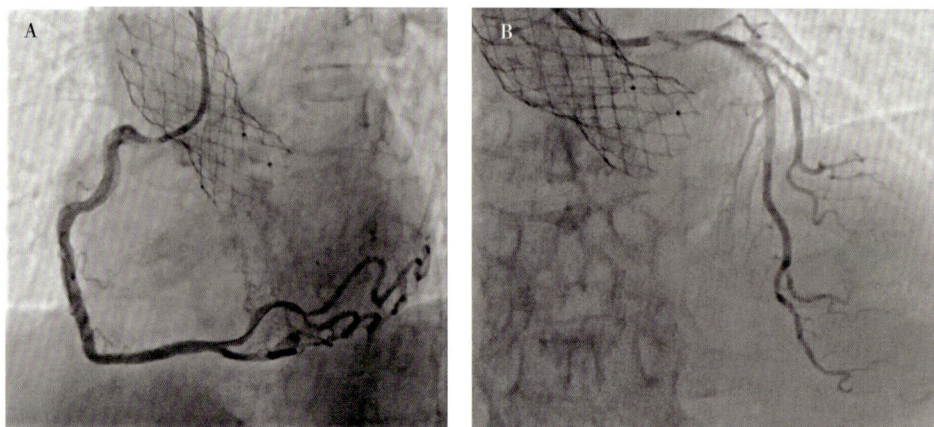

图2-27-9　术后右冠状动脉图像

在充分扩张病变后，于RCA远段植入3.5×28mm支架，并在12atm压力下成功释放。采用3.75×12mm NC球囊以24atm进行后扩张处理，在RCA近段植入4.0×18mm支架，精准定位后在12atm下释放。最后，使用4.5×12mm NC球囊以20atm后扩。复查IVUS示RCA支架贴壁良好，膨胀良好，近段MSA 11.62mm^2，远段MSA 8.23mm^2。复查FFR显示支架内血流恢复良好。

四、小结

1.TAVR术后冠脉通路受到瓣架/瓣叶遮挡，再次介入增加了操作的复杂程度。

2.术前MDCT分析，指导手术策略具有重要意义。

3.迂曲深层钙化，IVL操作简单安全，有效断裂钙化、支架实现理想膨胀。

4.钙化限制器械通过，旋磨作为首选，存在ROTA风险，ELCA作为补充。

5.多模态技术：腔内影像学+功能学+MDCT，优化患者的治疗策略及准确评估患者预后产生重要指导意义。

（南方医科大学南方医院）

病例二十八

ELCA+ROTA+IVL处理合并重度钙化且开口异位的RCA-CTO病变

一、病史基本资料

- **患者**：张某某，55岁男性。
- **主诉**：间断胸闷9个月。
- **简要病史**：患者9个月前劳累后出现胸闷，休息5~10分钟左右症状可缓解。外院冠状动脉CTA提示三支病变伴钙化，为进一步治疗收入院。
- **既往史**：高血压、高脂血症、消化性溃疡合并出血病史。
- **个人史**：长期吸烟、饮酒史。
- **辅助检查**：白细胞6.25×10^9/L，血红蛋白146g/L，血小板200×10^9/L；血肌酐78umol/L。

心电图：窦性心律，ST-T改变。

超声心动图：节段性室壁运动不良，主动脉瓣少量反流。

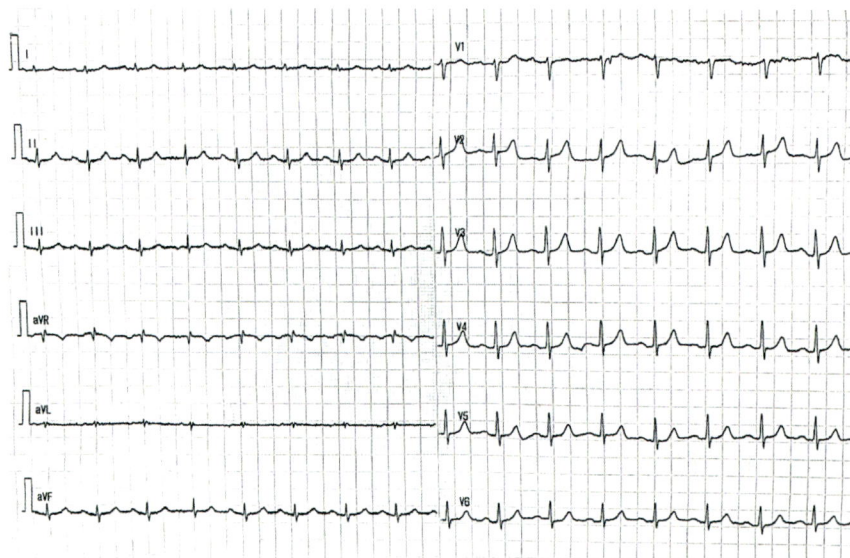

图2-28-1　心电图

234

二、入院诊断

1.冠状动脉粥样硬化性心脏病

  劳力性心绞痛

  窦性心律

  心功能 Ⅱ 级（NYHA 级）

2.高血压病 2 级（很高危）

3.高脂血症（他汀类药物控制不佳）

4.消化性溃疡合并出血

三、冠状动脉造影

冠状动脉供血呈右冠脉优势型，右冠状动脉走行区内可见钙化影，左冠状动脉开口位置正常，右冠状动脉起源于高位；LM 未见明显狭窄；LAD 近段弥漫狭窄 50%，可见 LAD-RCA 逆向显影；LCX 远端次全闭塞；RCA 近段完全闭塞。

结论：冠心病三支病变 RCA 为 CTO 病变伴钙化，拟干预 RCA。

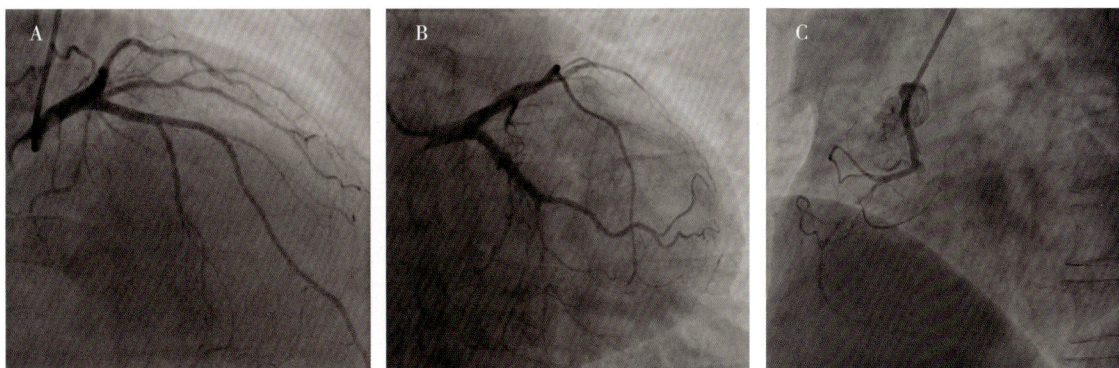

图 2-28-2　冠状动脉造影结果

A：左冠造影 RAO+CRA；B：左冠造影 RAO+CAU；C：右冠造影 LAO

四、治疗策略

经右侧桡动脉入路（股动脉路径不可用），置入 7F 鞘管，选择强支撑力量的指引导管 7F AL 0.75，拟导丝通过后腔内影像学 IVUS 指导优化介入治疗。

五、手术过程

1.微导管支撑下，Gaia First 通过闭塞处，尝试送微导管通过闭塞段不能成功，7F Guidezilla 支撑下 1.0×10mm 预扩张球囊仍不能通过；0.9mm ELCA 导管 80mj/80Hz 于闭塞段消蚀 5 次后，ELCA 导管仍不能通过闭塞段；7F Guidezilla支撑下换用1.0×10mm、1.5×10mm预扩张球囊至闭塞段扩张后，微导管成功通过。交换SION导丝后，预送入IVUS导管成像评估，IVUS不能通过；尝试2.0×15mm预扩张球囊扩张闭塞段不能充分扩张；Gaia First导丝通过，微导管不能通过（图2-28-3）。

2. 0.9mm ELCA导管80mj/80Hz反复消融，7F Guidezilla支持下，交换旋磨导丝后，1.5mm Burr 16~18万r/min于闭塞前后反复旋磨后，1.5mm Burr 16~18万r/min旋磨后，IVUS成像导管成功通过，回撤成像，结果显示：闭塞段重度钙化，可见旋磨后钙化环断裂（图2-28-3至4）。

3. 结合IVUS成像结果，序贯植入3.0×33mm、3.5×22mm、4.0×22mm尺寸的支架（图2-28-5）。

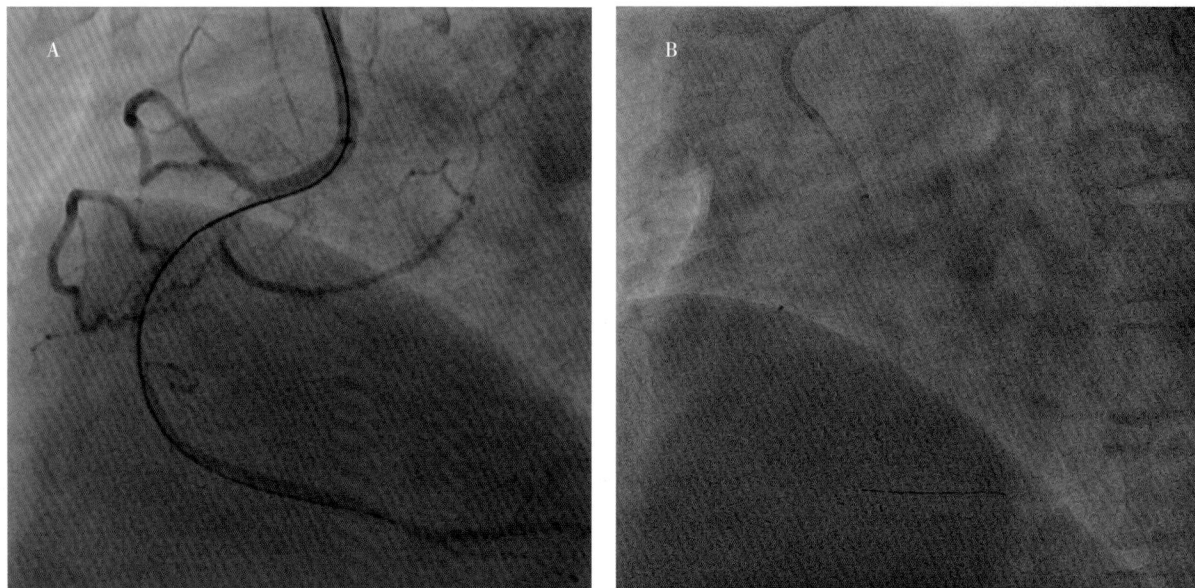

图2-28-3　A：导丝通过；B：微导管不能通过

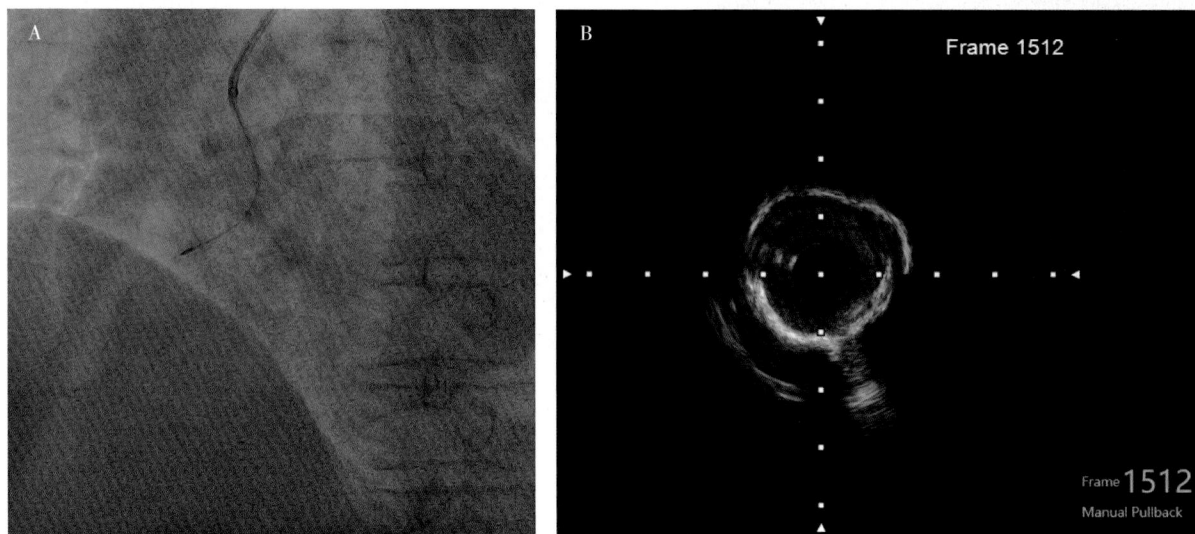

图2-28-4　A：旋磨；B：IVUS示钙化破裂

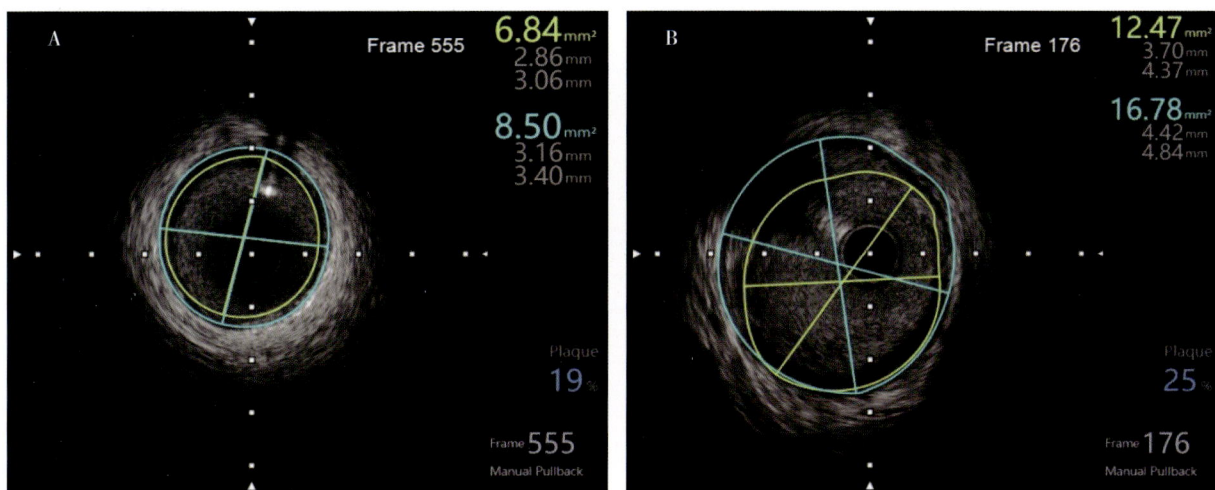

图 2-28-5　A：远端参考管腔；B：近段参考管腔

六、手术结果

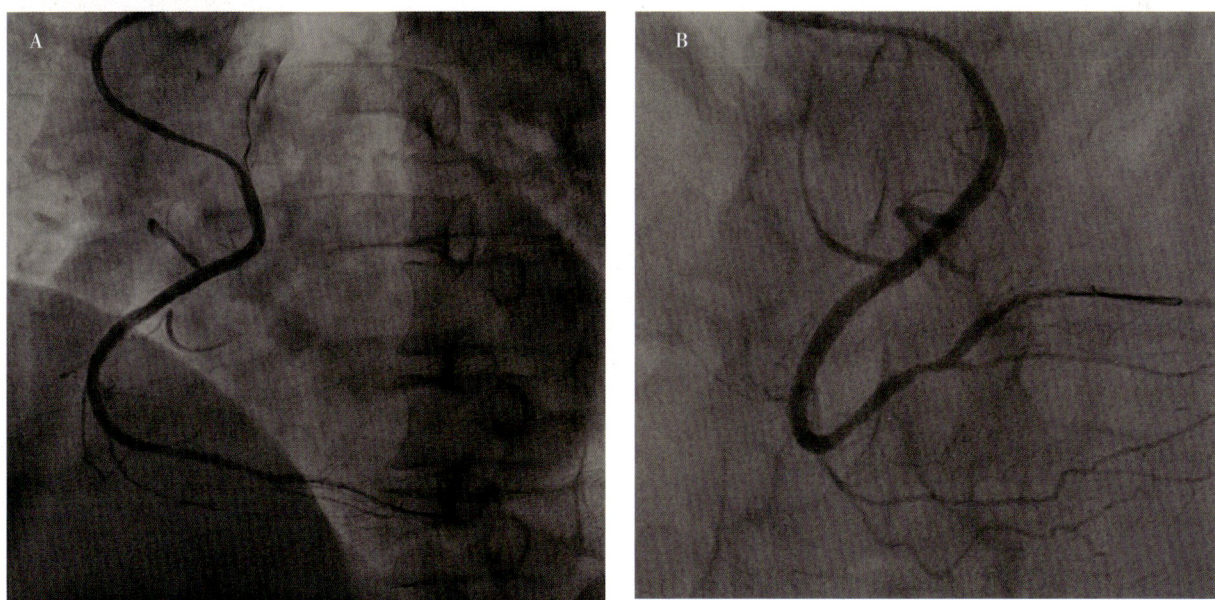

图 2-28-6　A：右冠状动脉造影 –LAO45°；B：右冠状动脉造影 –CRA25°

七、小结

这是一例合并重度钙化且开口异位的CTO病变，选择了7F指引导管。由于右侧头臂干–锁骨下严重迂曲且RCA开口异位，仅7F AL0.75指引导管可到位。ELCA导管虽未通过闭塞段，但是对闭塞段斑块起到了非常重要的"松解"作用，为后续的微导管通过交换旋磨导丝提供了可能性。旋磨成功对闭塞段钙化斑块进行斑块修饰及减容，为支架的顺利植入提供了保证。IVUS为选择合适尺寸的支架提供了重要参考。

（首都医科大学附属北京潞河医院）

病例二十九

OCT指导下ELCA+IVL 联合处理LAD-ISR病例

一、病史基本资料

- **患者：** 张某某，55岁男性。
- **主诉：** 间断胸闷、胸痛10余年。
- **简要病史：** 患者10余年前因劳累后胸闷、胸痛于外院行支架植入术，9年前因突发胸痛症状不缓解，外院诊断为"急性心肌梗死"。近1年间断发作胸闷、胸痛症状，劳累后加重，休息后症状可缓解。为进一步治疗收入院。
- **既往史：** 高血压、高脂血症、反流性食管炎。
- **个人史：** 长期吸烟史。
- **辅助检查：** 白细胞 7.33×10^9/L，血红蛋白149g/L，血小板 222×10^9/L；血肌酐100umol/L。
- **超声心动图：** 局限性室壁运动不良，主动脉瓣反流（少量）。

心电图： 窦性心律，完全性右束支传导阻滞。

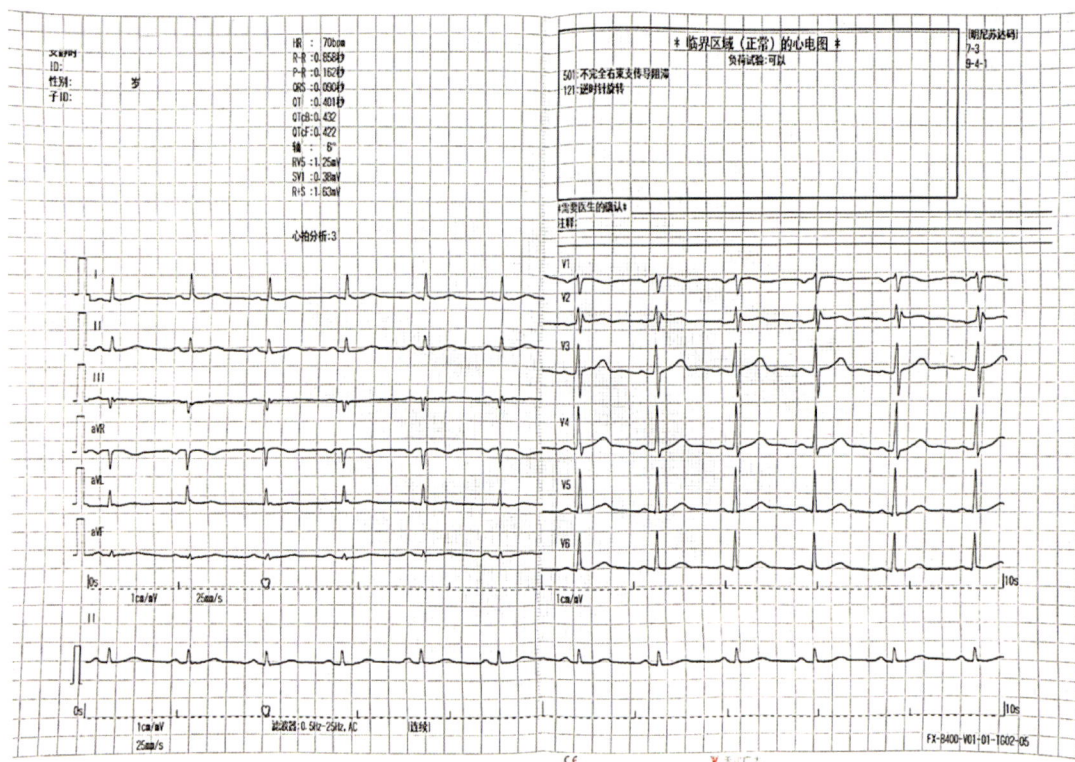

图2-29-1　心电图

二、入院诊断

1.冠状动脉粥样硬化性心脏病

　　不稳定型心绞痛

　　冠状动脉支架植入术后

　　窦性心律

　　心功能Ⅱ级（NYHA级）

2.高血压病2级（很高危）

3.高脂血症（他汀类药物控制不佳）

4.反流性食管炎

三、冠状动脉造影

冠状动脉供血呈右冠状动脉优势型；LM未见明显狭窄；LAD中段可见支架影，支架内弥漫再狭窄，最重90%；LCX近段钙化斑块；RCA全程弥漫钙化斑块。

结论：冠心病单支病变支架内再狭窄，干预LAD。

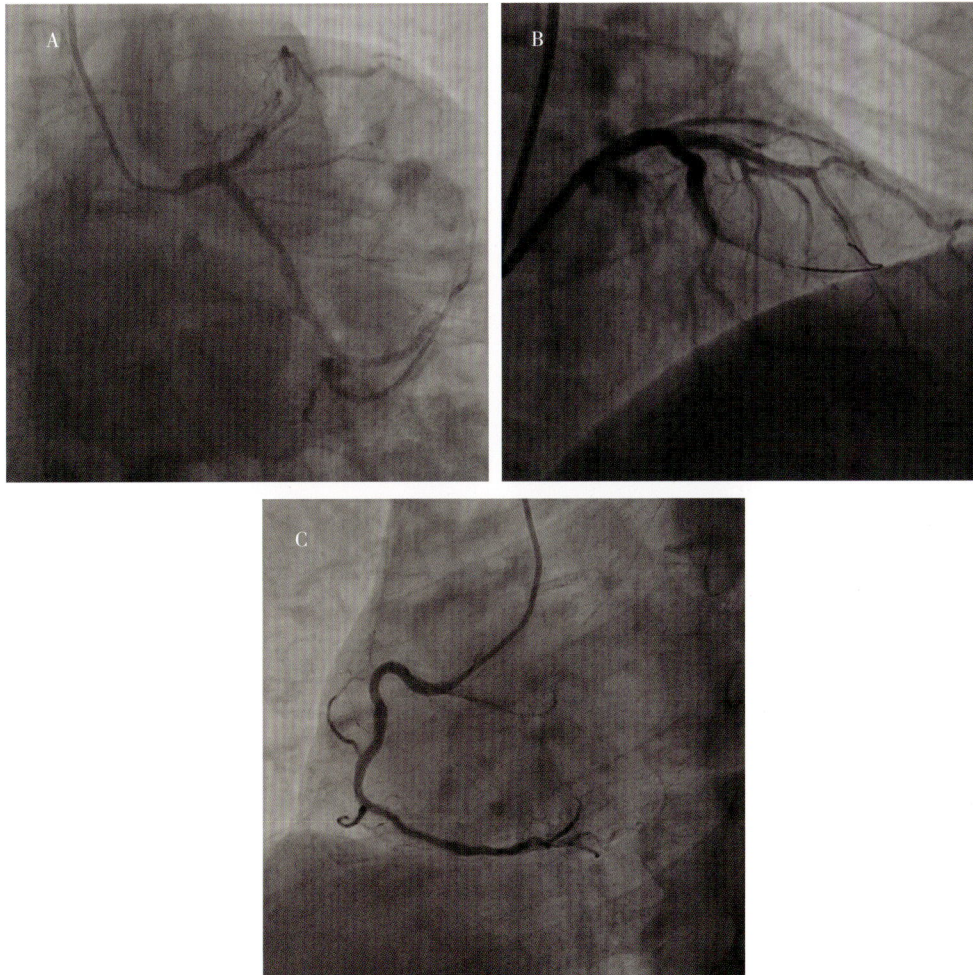

图2-29-2　冠状动脉造影结果

A：左冠造影RAO20°+CAU30°；B：左冠造影RAO30°+CRA30°；C：右冠造影LAO45°

四、治疗策略

经右侧桡动脉入路，置入7F鞘管，选择强支撑力量的指引导管7F EBU3.75，拟导丝通过后腔内影像学OCT指导优化介入治疗。

五、手术过程

OCT导管不能通过狭窄病变处，$2.0 \times 15mm$预扩张球囊充分扩张支架内病变处，送入OCT回撤成像：原支架内弥漫再狭窄，可见纤维增生及钙化（最重呈360°），近段支架膨胀欠佳，MSA $0.9mm^2$（图2-29-3 A）；送$2.0 \times 10mm$、$2.5 \times 10mm$切割球囊至支架内以14→18atm扩张后，复查造影示狭窄未明显改善；1.4mm准分子激光消融导管对比剂模式，能量$60mJ/mm^2$，频率40Hz于支架内病变处消融5次［（图2-29-4）］；使用$2.5 \times 12mm$乳突球囊至支架内以16→24atm反复扩张后，造影提示近段支架膨胀欠佳（图2-29-3 B）。Shockwave $2.5 \times 12mm$ IVL球囊至支架内发放80次脉冲；再次使用2.5×12mm乳突球囊至支架内以16→24atm反复扩张后，复查造影示支架内残余狭窄小于30%；2.5×30mm药物球囊支架内以8atm×60s扩张，复查造影示残余狭窄小于10%［(图2-29-5)。

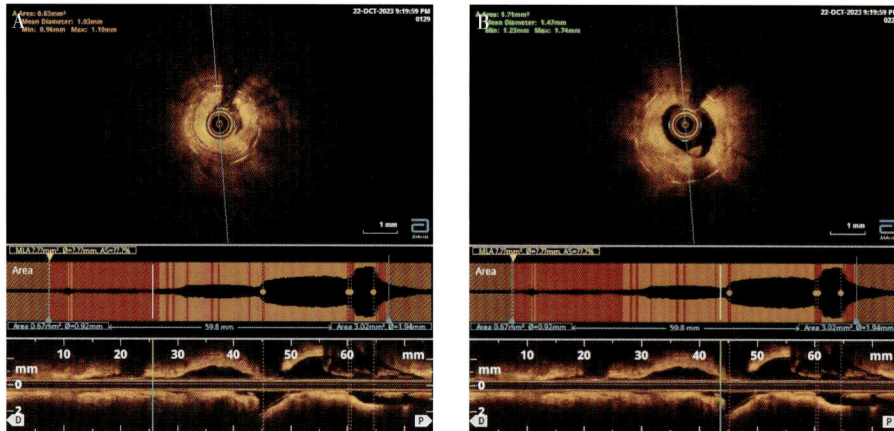

图2-29-3　A：ELCA前OCT：支架内重度再狭窄，可见支架内钙化；
B：支架近段再狭窄，可见膨胀欠佳

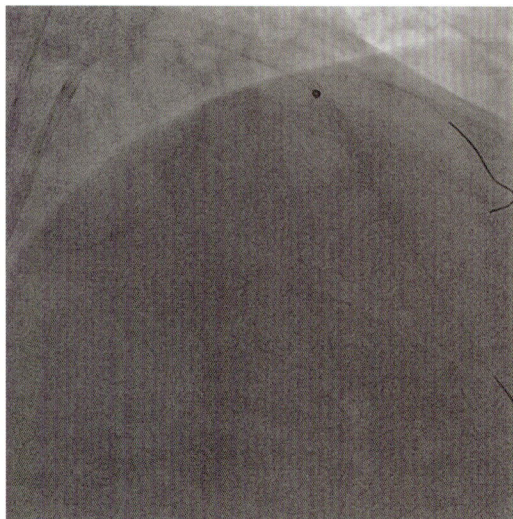

图2-29-4　1.4mm ELCA

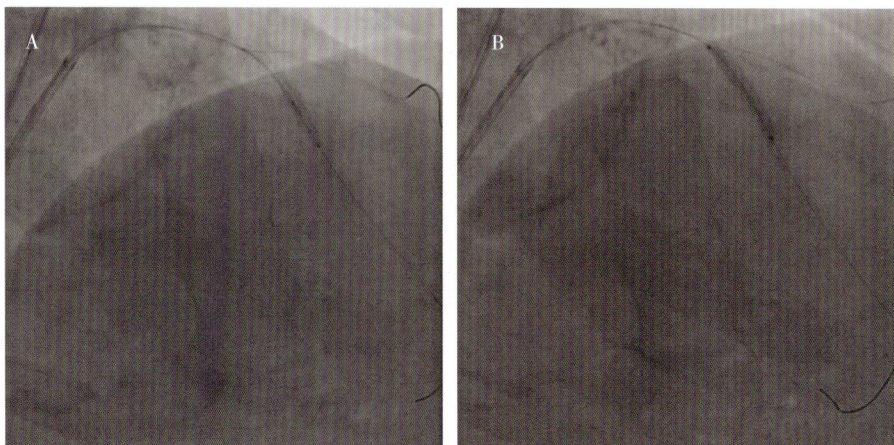

图2-29-5　A：IVL；B：DCB

六、手术结果

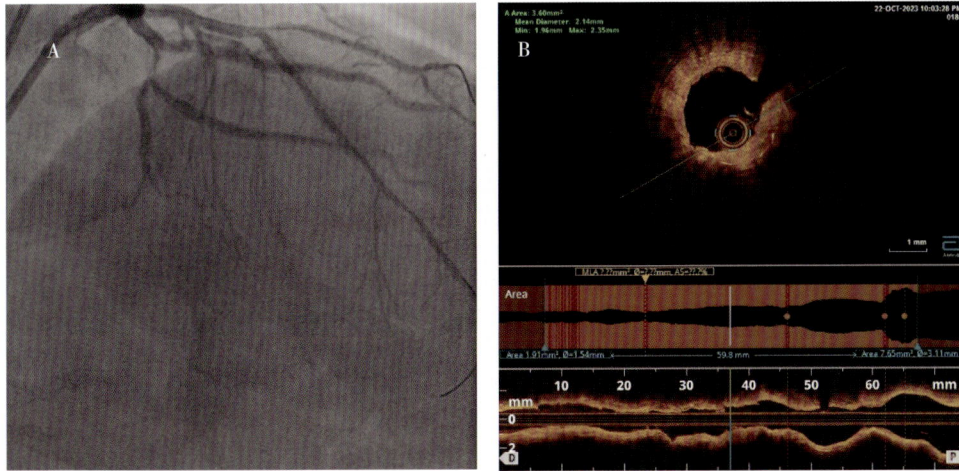

图 2-29-6　A：术后造影；B：术后 OCT

七、小结

这是一例支架内再狭窄合并钙化及支架膨胀不良的病例，选择了 7F 指引导管。支架内再狭窄病变，切割球囊预处理后，狭窄未改善。使用 1.4mmELCA 导管 1∶1 对比剂模式，能量 60mJ/mm^2、频率 40Hz，对支架内再狭窄病变起到了充分的消蚀作用。同时结合支架近段钙化及膨胀欠佳，IVL 球囊起到了一定的辅助作用。OCT 使用提供了详尽的支架内再狭窄原因，对于支架原膨胀情况、ELCA、IVL 处理后管腔改善情况提供了详细的信息。

（首都医科大学附属北京潞河医院）

病例三十

IVL应用LM-LAD钙化病变，球囊破裂伴发主动脉夹层并发症

一、病史基本资料

- **患者**：薛某某，82岁男性。

- **主诉**：间断心前区不适2个月余，发作性晕厥1个月余。

- **简要病史**：2个月余前无明显诱因间断出现心前区不适感，无明显胸痛、大汗、恶心呕吐等，未在意，后因"晕厥"至当地医院行头颅CT（2023年3月11日）提示：垂体稍高密度影，考虑垂体瘤？脑内多发腔隙灶、缺血灶；DR：肠积气，当地诊断"急性脑梗死"，给予住院治疗，自诉晕厥前心前区不适感加重，住院期间查"心肌酶"升高。完善冠状动脉CTA提示：LAD、RCA重度狭窄。给予药物对症治疗效果欠佳，1个月余前症状加重，近1个月曾多次出现发作性"晕厥"，就诊于我院，行冠脉造影：RCA近段90%狭窄，近中段闭塞，远端可见左冠状动脉良好侧枝血供，LM末端80%狭窄合并钙化并累及LAD开口，LAD开口至中段弥漫性病变合并严重钙化，最重90%狭窄，远端70%狭窄，D1及D2开口及近段90%狭窄，LCX中段50%~70%狭窄，OM近段70%狭窄。经与患者及家属沟通成功开通闭塞RCA并在IVUS指导下于RCA远端至近段串联植入3枚支架。术后规律口服药物，现为进一步诊治，来我院就诊。

- **既往史**：高血压、糖尿病、阵发性心房颤动、脑梗死、垂体瘤病史。

- **辅助检查**

实验室检查：血常规：红细胞 3.54×10^{12}/L，血小板 112×10^9/L。葡萄糖 6.83mmol/L，NT-proBNP 904.00pg/ml，hs-cTnT 21.27pg/ml。余未见明显异常。

超声心动图：节段性室壁运动异常，主动脉瓣退行性变并反流（轻度+），二尖瓣反流（轻度），三尖瓣反流（轻度），室间隔基底段增厚，升主动脉增宽，左室舒张功能减低。

心电图：

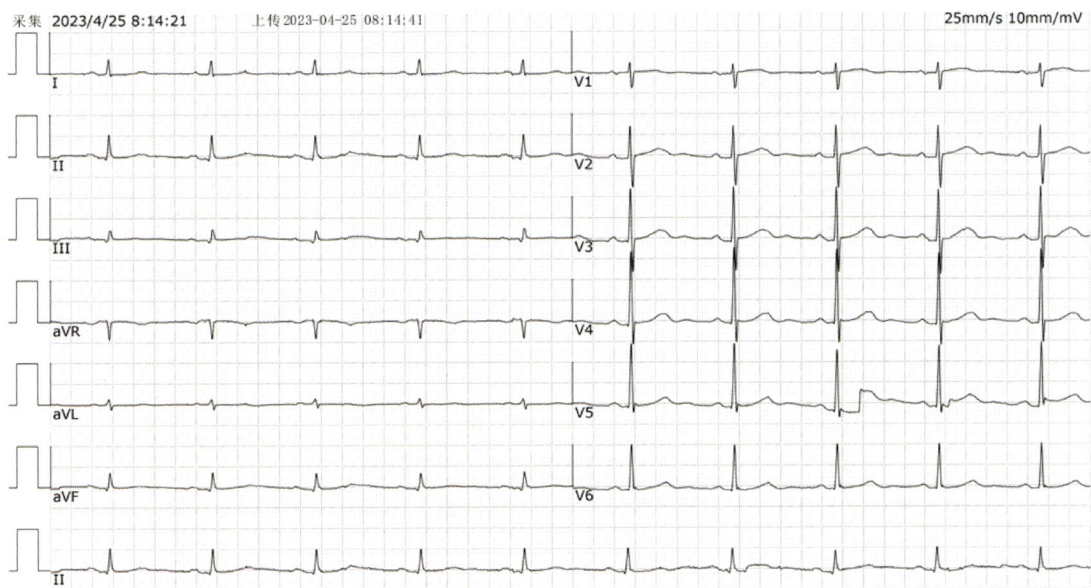

图 2-30-1　心电图

二、入院诊断

1. 冠状动脉粥样硬化性心脏病

   冠状动脉支架植入后状态

   不稳定型心绞痛

2. 陈旧性脑梗死

3. 高血压

4. 2 型糖尿病

5. 心律失常

   阵发性心房颤动

6. 垂体瘤

三、冠状动脉造影

LM：末端 80% 狭窄伴钙化；LAD：近中段弥漫性钙化病变，最重 80% 狭窄，中段 85% 狭窄，D1 近段 90% 狭窄，远段 80% 狭窄；中间支开口 70% 狭窄；LCX：远段 50% 狭窄；RCA：近段至远段可见支架影，支架内膜增生，轻度狭窄，PLA：中段 80% 狭窄。

结论：冠状动脉三支病变，LM-LAD 近中段弥漫性狭窄伴严重钙化，决定对 LM-LAD 病变行 PCI。

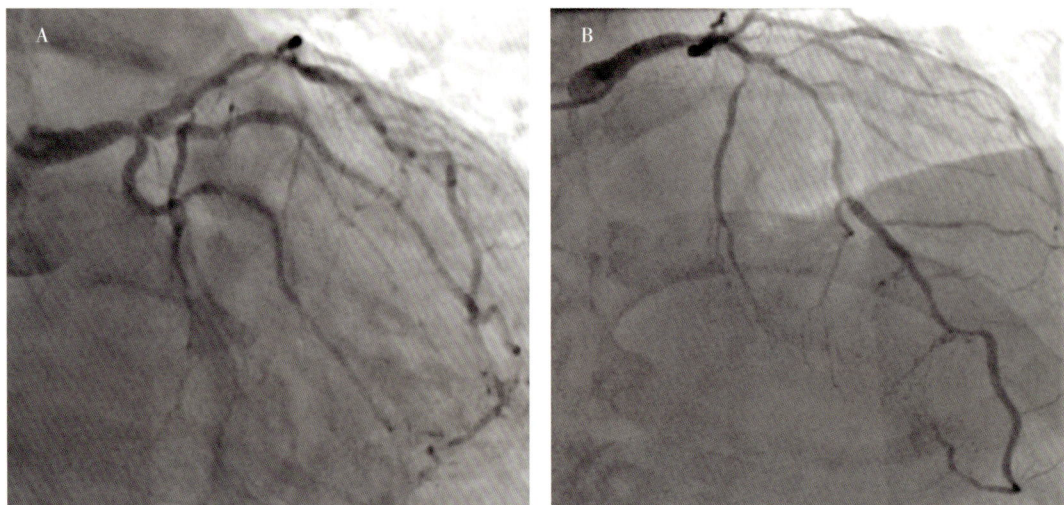

图2-30-2　冠状动脉造影结果

A：CAU 30°－足位；B：CRA 30°－头位

四、治疗策略

经右侧桡动脉入路，造影结束后交换7F鞘管，选择强支撑力量的指引导管7F EBU3.5，采用SION导丝及SION blue导丝通过病变到达LAD及D1端作为保护，根据OCT及IVUS影像学结果，评估血管情况，并决定后续手术方案。

五、手术过程

应用2.0×20mm、2.5×12mm预扩张球囊扩张病变，后选择3.0×12mm Shockwave球囊于前降支近中段病变，以4atm×10s扩张，冲击波治疗第2周期，球囊破裂，导致冠状动脉撕裂至左主干开口，在IVUS辅助下于LAD中段、近段、LM串联植入2.75×33mm支架，3.0×18mm支架，3.5×24mm支架（距出口约2mm），均以命名压扩张释放，选择3.0×12mm球囊，3.5×12mm球囊，4.0×12mm球囊，4.5×12mm球囊进行支架内后扩张，后复查IVUS：LAD近段、中段，LM尾部支架膨胀不良，MLA：4.5mm^2，选择Shockwave C2 2.5×12mm球囊，Shockwave C2 3.5×12mm球囊，分别于LAD近段、中段，LM末端分别进行冲击波治疗8个周期，复查IVUS：支架贴壁良好，膨胀情况明显改善，MLA：5.53mm^2，未见明显血肿，经多个体位投照未发现撕裂、血栓及夹层。

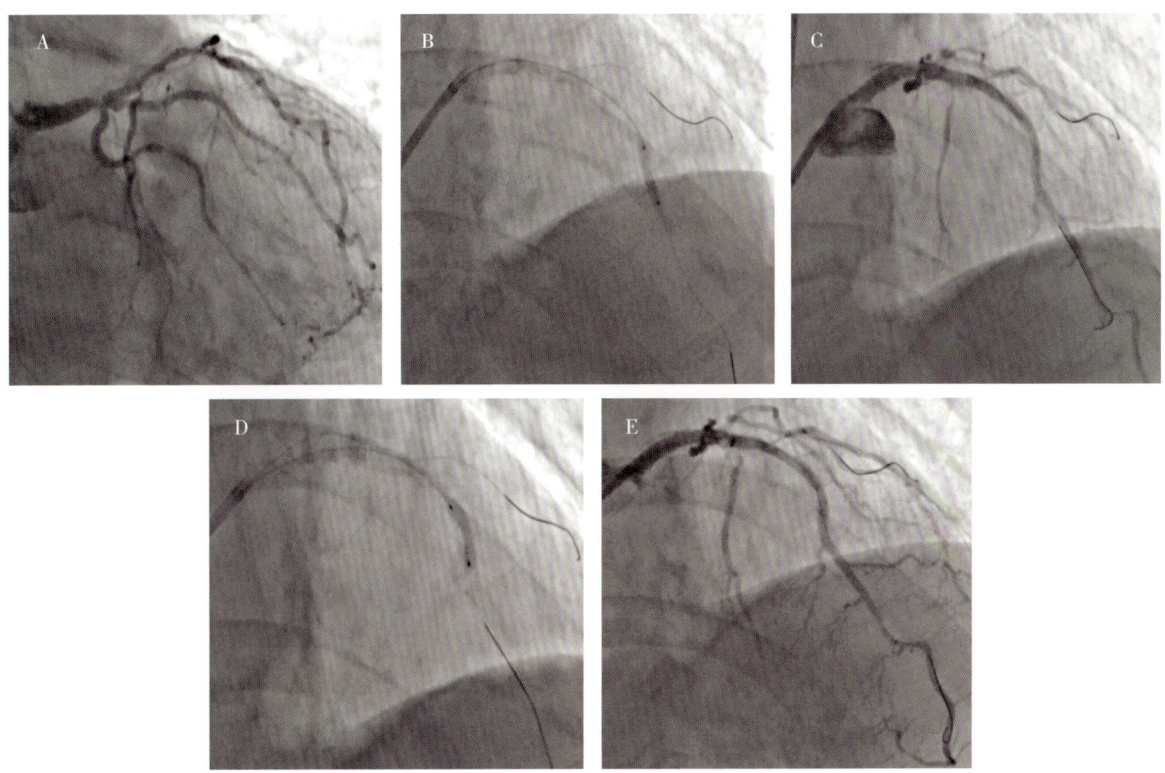

图 2-30-3 手术过程

A：术前造影结果，CAU 30°-足位；B：首次冲击波碎石，CRA 30°-头位；C：支架膨胀不良，CRA 30°-头位；D：再次冲击波球囊碎石，CRA 30°-头位；E：成功开通血管，CRA 30°-头位

六、手术结果

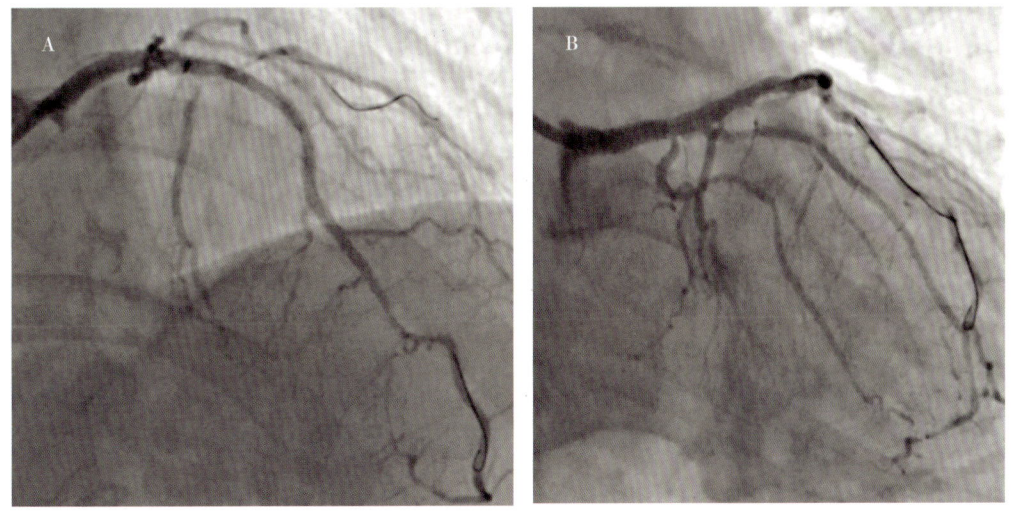

图 2-30-4 成功开通 LAD 病变

A：CRA 30°-头位；B：CRU 30°-足位

七、腔内（IVUS/OCT）影像学评估

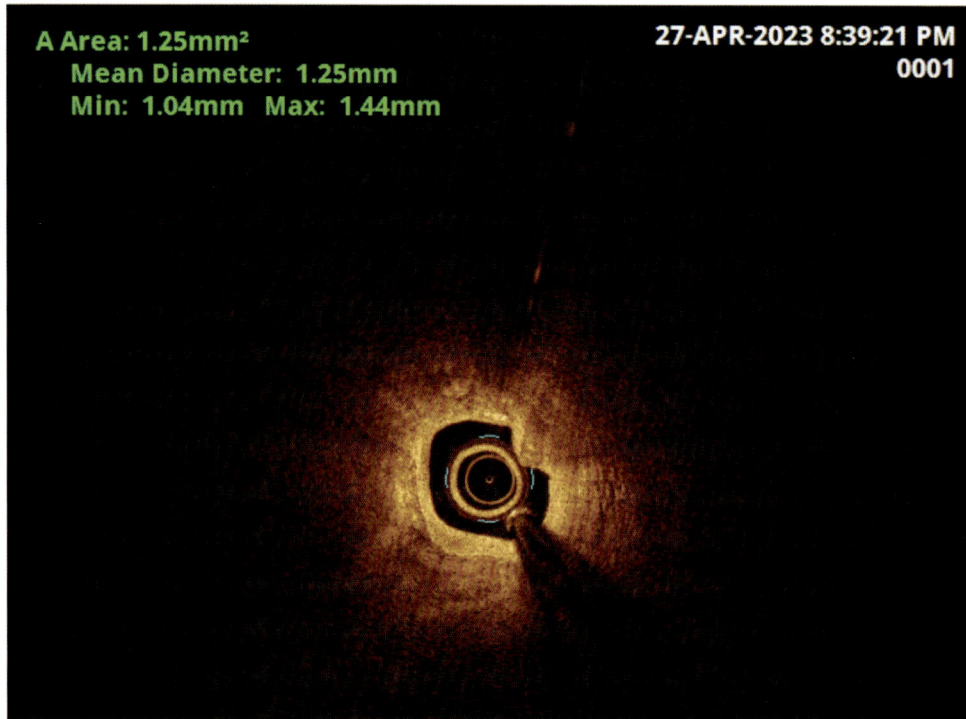

图2-30-5　术前OCT

弥漫性钙化（较厚），可见270°~360°钙化环，MLA：1.2mm^2

术后IVUS

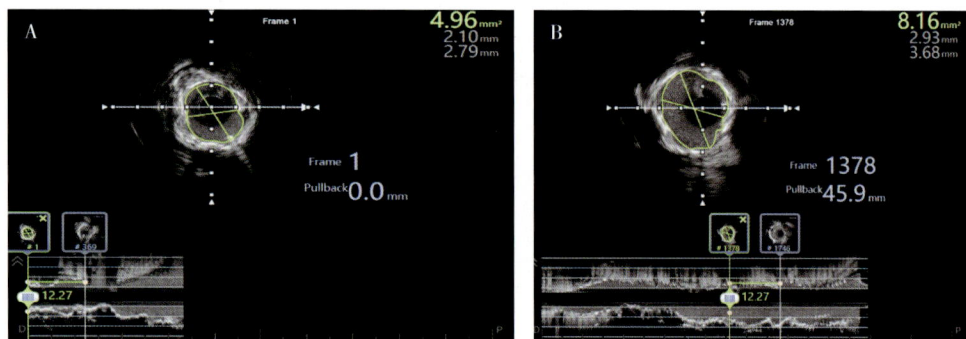

图2-30-6　冲击波球囊治疗前后IVUS图像对比

冲击波球囊处理后复查IVUS示提示支架膨胀良好，MLA 5.53mm^2

八、小结

　　这是一例合并重度钙化的左前降支开口－近中段弥漫性病变，计划性应用冲击波球囊，于第二个治疗周期球囊破裂，导致冠状动脉撕裂，紧急植入支架，但是由于钙化存在，支架扩张不良，应

用 IVUS 评估发现管腔面积小，提示支架膨胀不良，需进行进一步治疗，改善支架贴壁情况。

术中出现的支架贴壁不良常见于严重钙化病变的 PCI 治疗，由于钙化存在，药物洗脱支架无法顺利膨胀扩张，不仅降低了有效腔内面积，同时由于局部血流动力学的紊乱，更易致血栓生成与支架内再狭窄。

根据支架贴壁不良的原因，可选择对应方式处理。若考虑为纤维环因素导致支架扩张不良，可应用高压球囊进行扩张。在本例病例中，根据 IVUS 检查结果，考虑支架扩张不良系钙化所致，故决定再次应用冲击波球囊治疗。

本例术中，我们应用 2.5×12mm 冲击波球囊以 4→6atm×8 个序列进行碎石治疗，后应用球囊后扩张 LAD 开口及中段支架，直至 IVUS 提示支架膨胀贴壁良好。

（阜外华中心血管病医院）